智能医疗的法律问题研究

吕建高　著

Research on Legal Issues in Medical AI

法律出版社
LAW PRESS·CHINA
北京

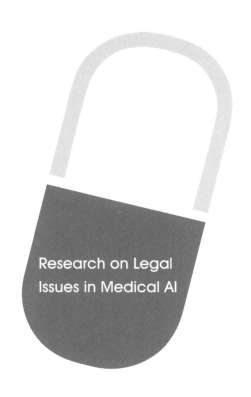

本书是江苏省社会科学基金重点项目
“智能医疗的法律问题研究”（19FXA003）
最终结项成果

课题组成员

吕建高　刘宏宇　谢萍　徐庆祥

缩略语表

ADM	算法决策
AIA	《人工智能法案》
AIAs	算法影响评估
AIME	智能医疗
ANI	弱人工智能
ARPAnet	阿帕网
BMI	生物医学信息学
CDS	临床决策支持
CEA	成本—效益分析
CER	比较效果研究
CFREU	《欧盟基本权利宪章》
CJEU	欧盟法院
CPUs	中央处理器
GDPR	《通用数据保护条例》
DRNs	分布式研究网络
ECHR	《欧洲人权公约》
EHRs	电子健康记录
ESG	环境、社会和公司治理
FIPPs	《公平信息实践原则》
GPUs	商品图形处理器
HIC	高收入国家
HIPAA	《健康保险携带与责任法案》

HIT	健康信息技术
HITECH	《卫生信息技术促进经济与临床健康法案》
HRC	人权理事会
ICANN	互联网名称与数字地址分配机构
ICCPR	《公民权利和政治权利国际公约》
ICESCR	《经济、社会及文化权利国际公约》
IEEE	电气与电子工程师协会
IETF	互联网工程任务组
LMIC	中低收入国家
MDR	《医疗设备条例》
NPs	执业护士
OECD	经济合作与发展组织
OHCHR	人权事务高级专员办事处
PGHD	患者生成式健康数据
PHI	个人健康信息
PPP	政府和社会资本合作
PrEP	暴露前预防
QMR	快速医学参考
SaMD	作为医疗设备的软件
TFEU	《欧盟运行条约》
UNESCO	联合国教科文组织
UNGA	联合国大会
UPR	普遍定期审议
W3C	万维网联盟
XAI	可解释人工智能

目录

导　论

人工智能将彻底
改变我们的生活方式，
包括我们的医疗体系。
——Michelle Donelan

人工智能的快速发展已经实现在医疗领域的广泛应用，它可以大大提高医疗服务的质量和效率，改善人们的健康和生活质量。纵观人工智能在信息收集和专业知识共享、庞大的数据集分析，以及发现人眼看不见的相关性或集群方面的潜力，我们可以很容易分辨出智能算法能够在医学和医疗护理领域执行哪些类型的任务。例如，就信息收集和专业知识共享而言，人工智能有助于医疗团队的合作，设计支持患者护理和治疗的成功项目；人工智能在分析曾经不可视的数据之后，可以根据主要的医疗文献来评估已有成果，并更新当下的医学知识和循证指南，以及患者护理和治疗路径；分析大量患者数据集的智能算法可以帮助保险公司管理针对广泛人群的预防保健；对于制药公司来说，人工智能可以提高临床试验的质量、时间管理和范围。此外，智能算法还可以简化医院的管理流程，帮助患者管理，并支持具有挑战性的电子病历系统的管理。

随着越来越多的公司出于医疗目的而创建智能算法,医疗保健领域的决策者和监管者都意识到,人工智能在优化医疗流程、以更有效的方式治愈患者,以及在制药和整个行政管理中都有巨大潜力。例如,美国食品药品监督管理局(FDA)批准算法数量的持续增加表明监管机构态度的变化。在 2014 年,FDA 仅批准了用于心房颤动检测的 AliveCor's 算法。两年后,FDA 发现了另外四种可供临床使用的解决方案。到了 2017 年,FDA 又批准了六项新的算法。2018 年,FDA 批准了 23 项医疗领域的算法。[①] 随后,这种批准呈现指数级增长。毫无疑问,我们不期望这种趋势减缓。相反,我们很可能会在市场上看到几十种甚至上百种新的医疗人工智能解决方案。

同样,在中国,近年来智能医疗行业发展迅速,市场规模不断扩大。我国各级政府及其主管部门对医疗信息化、智能化的发展高度重视,多年来出台多项鼓励政策,目前正是"十四五"医疗健康相关规划密集出台期,智能医疗领域将迎来良好的发展机遇。未来,中国智能医疗行业会持续保持高质量发展,并呈现规模化、多元化态势。例如,2023 年 3 月,国务院在《关于进一步完善医疗卫生服务体系的意见》中提出,发展"互联网 + 医疗健康",建设面向医疗领域的工业互联网平台,加快推进互联网、区块链、物联网、人工智能、云计算、大数据等在医疗卫生领域中的应用,加强健康医疗大数据共享交换与保障体系建设。2023 年 8 月和 10 月,国家卫健委分别发布《出生缺陷防治能力提升计划(2023—2027 年)》和《健康中国行动 – 癌症防治行动实施方案(2023—2030 年)》。前者指出,推进人工智能、大数据和 5G 技术在辅助出生缺陷疾病临床筛查诊断、数据管理和质量控制、远程医疗等方面创新和规范应用,提高服务水平。后者强调,持续推进多学科诊疗模式,提升癌症相关临床专科能力,探索以癌症病种为单元的专病中心建设,积极运用互联

① See Bertalan Mesko, FDA Approves for Smart Algorithms in Medicine in one Giant Infographic, The Medical Futurist (6 June 2019), https://medicalfuturist.com/fda-approvals-for-algorithms-in-medicine.

网、人工智能等技术,开展远程医疗服务,探索建立规范化诊治辅助系统,提高基层诊疗能力。

2022 年 4 月,国务院在《"十四五"国民健康规划》中提出,开展原创性技术攻关,推出一批融合人工智能等新技术的高质量医疗装备。推广应用人工智能、大数据、第五代移动通信(5G)、区块链、物联网等新兴信息技术,实现智能医疗服务、个人健康实时监测与评估、疾病预警、慢病筛查等。

2021 年 12 月,工业与信息化部在《"十四五"医疗装备产业发展规划》中指出,支持医疗装备、医疗机构、电子信息、互联网等跨领域、跨行业深度合作,鼓励医疗装备集成 5G 医疗行业模组,嵌入人工智能、工业互联网、云计算等新技术,推动医疗装备智能化、精准化、网络化发展。同年 10 月,国家卫健委在《公立医院高质量发展促进行动(2021—2025 年)》中提出,鼓励有条件的公立医院加快应用智能可穿戴设备、人工智能辅助诊断和治疗系统等智慧服务软硬件,提高医疗服务的智慧化、个性化水平,推进医院信息化建设标准化、规范化水平。

与此同时,为了响应国家号召,各省市出台一系列政策,积极推动智能医疗行业的发展,比如 2023 年 9 月山东省发布的《山东省医养健康产业发展规划(2023—2027 年)》提出促进人工智能推广应用。推进医学人工智能数据及推理运算场景、智慧医疗图脑、医疗可穿戴、医疗终端边缘计算、神经芯片及脑机智能接口等推广应用,积极开展临床决策支持系统、医学影像辅助诊断、医用机器人、疾病风险预测与诊断等项目。

具体言之,智能医疗的快速发展至少在治疗路径设计、改变诊断、精准医疗、健康数据管理、健康援助与管理、病人管理、药物研发与临床试验等方面有长足的发展与进步,而且前景喜人。

一、治疗路径设计

IBM 沃森系统(IBM Watson)为肿瘤科医生推出了特别项目,该项目能够为临床医生提供循证治疗方案。肿瘤沃森系统(Watson for

Oncology)具备一种先进的能力,可以分析临床记录与报告中结构化与非结构化数据的含义与情境,这可能成为选择治疗路径的关键。然后,通过将患者档案的内容和属性与临床专业知识、外部研究和数据相结合,该项目可以为患者确定潜在的治疗计划。

IBM 推出了另一种被称为“药筛”(Medical Sieve)的算法。这是一项雄心勃勃的长期探索性项目,旨在建立具有分析、推理能力和广泛临床知识的下一代“认知健康助手”。“药筛”有助于放射科和心脏病科的临床决策。这一款“认知健康助手”能够分析放射影像,从而更快、更可靠地发现问题。

微软一项名为“汉诺威”(Hanover)的机器学习(ML)研究项目也旨在吸纳可抓取的所有的论文信息并帮助预测哪些药物或者哪些药物组合对癌症病例最为有效。而且,还有一系列创业公司——如匈牙利涡轮(Hungarian Turbine)公司和剑桥癌症基因组学公司——都致力于构建智能算法,以期让肿瘤治疗变得更好。它们正在构建人工智能解决方案,目的在于以快于任何传统医疗服务的速度为任何种类的癌症及其患者设计个性化治疗方案。

人工智能机器人也越来越多地协助显微外科手术,从而帮助避免外科医生的不断变化,这种变化可能影响患者的康复。美国直觉外科(Intuitive Surgical)公司的战略副总裁、手术机器人领域的专家凯瑟琳·莫尔(Catherine Mohr)认为,随着手术机器人与人工智能的结合,外科手术也会达到更高水平。她设想了人类与机器之间的紧密合作,人类与机器之间相互弥补对方的弱点。2017 年秋季,荷兰马斯特里赫特(Maastricht)大学医学中心已经使用人工智能辅助手术机器人缝合小血管,有些被缝合的血管甚至不到 0.03 毫米。除此之外,人工智能正在被用于分析外科医生的技术能力,它所基于的产品是美国医疗科技公司 Caresyntax 的手术数据工作间,该产品是一项以网络为基础的外科风险和质量管理工具,旨在消除手术可见性的“黑匣子”。

二、改变诊断

计算机视觉作为弱人工智能(ANI)最为先进的领域之一,它将通过革命性的医疗成像技术对诊断产生巨大影响。在未来,智能算法将有能力分析核磁共振成像(MRI)、CT 扫描、X 射线以及任何其他的医疗图像,而且,这些算法可以发现医疗图像中人眼根本看不到的迹象。放射科、皮肤科、眼科和其他专业领域都可以充分利用弱人工智能的巨大潜力。

澳大利亚阿德莱德(Adelaide)大学的科学家已经在实验一种人工智能系统,据说,该系统能够断定患者是否会在一定时期内死亡。通过分析 48 位患者的 CT 扫描,深度学习算法能够预测他们是否会在五年内去世,预测的准确率达到 69%。这与人类诊断的结果大致相似。这项成就令人印象深刻。深度学习系统经过训练,可以对 1.6 万多个图像的特征进行分析,从而表明这些器官的疾病迹象。[①] 研究人员认为,他们的目标是让算法来监测整体健康状况,而不是发现某个单一疾病。

但是,这只是冰山一角。还有大量的研究正在训练算法来识别各种不同疾病。IBM 的旗舰人工智能分析平台沃森系统也被用于医疗成像领域。在 IBM 于 2015 年收购 Merge Health 公司之后,沃森系统有机会获得数以百万计的放射学研究资料和大量现有的医疗记录数据,进而有助于训练人工智能来评估患者数据并更好地阅读影像检查。

IBM 还决定让皮肤科医生利用沃森系统得出的结论来更快、更准确地诊断黑色素瘤和其他类型的皮肤癌,而无须借助多次活检。在 IBM 的沃森研究中心,专家发现,他们的深度学习系统在根据皮肤病图像来诊断黑色素瘤的病例时能够达到 76% 的准确率,而 8 名皮肤科医生在该数据集上的平均准确率只有 70.5%。[②]

---

① See Luke Oakden-Rayer, et al., Precision Radiology: Predicting Longevity Using Feature Engineering and Deep Learning Methods in a Radiomics Framework, https://www.nature.com/articles/s41598-017-01931-w, accessed 24 December 2022.

② See Bertalan Mesko, Amazing Technologies Changing the Future of Dermatology, https://medicalfuturists.com/future-of-dermatology/, accessed 25 August 2024.

除 IBM 之外,诸如飞利浦(Philips)、爱克发(Agfa)和西门子(Siemens)这样的巨头也已经开始将人工智能融入它们的医疗成像软件系统。美国通用电气(GE)公司正在开发预测分析软件,利用人工智能元素来评估病假的影响或者病人增加对成像部门的影响。VITAL 系统也有类似开发版本的预测分析软件用于成像设备。更不用说,有大约几十家或大或小的初创企业试图利用人工智能的潜在力量。

人工智能的应用不仅仅发生在放射学领域。美国斯坦福大学的研究人员基于谷歌研发的算法创造了一种可以诊断皮肤癌的人工智能算法,该算法通过训练已经能够从 1000 例对象类别中识别 128 万张图像。随后,他们建立了一个数据库,内含约 13 万张皮肤疾病图像,代表了 2000 多种不同的疾病;与此同时,他们训练自己的算法来视觉诊断潜在的癌症。[①] 从第一次测试开始,它就表现出令人备受鼓舞的准确性。它的表现至少和参与研究的皮肤科医生一样好,这一点令人印象深刻。如今,该研究团队正在考虑于不久的将来使这种算法与智能手机兼容,从而使人们可以轻易获得可靠的皮肤癌诊断。

2016 年,谷歌研发了一种眼睛扫描技术,用于查看视网膜图像和检测糖尿病视网膜病变,同时还培养了一名训练有素的眼科医生。这种疾病在糖尿病患者中非常普遍,如果不能及早发现,可能会导致病人失明。机器学习算法利用谷歌的方法来标记数百万张网络图像,同时检查患者视网膜的照片,以期发现显示糖尿病视网膜病变早期阶段的微小动脉瘤。一年后,这家搜索巨头宣布,他们已经开始将这项技术融入印度的眼科连锁医院。

尽管如此,谷歌并不是唯一一家致力于为眼部护理提供人工智能解决方案的公司。一位来自印度的年轻女孩的祖父被诊断出患有糖尿病视网膜病变,该女孩开发了一款智能手机应用程序,在一种经过特别训练的人工智能项目和一个简单的 3D 打印镜片附件的帮助下,该应用程序能够筛查这种

---

① See Taylor Kubota, Deep Learning A Lgorithm Does As Well As Dermatologists in Identifying Skin Cancer, http://news. stanford. edu/2017/01/25/artificial-intelligence-used-identify-skin-cancer/, accessed 2 May 2022.

疾病。[①] 这是一项真正颠覆性的创新:智能、便宜并且可能改变生活。

三、精准医疗

正如美国国立卫生研究院(NIH)所言,现在有一种新兴的疾病治疗和预防方法,它考虑到每个人在基因、环境和生活方式等方面的个体差异。这种方法将允许医生和研究人员更为准确地预测,就某种特定疾病而言,哪种治疗和预防策略对哪些人群有效。

人工智能对精准医疗(其中包括遗传学和基因组学)有巨大影响力。例如,Deep Genomics 初创公司的目标是,在基因信息和医疗记录的庞大数据集中识别相关模式,寻找疾病突变的关联性。他们正在发明新一代计算技术,该技术可以告诉医生,当 DNA 因遗传变异(不管是自然变异还是因治疗引起变异)而改变时,细胞内会发生什么。

与此同时,作为人类基因组计划创始人之一的克莱格 · 文特尔(Craig Venter)正在研究一种算法,这种算法可以根据患者的 DNA 来设计他们的身体特征。在他的最新事业“人类长寿”中,他为自己的病人(大部分是富有的病人)提供了完整的基因组测序,同时进行全身扫描和非常详细的医疗检查。整个过程可以使癌症或心血管疾病在早期阶段就能被发现。

四、健康数据管理

即使是著名的教授也无法与认知计算机相媲美。随着它们积累的信息总量呈现指数级增长,医疗决定依赖计算解决方案的帮助已经迫在眉睫。人工智能将不仅在个人层面为医生,而且在结构性层面为医院和其他医疗机构开辟新的方向。

就机构层面而言,人工智能最为明显的用途体现为数据管理,尤其涉及收集、储存、规范并追溯数据来源,这是改革现有医疗保健系统的第

---

① See https://www.sciencealert.com/this-teenage-girl-invented-a-brilliant-ai-based-app-that-can-quickly-diagnose-eye-disease, accessed 16 March 2022.

一步。例如，搜索巨头谷歌的人工智能研发部门推出了“Google DeepMind Health”项目，用于挖掘医疗记录的数据，以便提供更好、更快的健康服务。这个项目还处于初始阶段，目前，他们正与英国莫菲尔德眼科医院 NHS 信托基金会（Moorfields Eye Hospital NHS Foundation Trust）进行合作，以期改善眼科治疗。在 2017 年 6 月，该项目扩大了自己的服务范围，并首先将其数据管理应用程序 Streams 应用到另一家英国医院。① 尽管该公司第一个英国国家医疗服务系统（NHS）的数据共享协议备受争议，但服务范围的扩大还是发生了。

数据分析还可以简化行政程序，从而达到更好的护理效果。例如，在荷兰，97% 的医疗发票都实现了数字化，包括有关治疗、医生和医院的数据。这些发票很容易被检索到。当地一家名为 Zorgprisma Publiek 的公司对这些发票进行分析，并使用 IBM 沃森系统来挖掘数据。它们能够辨别医生、诊所或医院是否在治疗某种疾病时反复犯错误，从而帮助他们改善并避免病人不必要的住院治疗。②

皮肤科医生还认识到大数据的巨大潜力以及给他们的专业带来的持久变化。在 2016 年，美国皮肤病学会引入了一种名为 DataDerm 的临床登记系统。数据库由皮肤科医生所创建，它连接了来自全美数千名皮肤科医生的数百万名患者的数据。该数据库减轻了报告的痛苦，并允许医疗专业人士向付款人、政策制定者和医疗界展示他们所提供护理的质量。与此同时，它为每个成员提供其实际数据的私人分析，并与全国平均水平（该水平低于病人水平）相比较。这有助于制定皮肤病的标准，测量每个参与者的表现，并确保获得平均护理水平。③

---

① See Matt Burgess, Despite the Controversy, Deepmind Signs up Another NHS Trust to Use Its Streams App, WIRED(22 June 2017), https://www.wired.com/story/deepmind-nhs-streams-deal.

② See Bertalan Mesko, Artifical Intelligence in Healthcare: 10 Medical Fields AI Will Change Completely, The Medical Futurist(2 Sep. 2021), https://medicalfuturist.com/artifical-intelligence-will-redesign-healthcare.

③ See Allison Evans, Data Derm™: The Power of Data, https://digitaleditions.Walsworth.com/publication/?! =80377/&article-id=46529488&view=article Browser, accessed 25 Aug. 2024.

五、健康援助与管理

与病人打交道需要大量的管理、组织和文书工作。在初级保健方面,医生和护士面对病人时通常遇到的是一些小问题,这些小问题不需要医疗专业人士的干预就能得到治疗。以智能个人助理形式存在的弱人工智能(如医疗保健领域的苹果语音助手 Siri 或亚马逊语音助手 Alexa)绝对可以在这方面帮助医务人员。例如,这些带有自然语言处理程序(该程序能将声音转换成文本)的数字助手可以监听医患之间的互访以及医生和电子病历系统之间的“对话”,然后提供转录,此时,医生甚至不需要在计算机上输入任何一个字母。

例如,总部位于美国旧金山的 Augmedix 公司作为该领域的先行者,其成立是利用“谷歌眼镜”(Google Glass)的力量来实现医疗保健更加以病人为中心的价值目标,同时减少文书的工作量。它为医生和医疗系统提供了一种技术支持的文档服务,因此,医生在病人就诊时不必核对电脑,与此同时,医疗记录仍然可以实时生成。语音助手确实有潜力解放医生花在管理上的时间。诸如 Nuance 和 M * Modal 这样的公司已经为医生提供了以软件为基础的听写服务。总部位于美国加利福尼亚州的 Notable 公司在 2018 年 5 月推出了一款可穿戴语音助手,旨在帮助医生在与患者的互动中获取数据。

语音文本转换技术意味着可以真正替代原来由医生通过手工进行的医疗管理,医疗机构也对此表示接受。研究型公司 Technavio 在 2018 年发布的一份报告中预测,截至 2020 年,全球医院的支出将超过 720 亿美元,年均复合增长率达到 6%。[①] 尽管如此,目前的语音识别解决方案并未完全消除转录错误,因此,校对和人工检查的需要仍然会占据医疗专业人士宝贵的时间。即使是一个字母被识别错误,也可能意味着对患

① See Jeff Lagasse, Hospitals Investing More in Medical Transcription Tools as Vendors Modernize with Automation, Voice Recognition, Mobihealthnews (18 July 2018), https://www.mobihealthnews.com.

者有潜在危及生命的危险。这就是为什么我们相信,一个以弱人工智能为基础的自动化语音识别系统和一个类似的以弱人工智能为基础的校对系统相结合可能体现医疗管理的最终解决方案。只有被弱人工智能系统标记的问题才会由医生核实。至少从目前的趋势来看,这是数十家公司正在努力实现的目标。

六、病人管理

有关病人管理的创新技术旨在让病人将自己的疾病管理掌握在自己手中,同时减轻医生的某些负担。在糖尿病护理中,道格·坎特(Doug Kanter)收集了自己一整年有关血糖读数、胰岛素剂量、饮食、体育运动等数据。他的公司 Databetes 诞生于自己患有糖尿病的经历。该公司通过提供记录和测量数据的好方法,以及分析所患疾病相关大数据的革命性理念来帮助患者更好地管理自己的病情。

为了支持视障人士,Horus、OrCam、BeMyEyes 以及 Aira 等公司都提供了它们的解决方案,以便使这些视障人士有开启独立生活的可能性。它们正在使用各种算法向用户描述环境,阅读文本,识别人脸和物体(如超市产品或银行纸币)或者通知障碍。这些算法都能随着时间推移而不断学习。而且,这只是刚刚开始。

Kore. ai 公司为医疗机构提供了智能机器人。数字助手可以直接将患者推荐给合适的联系人,以帮助其安排预约详情或者作出任何改变。它可以让患者轻松地补充处方或者支付账单。它提供实验室、测试或程序结果或者建议下一步采取哪些措施。Safedrugbot 提供了一种聊天消息服务,它为医疗专业人士(如那些需要有关母乳喂养期间药物使用适当信息的医生)提供了一种类似于助手的支持。Izzy 可以帮助女性跟踪她们的月经周期,还可以提醒她们服用避孕药。

诸如 HealthTap、Your. Md 或者 Ada Health 等机器人旨在帮助病人通过人工智能找到最为常见症状的解决方案。然而,聊天机器人永远替代不了有经验的医生。机器人本身会劝导用户预约医生进行诊断,并最终获得治疗处方。应用程序 AiCure 在美国国立卫生研究院的支持下，使用智能手机网络摄像头和人工智能自动确认患者是否谨遵医嘱，或者提供更好的条件确保患者知道如何管理自己的病情。这对严重疾病患者、不听医嘱的病人和临床试验的参与者都非常有用。

Florence 可能是针对老年病人的一款实用的聊天机器人。它基本上就是一个“私人护士”，可以提醒病人按时服药。世界上第一个虚拟护士莫莉（Molly）是由医疗初创公司 Sense. ly 开发的。莫莉有一张微笑、和蔼可亲的脸蛋以及悦耳动听的声音，它的唯一目的在于帮助人们监测自己的状况和治疗。该界面使用机器学习在医生到访的间隙帮助慢性病患者。它提供经过验证的定制化监测与后续护理，重点关注慢性疾病。

有些机构已经意识到基于人工智能的聊天机器人对患者及其服务的潜力。据报道，英国国家医疗服务系统曾计划在 2017 年试行一款聊天机器人应用程序来提供医疗建议，旨在减轻“111”非紧急求助热线的负担。这款应用程序是英国国家医疗服务系统与一家位于伦敦的新兴医疗初创公司 Babylon Health 合作开发的，它按需提供医生服务并收取费用。该公司已经推出一款基于个人病史和普通医学知识提供医疗人工智能咨询的应用程序。用户向该应用程序报告自己的疾病症状，然后该程序使用语音识别将其与疾病数据库进行比对。在充分考虑病人的病史及其具体情况后，该公司将提供一个适当的行动方案。该应用程序还会提醒病人服药，并实时跟踪从而了解病人的感觉。通过这样的解决方案，诊断病人的效率可以提高数倍，与此同时，在医生检查室前的等候时间也会明显减少。

七、药物研发与临床试验

新药通过人体临床试验获得批准：从动物实验开始，逐步应用于患者，这是一个严格的、长达一年甚至数年的过程。通常而言，它们会耗资数十亿美元，耗时多年，有时甚至超过十年。此外，接受实验的患者可能面临无法预测或意料之外的副作用。而且,即使临床试验获得成功,它必须还要获得监管部门的批准,而监管部门可能会点头同意,也可能会摇头拒绝。

人工智能可以通过很多方式来改善现状。它可以帮助公司聚集与合成大量临床试验所需的信息,从而缩短药物研发过程。它还有助于对疾病机制的理解,建立生物标志物,生成数据、模型或新的替代药物,设计或重新设计药物,开展临床前实验,设计和运行临床试验,甚至分析现实世界的经验。现有的人工智能药物研发公司的总数反映了该技术的多种用途,它们不仅数量众多,而且每天都在增加。

例如,Insilico Medicine 药物研发公司与多伦多大学的研究人员合作,于 2019 年发布头条新闻宣称,它们在智能算法的帮助下,只花了 46 天时间就开发了一种新的候选药物。起初,研发团队花了 21 天时间设计了 3 万种与纤维化(组织瘢痕)相关的蛋白质分子。他们在实验室合成了 6 种这样的分子,然后在细胞中测试了两种;将最有希望的分子用于老鼠体内进行测试。① 研究人员得出结论,它能有效对抗这种蛋白质,并显示类似于药物一样的特性。

另一家人工智能药物研发的旗舰公司 Atomwise 使用超级计算机从分子结构数据库中寻找治疗方法。在 2015 年,Atomwise 公司启动了一项针对现有安全药物的虚拟搜索,旨在重新设计用于治疗埃博拉病毒的药物。他们发现,两种由该公司人工智能技术预测的药物可能会显著降低埃博拉病毒的传染性。这项分析通常需要几个月或者几年时间,但现在不到一天时间就完成了。可以设想,如果这样的临床试验能够在医疗保健的"归零点"(也就是药店)进行,那么,药物研发将会变得多么高效。

为了得到更精确的治疗方案,一些公司将基因组学和人工智能相结

---

① See https://www.technologyreview.com/f/614251/an-ai-system-identified-a-potential-new-drug-in-just-46-days/, accessed 21 August 2022.

合。例如,剑桥癌症基因组(Cambridge Cancer Genomics)公司研发了一些精确的肿瘤解决方案,以期改变癌症患者的治疗方式。他们相信,肿瘤学家拥有的临床和基因组数据越多,他们就越能对任何特定情形下的药物使用作出更为明智的决定,因此,他们使用机器学习和数据分析来赋予医生这种能力。在另一个例证中,布兰登·弗雷(Brendan Frey)的公司 Deep Genomics 正在利用人工智能(尤其是深度学习)来帮助解码基因组的含义。到目前为止,该公司已经利用其计算系统开发了一个数据库,为可能影响遗传密码的 3 亿多基因变异提供预测。① 正因如此,他们的发现被用于以基因组为基础的治疗研发、分子诊断、靶向生物标志物发现,以及遗传疾病的风险评估。

另有一家总部位于牛津,并从 2013 年开始运营的公司 Row Analytics 专门从事数字健康、精准医疗、基因组学和语义搜索。② 这家公司正在提供一系列高度创新的数据分析平台,如药物发现的 precisionlife 平台。该平台将人工智能方法与数据分析相结合,进而在一系列疾病组合中观察多种遗传变异。由于它们能够在数周而不是数月内完成这一过程,即使是对由数万名患者组成的庞大疾病人群而言,这也能迅速识别新的候选药物以及可重新使用的潜在药物。

另外,还有一种使药物检测过程现代化的方法是将技术适用于传统框架,例如,通过在线平台寻找参与者。各种各样的在线服务使越来越多的患者参与药物创制过程成为可能。TrialReach 在线平台或者 Antidote 在线平台都尽力弥合患者与新药研发人员之间的鸿沟。如果更多的病人有机会参与实验,研发机构可能会对潜在的治疗方法更为投入,甚至能够在新的治疗方法获得主管部门批准并免费提供之前就已经获得这些方法。TrialX 在线平台同样根据患者的性别、年龄、地点和医

---

① See Bertalan Mesko, Top Companies in Genomics, The Medical Futurist(30 May 2017), https://medicalfuturist.com/top-companies-genomics.

② 所谓语义搜索,是指搜索引擎的工作不再拘泥于用户所输入请求语句的字面本身,而是透过现象看本质,准确地捕捉到用户所输入语句后面的真正意图,并以此来进行搜索,从而更准确地向用户返回最符合其需求的搜索结果。

疗状况来匹配他们的临床试验。这些服务的总数在不断增加,从而满足患者日益增长的需要。

最后,我们讨论的是目前被认为最具有“科幻色彩”的技术:电子临床试验(in silico clinical trials)。科学家使用“电子”这一术语来描述计算机对生物和医学过程的建模、模拟与可视化。电子医学的出现是过去几十年医疗计算机科学(其中包括人工智能)快速发展的结果。

建模映射生物系统的元素,可视化以图表形式呈现各种预测,模拟则试图真实地展示系统在给定刺激下如何随着时间推移而发展。具体言之,当人们考虑某种电子临床实验时,这就意味着,它是一种被用于开发、调控或评估药品、设备或干预措施的个性化计算机模拟。根据目前的技术状况和对生物学的理解,尽管完全模拟的临床试验不具有可行性,但它们的发展有望对目前的体内临床试验带来重大好处,而且,FDA已经在计划未来有一半以上的临床实验数据将来自计算机模拟。

当电子临床试验与人工智能相结合时,虚拟患者模型可以为如下经常被问及的问题提供答案:“为什么这种治疗或药物对这个患者有效,而对另一个患者无效?”人工智能建立的方法(机器学习和深度学习)具有训练某种模型的潜力,这种模型随后将能够在非结构化数据中找到相关模式和集群,而且能够发现研究人员没有预料到的信息。除此之外,神经网络可被用来预测不良事件或者预测患者放弃或遵从治疗面临的可能风险。

第一章　智能医疗的历史缘起与发展

作为一名医生，
人工智能使我能够
100%地为病人服务。
——Michelle Thompson

智能医疗的历史与人工智能本身的历史密切相关，因为一些最早期的应用人工智能工作都涉及生物医学。在本章，我们首先简要考察人工智能的早期历史，然后关注医疗（和人类生物学）中的人工智能，并提供该领域自最早认识到计算机在医疗建模和支持临床决策方面的潜在作用以来是如何发展的概要。智能医疗的发展不仅受到人工智能本身演变的影响，而且受到计算机和通信技术正在发生的显著变化的影响。

一、人工智能的初始岁月

众所周知，人工智能是一个多元化领域，涉及人类智能与专业知识的广泛主题，并强调如何在计算机系统中建模和模仿这些主题。因此，研究人类如何推理成为人工智能的一部分，同时，创造那些融入人类特征的设备（如机器人）也是人工智能的一部分。基于这种框架，与人工智能相关的理念在人类历史早期就已出现，当时，人们研究的是人类思维的工作方式或者可能复制这些能力的想象创造物。例如，幻想的非人类智能体可以追溯到古希腊神话。赫菲斯托斯(Hephaestus)是神话中制造机械仆人的铁匠，甚至还有更早期的故事涉及智能机器人的概念。尽管如此，或许人工智能最重要的早期先驱是亚里士多德于公元前4世纪作出的三段论逻辑(一种正式的演绎推理系统)。

人们知道，早在13世纪就已经存在试图创造类人机器的机械发明，当时，传声头像作为新奇物品被创造出来，阿拉伯发明家阿尔·贾扎里(Al-Jazari)设计了据说是第一个可编程的类人机器人，即一艘靠水流驱动的船只，上面载着四个机械音乐家。还有很多20世纪以前的例证可以用来说明人工智能的发展。

在20世纪早期，伯特兰·罗素(Bertrand Russell)和阿弗烈·怀特黑德(Alfred N. Whitehead)出版的《数学原理》(*Principia Mathematica*)彻底改变了形式逻辑。后来的哲学家都追求知识的逻辑分析。“机器人”一词在英语中的首次使用出现在卡雷尔·卡佩克(Karel Capek)于1921年创作的一部戏剧中。此后，威斯汀豪斯电气(Westinghouse Electricat)公司在1939年纽约世界博览会上推出一个名为“Electro”的机械人和一个名为“Sparko”的机械狗。就在该世界博览会的几年前(1936~1937年)，艾伦·图灵(Alan Turing)提出“通用图灵机”的概念，并对可计算性概念予以证明。图灵的分析设想了一个抽象机器，它可以在一套规则的指导下操控一条胶带上的符号。他得出的结论是，这样一个简单的机器能够模仿任何被建构的计算机算法的逻辑。同样相关的情形还包括1943年由沃伦·麦卡洛克(Warren S. McCulloch)和沃尔特·皮茨(Walter Pitts)在发表的论文《神经活动中固有理念的逻辑演算》[①]中引入系统论

① See WS McCulloch & W. Pitts, *A Logical Calculus of the Ideas Immanent in Nervous Activity*, Bulletin of Mathematical Biophysics, Vol. 5:4, p. 115 – 133(1943).

(cybernetics)这一术语(这是人工神经网络[①]概念的早期灵感),以及埃米尔·波斯特(Emil Post)证明生产系统是一种普遍的计算机制。[②]

对人工智能而言,尤为重要的是乔治·波利亚(George Polya)于1945年出版的著作《怎样解题:数学思维的新方法》[③],该书引入启发式解决问题的概念,它至今仍在人工智能领域具有重要影响。就在同一年,范内瓦·布什(Vannevar Bush)发表了《诚如所思》一文,为未来计算机如何在大量活动中帮助人类提供了一个卓越的愿景。[④] 1950年,图灵发表了《计算机器与智能》,并引入图灵测试(Turing Test)作为界定和检验智能行为的方法。[⑤] 与此同时,因信息论而闻名的克劳德·香农(Claude Shannon)发表了一篇详细的分析文章《给计算机编程下国际象棋》,进而表明下国际象棋可以被视为搜索。[⑥] 随着计算机成为可行且越来越容易获得的设备,计算人工智能的曙光就在我们眼前。

二、人工智能的现代发展

正如我们今天理解的那样,人工智能的历史始于20世纪50年代储

---

① 人工神经网络(Artificial Neural Network,ANN),是20世纪80年代以来人工智能领域兴起的研究热点。它从信息处理角度对人脑神经元网络进行抽象,建立某种简单模型,按不同的连接方式组成不同的网络。在工程与学术界也常直接简称为神经网络或类神经网络。神经网络是一种运算模型,由大量的节点(或称神经元)之间相互联接构成。每个节点代表一种特定的输出函数,称为激励函数。每两个节点间的连接都代表一个对于通过该连接信号的加权值,被称为权重,这相当于人工神经网络的记忆。网络的输出则依网络的连接方式、权重值和激励函数的不同而不同。而网络自身通常都是对自然界某种算法或者函数的逼近,也可能是对一种逻辑策略的表达。最近十多年来,人工神经网络的研究工作不断深入,已经取得了很大的进展,其在模式识别、智能机器人、自动控制、预测估计、生物、医学、经济等领域已成功地解决了许多现代计算机难以解决的实际问题,表现出了良好的智能特性。

② See EL Post, *Formal Reductions of the General Combinatorial Decision Problem*, American Journal of Mathematics, Vol. 65:2, p. 197 – 215(1943).

③ See G. Polya, *How to Solve it: A New Aspect of Mathematical Method*, Princeton University Press, 2015.

④ See Bush V., *As We May Think*, The Atlantic, July 1945, Vol. 176:1, p. 101 – 108.

⑤ See AM Turing, *Computing Machinery and Intelligence*, Mind, Vol. 236, p. 433 – 460(1950).

⑥ See CE Shannon, *Programming a Computer for Playing Chess*, Computer Chess Compendium, Vol. 2, p. 13(1943).

存程序数字计算机的发展以及普林斯顿大学约翰·诺伊曼(John von Neumann)及其团队进行的突破性工作。随着计算机的潜力日渐凸显,学院派工程科学家开始追求后来发展成为计算机科学的概念。随后,人工智能的历史和能力与计算机及其相关技术的发展紧密相联。

众所周知,1956年在达特茅斯(Dartmouth)学院的一次会议上,一群早期的计算机科学家聚集在一起,讨论用计算机模拟人类推理的想法。来自麻省理工学院(MIT)的参会者约翰·麦卡锡(John McCarthy)——后来,他的大部分职业生涯都在斯坦福大学度过——为该发展领域取了一个名字:人工智能。在卡内基梅隆大学(当时被称为卡内基理工学院),心理学家艾伦·纽维尔(Allen Newell)、经济学家/心理学家赫伯特·西蒙(Herbert Simon),以及来自兰德公司的系统程序员约翰·肖(John Clifford Shaw)介绍了逻辑理论家系统(可以说是第一个人工智能程序),并随后在1957年推出通用问题求解器。[①] 几乎就在相同时间(1958年),弗兰克·罗森布拉特(Frank Rosenblatt)在康奈尔航空实验室发明了感知器算法。[②] 这在人工智能领域引入了连接主义(connectionism)概念,[③]即电路网络或连接单元被用来模拟智能行为。

机器学习概念是由亚瑟·塞缪尔(Arthur Samuel)在1958年至

---

① See A. Newell et al., Report On A Generell Problem-solving Program, http://bitsavers.informatik.uni-stuttgart.de/pdf/rand/ipl/P-1584_Report_On_A_General_Problem-Solving_Program_Feb59.pdf, accessed August 13, 2022.

② See F. Rosenblatt, *The Perceptron: A Probabilistic Model for Information Storage and Organization in the Brain*, Psychological Review, Vol. 65:6, p. 386-408(1958).

③ 连接主义,又称为仿生学派或生理学派,其主要原理为神经网络及神经网络间的连接机制与学习算法,认为人工智能源于仿生学,特别是对人脑模型的研究。它的代表性成果是1943年由生理学家麦卡洛克和数理逻辑学家皮茨创立的脑模型,即MP模型,开创了用电子装置模仿人脑结构和功能的新途径。它从神经元开始进而研究神经网络模型和脑模型,开辟了人工智能的又一发展道路。20世纪60~70年代,连接主义,尤其是对以感知机(perceptron)为代表的脑模型的研究出现过热潮,由于受到当时的理论模型、生物原型和技术条件的限制,脑模型研究在20世纪70年代后期至80年代初期落入低潮。直到霍普菲尔德(Hopfield)教授在1982年和1984年发表两篇重要论文,提出用硬件模拟神经网络以后,连接主义才又重新抬头。1986年,鲁梅尔哈特(Rumelhart)等人提出多层网络中的反向传播(BP)算法。此后,连接主义势头大振,从模型到算法,从理论分析到工程实现,为神经网络计算机走向市场打下基础。

1962年首次进行探讨。[①] 他研发了一种跳棋程序，该程序通过将自己安装在两台机器上，然后自己展开高达数千次以上的对弈来制定策略和学习新的方法，从而创建一个能够击败世界冠军的程序。在1958年，另一项关键的发展是麦卡锡创建了一种计算机编程语言（LISP），该语言作为人工智能研究与发展（其中包括智能医疗）的基础占据的支配地位长达几十年之久。

在20世纪60年代，创造性人工智能工作迎来了爆炸式发展，起初是在麻省理工学院和卡内基梅隆大学，并在随后的十年时间里遍布美国其他大学。国际社会对人工智能的探索也在进行之中，尤其是英国，它于1966年就在爱丁堡举办了第一届机器智能研讨会。在20世纪60年代末，随着早期计算机科学系开始成立，人工智能团队开始广泛出现，例如，加利福尼亚大学伯克利分校和斯坦福大学作出的努力备受关注。第一家工业机器人公司成立于1962年，一批有影响力的人工智能博士论文开始发表，特别是在麻省理工学院，马文·明斯基（Marvin Minsky）的学生们的研究对这个不断进化的领域产生了深远影响。[②] 同样值得注意的是，斯坦福研究所（SRI）的道格·恩格尔巴特（Doug Engelbart）发明的鼠标指针装置彻底改变了人类与计算机交互的方式。1969年，同样是在斯坦福研究所，科学家们研发出了一款被称为“Shakey”的移动机器人，除移动（轮子）和感知（带有图像处理的摄像头）外，该机器人还嵌入了一种问题求解程序。就在同一年，第一届国际人工智能联合会议（IJCAI）在美国华盛顿哥伦比亚特区举办。与此同时，在麻省理工学院，明斯基和西摩·佩珀特（Seymour Papert）出版了《感知器》一书，这本书很有影响力，不仅讨论了罗森布拉特十年前介绍的计算方法，而且概述了感知器的能力极限。[③] 这导致人们对连接主义概念的既有兴趣

---

① See AL Samuel, *Some Studies in Machine Learning Using the Game of Checkers*, IBM Journal of Research and Development, Vol. 44, p. 206 – 226(1959).

② See M. Minsky, *Semantic Information Processing*, MIT Press, 1960.

③ See M. Minsky, SA Papent, Perceptrons: An Introduction to Computation Geometry, MIT Press, 1969.

下降,也可以说阻碍了后来于 20 世纪 80 年代最终被称为神经网络的发展步伐,从而导致产生如今的深度学习方法。

在 20 世纪 60 年代,人工智能研究所涉主题似乎与当下占据支配地位的研究主题极为类似。机器学习、自然语言处理、语音理解、图像分析、机器人、模拟人类解决问题都是主要的研究重点。在美国,这些研究的绝大部分资助来自美国国防部(DOD),预期是人工智能最终的军事应用,但对那些不能直接应用于军事活动的基本方法开发也提供了广泛支持。美国国防部还支持通信研究,这反过来又成为人工智能开发工作的巨大推动力量。或许,最值得注意的是引入全国性网络,它将位于学术机构和军事承包商研究中心的主要研究用计算机相互连接起来。美国国防部下属的"高级研究计划局"(ARPA)支持美国本国大部分的人工智能和通信研究。这种研究用计算机网络来建立分组交换,后来被称为"高级研究计划局"网络,或者简单地被称为"阿帕网"(ARPAnet)。各个大学之间的人工智能合作研究对该网络具有严重的依赖性。在不同网站的研究人员之间,电子信息的概念演变成我们如今都习以为常的电子邮件。同样,阿帕网及其分组交换技术最终被美国国家科学基金会(NSF)接管,反过来,它又变成了一个协调一致的独立实体,这就是今天众所周知的互联网。

三、智能医疗的形成期

随着人工智能作为一门研究学科的发展,吸引研究人员的一些具有挑战性的问题来自生物医学科学也就不足为奇了。早期例证是 1965 年麻省理工学院的约瑟夫·维森鲍姆(Joseph Weizenbaum)从事的工作,他探索的是一种聊天机器人技术(会话自然语言处理和响应生成)。他开发了一种名为"医生"(Doctor)的程序,可以更亲切地称为"伊丽莎"(Eliza),该程序试图为病人提供精神评估。它关注的重点是维持理性谈话,而不是真正作出精神疾病诊断。该程序在人工智能中心成为一个备受欢迎且易于使用的"玩具",因为它可以通过阿帕网进行对话,而且,它的响应方式在某种程度上表明,它理解了用户所说的话。几年后,在斯坦福大学，医学院的一位精神病学专家科尔比（Ken Colby）与人工智能研究人员合作开发了一个名为“帕里”（Parry）的对话程序，它可以模仿偏执型精神分裂症患者的行为。他从事这项工作主要是为了教育，他的学生和住院医生喜欢“访问”这个程序，以期了解它的思维障碍，并试图阻止“病人”停止工作和拒绝进一步交流。当然，随着“帕里”在人工智能领域的知名度越来越高，人们不可避免地开始怀疑“伊莉莎”会如何处理“帕里”的治疗过程。因此，1972年，在麻省理工学院的“伊莉莎”与斯坦福大学的“帕里”之间建立了阿帕网链接。在没有任何人为干预的情况下，这两个程序展开了一场对话，这种有点歇斯底里的配对已经成为人工智能传说的一部分。

（一）智能医疗研究在斯坦福大学的兴起

斯坦福大学的树图算法专家系统 Dendral 是生物医学领域一个更为严肃、更具开创性的人工智能研究项目。它最初是由一位杰出的科学家乔舒亚·莱德伯格（Joshua Lederberg）发起的，他在20世纪50年代末被引入斯坦福大学担任遗传学系的创始主任。他在威斯康星大学工作期间，因在细菌间基因转移方面的开创性研究而获得生理学或医学诺贝尔奖（当时年仅33岁），随后不久，他就来到斯坦福大学。在20世纪60年代中期，一位年轻的研究人员爱德华·费根鲍姆（Edward Feigenbaum）加入了斯坦福大学新成立的计算机科学系，他是在卡内基理工学院（也就是今天的卡内基梅隆大学）跟随赫伯特·西蒙（Herbert Simon）学习后，从加利福尼亚大学伯克利分校加入斯坦福大学。莱德伯格和费根鲍姆与化学系的著名教授卡尔·杰拉西（Carl Djerassi）组团合作研究，杰拉西是有机化学和激素化学方面的专家，他曾在避孕药的研发中发挥过重要作用。

莱德伯格除了具备遗传学家的技能，他本人还是一名优秀的程序员，他对从质谱数据中确定有机化合物结构面临的挑战非常着迷——很少有有机化学家能够完成这项任务。他想知道是否可能存在一种计算解决方案，并同时认为第一个要求是考虑与化合物的化学公式（$C^aH^bO^c$，在该公式中,上标部分表示化合物分子中碳、氢和氧原子的数量)相一致的所有可能结构。随着化合物中原子数量的增加,潜在结构的数量就会变得非常庞大。莱德伯格研发了一种算法方法,他将之称为"树枝状算法",并编写了一个程序,该程序可以为任何有机化合物生成完整的全部潜在结构。删减上述潜在结构的庞大空间来界定一些可能的结构受到化合物质谱分析(简称质谱法)的指导,正是在这个领域,杰拉西拥有特殊的专业知识。随着费根鲍姆和其他计算机科学家的加入,Dendral 专家系统便试图对有机化学家使用的规则进行编码,这些化学家知道如何解释质谱,以便从所有由树枝状算法生成的结构中推断出少量与质谱数据相一致的结构。对知识表达的关注,对生产规则的使用,再加上对专业知识的获取与编码,使这项早期工作在人工智能领域站稳了脚跟。

早年这项工作的另一个关键贡献者是布鲁斯·布坎南(Bruce Buchanan),他是一名研究科学家,拥有计算专业知识并接受过正规训练,并且获得科学哲学博士学位。他鼓励并努力参与将 Dendral 专家系统视为理论形成的研究。尽管这个系统最初仅以杰拉西和其他专家在解释有机化合物的质谱中获得的规则为基础,但布坎南和其他人继续探索如下可能性,即有可能从大量的质谱例证和相应的已知结构化合物中推断出这些规则。随着时间推移,当新的规则不断增加时,这种机器学习方法大大增强了 Dendral 专家系统的性能,进而被称为"元 Dendral 专家系统"。

截至 20 世纪 70 年代早期,Dendral 专家系统在计算机科学界已经享誉盛名,生物医学领域的重点已经催生了可广泛应用于其他领域的方法,这种现象在随后的几十年里多次出现,因为生物医学对真实世界的刺激具有挑战性,它已经成为一种新的方法,而且人工智能研究人员在医学之外的领域广泛采用这种方法。Dendral 专家系统还在斯坦福大学形成了一个充满活力的研究环境,将医学院与该大学年轻的计算机科学系联系在一起。随着其他项目的研发——这些项目重点关注在计算机程序中捕获生物医学专业知识——费根鲍姆在努力概括一个能够指导大部分工作的压倒性原则,即 Dendral 专家系统实验的关键性经验结果被称为“知识即力量”假设（后来又被称为知识原则）。该假设指出，在程序所解决问题的特定任务领域的知识（该知识作为有能力解决问题的力量来源）要比推理方法采用的知识更为重要。

捕获和编码专家知识的过程被称为知识工程。随着 Dendral 专家系统的发展以及斯坦福大学启动新的项目，可用于研究工作的计算设施显然非常有限。而且，其他一些智能医疗项目也在其他机构进行，大多数研究智能医疗问题的研究人员都感到存在类似的计算限制。因此，莱德伯格向美国国立卫生研究院的研究资源部门（DRR）成功提交了一份议案。他设想了一种大型计算设施，该设施不仅在斯坦福大学，而且在美国其他大学都支持智能医疗研究。由此产生的共享资源也被允许上传到为数不多的阿帕网连接之中，该网络是第一个非由美国国防部资助的计算机网络。通过这种方式，美国各地的研究人员都可以使用计算机，他们利用自己与阿帕网的本地连接，从而让自己获得斯坦福大学可用的计算力量。这种共享的计算资源于 1973 年被安装在斯坦福大学医学院的校园内，它在斯坦福大学被称为“智能医疗医学实验计算机”，也就是 SUMEX-AIM 或者简称 SUMEX。在新的拨款更新之前，SUMEX 在医学界为美国（实际上是全世界）的人工智能服务了 18 年。随着莱德伯格博士离开斯坦福大学（他在 20 世纪 70 年代中期成为纽约市洛克菲勒大学校长），费根鲍姆接任 SUMEX 的首席研究人员长达数年之久。

（二）20 世纪 70 年代三个有影响力的智能医疗研究项目

使用计算机辅助医疗诊断的想法通常可以追溯到 1959 年发表在《科学》杂志上的一篇经典论文。[①] 它由两位美国国立卫生研究院的医学科学家撰写而成，一位是牙医罗伯特·莱德利（Robert Ledley），另一位是放射科医生李·卢斯特德（Lee Lusted）。这篇论文阐述了贝叶斯概率理论的本质及其与医疗诊断的相关性，并认为计算机可以通过编程来辅助

---

① See RS Ledley & LB Lusted, *Reasoning Foundations of Medical Diagnosis: Probability, Logic, and Medical Diagnosis*, Science, Vol. 130:3380, p. 892 – 930(1959).

贝叶斯计算,因此它可以作为诊断辅助。他们不仅承认在推导所有必要概率方面存在挑战,而且意识到在将贝叶斯定理应用于医疗诊断等现实问题时存在条件依赖问题。尽管如此,他们的工作激发了许多试图将概率理论用于医疗诊断的研究项目,其中尤其以美国犹他大学的霍默·华纳(Homer Warner)及其同事①以及英国利兹大学的蒂莫西·德多巴尔(Timothy de Dombal)及其团队②所做的颇具影响力的项目最为突出。

正是统计方法面临的挑战以及这些方法与人类专家解决类似问题的方式不相一致,才导致科学家们考虑人工智能方法是否可能不适用于此类临床决策问题。20 世纪 70 年代的三项智能医疗研究成果尤为突出,并在该领域的发展中发挥了至关重要的作用。与 Dendral 专家系统不一样的是,这些项目关注的是临床医学,其中有两个项目是使用 SUMEX 资源所创建的。在临床医生寻求诊断和管理病人的过程中,所有这三个项目都被设想为他们提供咨询决策支持的潜在来源。

1. INTERNIST - 1/QMR

INTERNIST - 1 作为早期的 SUMEX 项目之一是通过匹兹堡大学的阿帕网开发的。在匹兹堡大学,有一位备受尊敬的内科医生领袖杰克·迈尔斯(Jack Myers)博士辞去了该大学医学院院长职位,并在 20 世纪 70 年代早期对如下行为产生浓厚兴趣:以一种新颖的方式分享他的临床知识和经验,而不是写"另一本教科书"。作为一名著名的临床医生、诊断专家、美国医师学会的前任会长和美国内科医学委员会主席,迈尔斯与一位正式接受过麻省理工学院/卡内基理工学院正规训练的计算机科学家小波普尔(Jr. Harry E. Pople)博士进行合作。伦道夫·米勒(Randolph Miller)当时还是匹兹堡大学医学院二年级的学生,他在高中时就已经学会用机器语言和更高级别的语言编程,他在项目实施的第

① See HR Warner et al., *Experience with Bayes' Theorem for Computer Diagnosis of Congenital Heart Disease*, Annals of The New York Academy of Sciences, Vol. 115, p. 558 - 567 (1964).

② See FT de Dombal et al., *Computer-aided Diagnosis of Acute Abdominal Pain*, British Medical Journal, Vol. 1, p. 376 - 380(1972).

二年顺利加入。他们一起努力合作,旨在创建一种程序,以期解决内科领域成年病人的诊断问题。

INTERNIST－1 系统背后的基本理念在于,应该可以通过计算机来模仿假设—演绎方法,认知研究已经表明,临床专家医生在试图诊断具有挑战性的病例时经常使用这种方法(见图 1)。[①] 迈尔斯邀请医学院的学生(包括米勒和其他人)参与研究,将他们在医学院的选修课时间用于对他们自己选择的某种疾病专题所涉同行评审文献展开深入分析,然后由迈尔斯根据自己的经验予以补充。通过这种方式,他们使用了 4500 个可能的病人临床表现概括了 650 种内科疾病。在 1974～1975 年,米勒申请了研究年假,与波普尔和迈尔斯一起全职撰写了 INTERNIST－1 知识库(KB)编辑器程序。

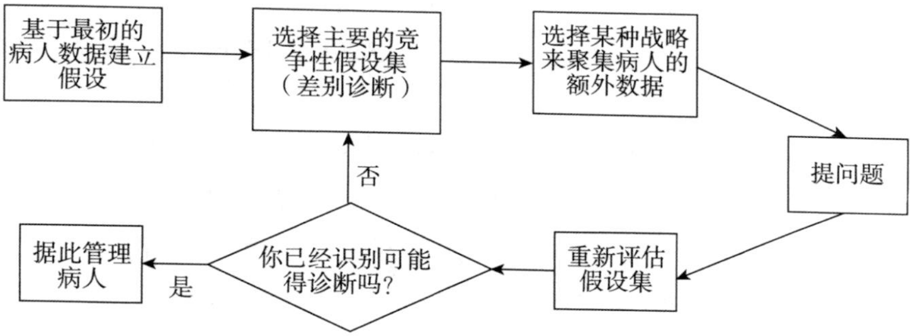

图 1 假设—演绎方法适用于医疗诊断

注:INTERNIST－1 系统将这些通用理念运用于某种程序,该程序解决了内科中几乎所有疾病的诊断。

米勒的编程使波普尔的诊断算法可以访问和操控一种超越计算机系统可用地址空间的知识库。整个研究团队开发了一种计算算法,该算法利用患者的病史、症状、体检结果和实验结果来生成一套诊断,进而可以解释患者潜在的问题。他们还创建了一种优化程序,该程序选择一种

① See R. Miller et al., *INTERNIST－1: An Experimental Computer-based Diagnostic Consultant for General Internal Medicine*, New England Journal of Medicine, Vol. 307, p. 468－476 (1982).

策略并识别额外的问题,进而允许本项目能够区分相互竞争的假设并产生新的假设。

INTERNIST－1 系统能够准确地诊断很多疑难疾病。除此之外,它可以治疗同一个病人并发的多种疾病。最终,它在临床文献中接受了一些最为艰难的诊断挑战测试,而且它的诊断正确率实际上要比病人主治医生的诊断正确率高得多。

尽管对 INTERNIST－1 系统的评估显示了启发式人工智能方法在协助人类诊断方面的潜力,但它也发现了很多缺点,这些缺点表明,该系统并不适合于广泛的临床应用。[①] 在米勒加盟匹兹堡大学之后,他注意到,医学院的学生和临床医生对 INTERNIST－1 系统备感兴趣。尽管如此,同样明显的是,这个系统使用起来并不实用,尤其是它需要用户耗费一个小时甚至更长时间来输入病人的所有信息,然后才对程序的询问作出响应。意识到这一点之后,米勒认为,INTERNIST－1 系统最有价值的部分是其知识库。

从 1983 年开始,他就着手研究一种不同的诊断辅助方法,该方法承认,人类临床医生是诊断咨询过程中最有知识的智能群体。医生对病人的了解远远胜过计算机系统。新的诊断辅助系统"快速医学参考"(QMR)在新上市的个人电脑上运行。米勒觉得,QMR 应该尽可能有效地支持临床医生解决问题。他与同事一起合作开发了 QMR,其作为工具包来帮助临床医生完成大约 12 项特定的诊断辅助任务,用户可以单独选择这些任务,也可以串联在一起来解决困扰他们的难题。用户可以在办公室的个人电脑上快速调用 QMR。例如,它可以接受这样一些问题,如"找到 X 的鉴别诊断是什么?"或者"我怎样才能最好地对病人进行 Y 疾病筛查?"QMR 允许用户对所产生的鉴别诊断进行排序和施加影响,并确定生成问题的模式,这种方式是 INTERNIST－1 系统无法做到的。最终,在十年之后,QMR 被作为一种商业产品推向市场。

---

① See RA Miller & FE Masarie, *The Demise of the "Greek Oracle" Model for Medical Diagnostic Systems*, Methods of Information in Medicine, Vol. 29:1, p. 1－2(1990).

这项成果以及接下来要讨论的其他医疗系统带来的教训之一在于，如果咨询决策辅助不能很好地融入临床医生现有的工作流程，它们就不太可能被使用。直到网络和电子健康记录（EHRs）带来革命性变化，并引入新的方法获取患者的相关数据，这类程序才得以更为现实的应用，尽管它们早期的功能令人印象深刻。

2. CASNET

20世纪70年代，另一个医疗人工智能研究的著名中心位于美国新泽西州新布朗斯维克市的罗格斯大学。该校的计算机科学系——当时的系主任由索尔·阿马雷尔（Saul Amarel）担任——聘任了一名年轻的教师卡西米尔·库利科夫斯基（Casimir Kulikowski），此人在接受培训和早期博士后工作期间，曾将计算机科学专业知识应用于解决医疗问题。阿马雷尔和库利科夫斯基成功地为应用医疗人工智能提出另一种计算资源。与SUMEX一样，罗格斯大学的资源由美国国立卫生研究院的研究资源部门（DRR）资助，并及时连接到阿帕网。它们最初的主要项目包括与纽约市西奈山医疗中心的眼科医生阿兰·萨菲尔（Arin Safir）博士进行合作，后者提供必要的临床专业知识。

他们创建的系统侧重于使用相关领域以网络为基础的知识表示来建模因果推理。该项目被称为CASNET——“因果关联网络”——它有助于诊断各种形式的青光眼。他们所采用的以网络为基础的方法模拟了专家临床医生从观察患者到描述现有生理状态的推理能力，这反过来有助于区分对这些发现的潜在诊断性解释。这项重要工作吸引了一位才华横溢的博士生沙洛姆·韦斯（Shalom Weiss）的积极参与，他将项目的部分内容作为自己博士论文研究的重点。①

3. MYCIN

斯坦福大学的MYCIN系统项目最初来自医学院的一位博士研究生的研究，他当时也在攻读如今被称为生物医学信息学（BMI）的博士学位。

① See SM Weiss et al., *A Model-based Method for Computer-aided Medical Decision-making*, Artificial Intelligence, Vol. 11, p. 145 – 172 (1978).

爱德华·肖特利夫(Edward Shortliffe)于1970年来到斯坦福大学学习医学,部分原因在于医学院的灵活性,该院允许自己的学生可以同时攻读计算机相关学科的第二个学位。同时,也是因为莱德伯格和其他人创造了先进的生物医学计算环境。他很快就认识了主校区计算机科学系的人工智能研究人员,尤其是那些参与Dendral专家系统项目的研究人员。在医学院老师——当时的临床药理学系主任兼遗传学研究员斯坦利·科恩(Stanley Cohen)[①]以及传染疾病专家斯坦顿·埃克斯林(Stanton Axline)——的指导下,肖特利夫选择以Dendral专家系统中生产规则的专家知识编码理念为基础。他的主要计算机科学系的同事是布鲁斯·布坎南(Bruce Bucnanan),他们的想法是建构一套咨询程序,该程序有助于就严重感染患者的抗菌治疗选择向医生提供建议。由此产生的项目被称为MYCIN,并由科恩担任肖特利夫博士论文的指导老师。[②]

MYCIN系统使用了一系列决策规则,这些规则是从科恩、埃克斯林和研究团队的其他成员在讨论斯坦福大学医学院病房的实际病例中获得的。这些规则被编码并储存在一个不断增长的集合中。然后,这些规则与实际程序分开,实际程序由三个部分组成(见图2)。系统的重点是咨询程序,它获取患者数据并提供建议;同样重要的是解释程序,它可以提供英语语言解释并说明为什么要问这些问题以及为什么该程序会提供建议。解释程序本身知道如何处理咨询互动,但对传染病领域一无所知。所有这些知识都被储存在决策规则的语料库中。第三个子系统是规则获取程序,它允许专家提供新规则或者编辑旧规则。通过咨询程序来检验一个具有挑战性的病例,并使用解释程序来深入了解为什么该程序的性能可能不适合于特定病例,此时,专家可以使用规则获取程序来更新系统知识——输入新规则(从英语翻译成LISP编码版本)或者编辑现有规则。通过再次检验该病例,专家们能够得知,MYCIN系统的建议是否得到适当纠正。

---

① 科恩接替了莱德伯格担任遗传学系主任,他在莱德伯格离开洛克菲勒大学之后曾短暂担任SUMEX资源的首席研究员。一年后,费根鲍姆接管了这一角色,直到肖特利夫接任为止。

② See EH Shortliffe, *Computer-based Medical Consultations Systems: MYCIN*, American Elsevier, 1976.

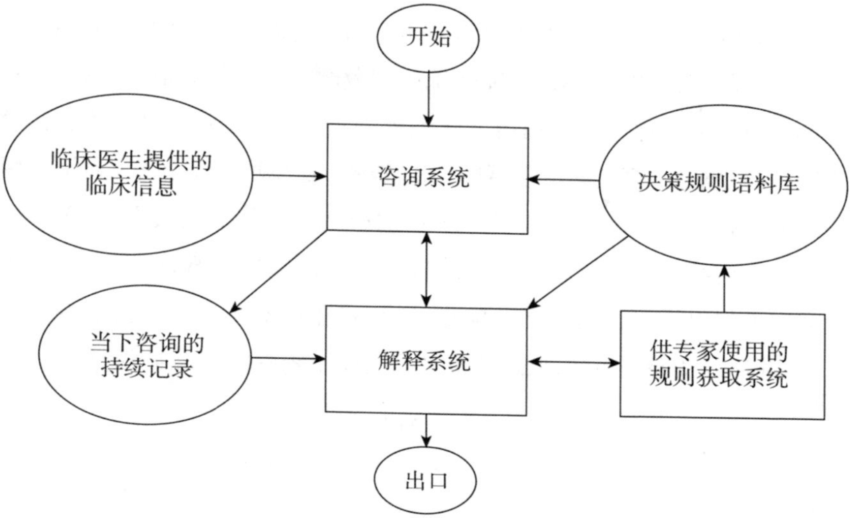

图 2　MYCIN 系统概述

注：该图提供了 MYCIN 系统的概述，识别了三个子系统（矩形），决策规则语料库以及在考虑特定情形时生成的动态信息。

在一项盲法实验中，传染病专家对 MYCIN 系统进行了正式评估，他们将 MYCIN 系统与另外 9 名处方者在同时分别面对 10 个相同病例时的表现展开比较。① 比较内容包括给予患者的实际治疗，相关人员涉及斯坦福大学传染病学系的教师与一名研究人员、一名住院医生和一名医学院学生。正如评估人员（他们并不知道哪些建议是由 MYCIN 系统提供的）判断的那样，MYCIN 系统的表现被证明在分组比较的排名中位居前列。

为 MYCIN 系统开发的人工智能方法被称为基于规则的专家系统。这种架构很有吸引力，因为知识库保存在与程序相分离的规则之中，它提供了如下可能性：如果传染病规则被删除并以一套新的规则取而代之，那么，系统就可能在一种完全不同的领域提供建议。没有规则的程序被称为“无用 MYCIN 系统”或者“自发 MYCIN 系统”，它们通常被简

① See VL Yu et al., *Antimicrobial Selection by a Computer: A Blinded Evaluation by Infectious Disease Experts*, The Journal of the American Medical Association, Vol. 242, p. 1279 – 1282 (1979).

称为 EMYCIN 系统。① 这项工作进一步支持了前面所提到的费根鲍姆的"知识就是力量"格言。MYCIN 系统还刺激产生了一些其他的研究项目,这些项目后来被称为斯坦福启发式编程项目,其中有很多内容关注医学主题,同时也是计算机科学领域博士论文的选题(见图 3)。图 3 显示了斯坦福大学智能医疗科学在 20 世纪 60 年代至 80 年代的发展方式,每个项目都引入后续研究所依赖的方法或概念。一个重要的教训在于,智能医疗研究不仅仅是在工程意义上构建系统,同样重要的是它对科学方法的依赖,并通过实验提供教训,进而概括并反馈该领域的发展进程。②

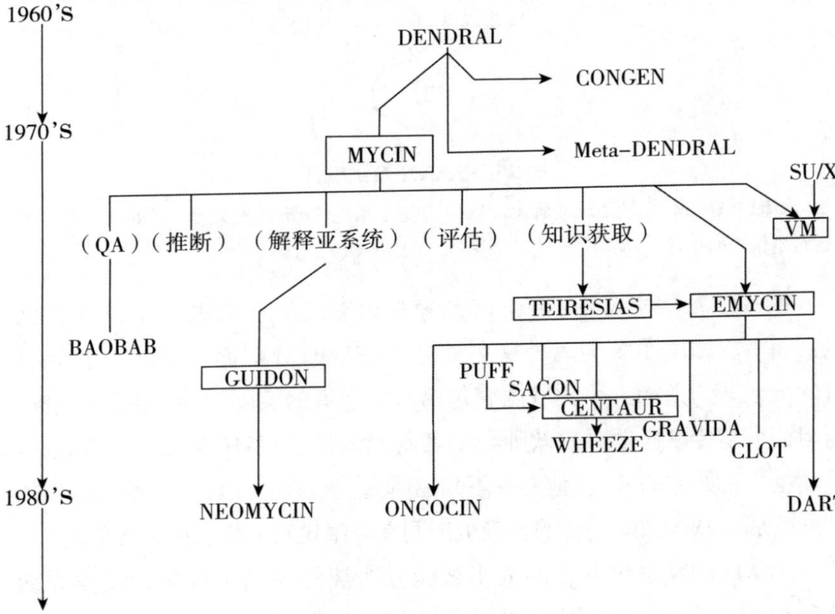

图 3 MYCIN 系统的起源与发展

注:正如 MYCIN 系统从早期的 Dendral 专家系统汲取灵感一样,斯坦福大学的其他几个研究项目也是建立在 MYCIN 系统所引入的方法和概念的基础之上。这幅图显示了许多这样的项目及其渊源。那些用矩形描绘的项目本身就是计算机科学博士论文的基础。

① See W. van Melle, *System Aids in Constructing Consultation Programs*, UMI Research Press, 1981.

② BG Buchanan & EH Shortliffe, *Rule-based Expert Systems: The MYCIN Experiments of the Stanford Heuristic Programming Project*, Addison-Wesley, 1984.

（三）认知科学与智能医疗

随着20世纪70年代的持续发展，智能医疗研究人员开始意识到他们在获取和传递临床专业知识方面的工作与教育心理学和认知科学研究人员的工作之间的协同作用，他们当中很多人都专注于解决医疗问题。由于智能医疗研究人员正在寻求对临床专业知识进行编码，并设计可以使用那种知识进行推理的系统，他们自然会被吸引到研究临床医生解决问题的工作之中。耶鲁大学医学院一位备受尊敬的医生阿尔万·范斯坦（Alvan Feinstein）于1967年出版了一本很有影响力的书籍《临床判断》①。范斯坦通常被视为临床流行病学领域的创始人，他的著作关注的重点是界定和教授临床思维。这项工作激励了其他人去追求相关的临床专业知识，还有一些研究团队使用心理学和认知科学的方法来解决医疗中的问题。

密歇根州立大学的教育心理学家埃尔斯坦（Elstein）、舒尔曼（Shulman）和斯普拉夫卡（Sprafka）合著的一本书尤其具有影响力。② 他们进行了各种各样的研究，试图应用当代心理学理论与方法解决源自现实生活临床环境中所涉病例面临的复杂问题。他们的工作影响了智能医疗研究人员的思维方式，这些人员正在寻求捕获医疗推理的元素，即使他们的程序并没有正式模拟人类思维的运行。

与此同时，在美国波士顿的塔夫茨新英格兰医疗中心，两位肾病学家对解决医疗问题的本质以及计算机在捕获或者模拟这种推理中可能发挥的作用产生了浓厚兴趣。威廉·施瓦茨（William Schwartz）在1970年发表了一篇很有思想的文章，该文预测了计算机在医学领域未来可能扮演的角色，以及这些变化可能对临床实践，甚至是对那些未来医生的类型产生的影响。③ 第二位肾病学家杰罗姆·卡希尔（Jerome Kassirer）与麻省理工学院计算机科学系的研究生本杰明·柯伊伯斯（Benjamin

---

① See AR Feinstein, *Clinical Judgment*, Krieger Publishing Co., 1967.

② See AS Elstein et al., *Medical Problem Solving: An Analysis of Clinical Reasoning*, Harvard University Press, 1978.

③ See WB Schwartz, *Medicine and the Computer: The Promise and Problems of Change*, New England Journal of Medicine, Vol. 283:23, p. 1257 – 1264 (1970).

Kuipers)进行合作,他们组织开展了大量实验并将实验结果予以发表,这些成果为临床推理过程提供了深刻见解,其中就包括1984年发表的一篇关于医疗因果推理的经典论文。当时,柯伊伯斯已经在奥斯汀的得克萨斯大学任教。①

施瓦茨和卡希尔对医疗专家推理的兴趣也吸引了塔夫茨新英格兰医疗中心的心脏病学家斯蒂芬·波克尔(Stephen Pauker)和麻省理工学院的计算机科学家安东尼·戈里(Anthony Gorry)。波克尔还知道如何编程,该科研团队试图开发一种实验程序,明确模拟他们在研究专家医生解决问题时记录的认知过程。这直接促成"当前疾病计划"(Present Illness Program,PIP)的发展,这项计划充分利用了早期的认知科学和人工智能,可以说,这是第一个在主流临床期刊上发表的智能医疗研究项目。② 当戈里离开麻省理工学院前往莱斯大学(Rice University)时,接下来的十年都由皮特·佐洛韦茨(Peter Szolovits)继续负责他先前从事的工作,后者本身就是智能医疗研究和知识系统领域的领导者。

与此同时,加拿大的麦吉尔大学已经开展了相关工作。维姆拉·帕特尔(Vimla Patel)和盖伊·格林(Guy Groen)正在研究具有不同专业水平的个人对医疗文本或描述的理解与解决问题的方法之间的关系。③这项研究工作在接下来的十年中得到了不断拓展,它提供了一套额外的认知见解,从而为智能医疗研究领域的工作提供了信息,与此同时,它吸引了麦吉尔大学的研究团队对他们的工作可能如何影响临床专业知识计算模型的发展产生浓厚兴趣。

截至20世纪70年代末,医疗人工智能已经对更广泛意义上的人工智能产生了重大影响。人工智能领域的顶级期刊《人工智能》专门用了一整期来刊载智能医疗问题,Dendral 专家系统正在被广泛应用于社会的其他领

---

① See BJ Kuipers & JP Kassirer, *Causal Reasoning in Medicine: Analysis of a Protocol*, Cognitive Sci., Vol. 8, p. 363 – 385(1984).

② See SG Pauker et al., *Towards the Simulation of Clinical Cognition: Taking a Present Illness by Computer*, Amercian Journal of Medicine, Vol. 60:7, p. 981 – 996(1976).

③ See VL Patel & GJ Groen, *Knowledge-based Solution Strategies in Medical Reasoning*, Cognitive Sci., Vol. 10, p. 91 – 116(1986).

域。一个由医疗人工智能研究人员组成的群体聚集在一起举行年会(被称为智能医疗研讨会),并在拥有越来越多研究项目的同时开展新的合作。1977年在美国弗吉尼亚州阿灵顿举行的第一届“计算机在医疗保健中的应用研讨会”(SCAMC)专门安排了一整个会议议程来讨论智能医疗研究项目。智能医疗研究在医学领域之外的计算机科学研究论文中被大量引用。

在医疗领域还有非常重要的探索性机器学习研究,这在一定程度上是受到前述元Dendral专家系统的启发。随着临床数据库在医学专业领域变得越来越可及,探索计算机如何能够学习或发现新的关系也就变得自然了。布卢姆(Blum)继续从事这方面的工作,并通过对这些数据库进行有效审查进而提出一个发现和临床研究的循环(见图4)。他的RX程序①最终发现并分析了强的松(肾上腺皮质激素)与胆固醇之间的联系,这一发现被发表在一家主流临床杂志上。②

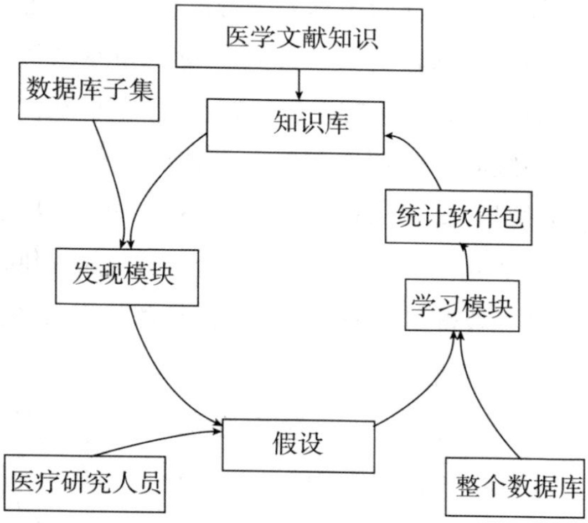

图4 发现和临床研究的循环

① RX项目是人工智能控制下以数据挖掘为形式的机器学习的早期例证。其目标是利用现有知识,再加上真实世界的数据,来支持假设的发现,人们反过来又可以利用大量数据和统计方法对这些假设展开正式研究,从而增加现有知识,更多详情可以参见https://www.bobblum.com/ESSAYS/COMPSCI/rx-project.html。

② See R. L. Blum, *Computer-assisted Design of Studies Using Routine Clinical Data: Analyzing the Association of Prednisone and Cholesterol*, Annals of Internal Medicine, Vol. 104:6, p. 858 – 868 (1986).

总而言之,在20世纪70年代,智能医疗领域专注于如下理念:知识表示和使用计算机程序是智能行为的关键。正如我们接下来将要描述的那样,在当今人工智能研究的理论与实务界,"知识就是力量"这句格言在某种程度上被遗忘了,可以说,这是非常不利的。

四、智能医疗的寒冬期

20世纪80年代、90年代以人工智能和智能医疗的重大发展为特征,这在某种程度上是因为计算技术的显著变化,也是因为学术界、工业界和政府对人工智能及其潜力的兴趣起伏不定。

(一)人工智能冬天的降临

在20世纪80年代早期,人们对人工智能、医疗应用,尤其是专家系统的兴趣持续增加。公司开始招募人工智能科学家,商业化专家系统被引入市场或者被用于内部目的。有关人工智能和专家系统的封面故事开始出现在主要的大众新闻杂志上,通常都是如前所述的那些备受关注的医疗项目。他们倾向于疯狂地预测人工智能将很快对社会产生的影响,颇具讽刺意味的是,其中的很多预测与系统研发人员认为合理的预测并不一致。尽管如此,这种热情还是持续了好几年时间,并导致出现诸如日本国际贸易工业部的一项重大投资,该投资从1982年开始就形成了他们的第五代计算机工程。

在20世纪80年代初,一些新成立的公司(如Teknowledge和Intellicorp)也专门从事专家系统的商业化运作。与此同时,一些硬件公司(如Symbolics、LISP Machines Inc.、Xerox Corporation)推出了单用户机器,这些机器被设计用来运行LISP编程语言,提供带有鼠标指向装置的图形用户界面,并支持专家系统和其他人工智能相关应用程序的开发。需要强调的是,这些机器是在第一批个人电脑(如20世纪70年代末的Apple Ⅱ,随后是第一台IBM个人电脑以及几年后出现的Apple Macintosh)推出后不久才问世的。与此同时,第一批商业化局域网产品被引入,如施乐公司的以太网(Ethernet)及其竞争对手王安网

(Wangnet),这对计算机和程序被设计来交互与共享数据的方式产生了深远影响。

整个20世纪80年代持续经历着这样的快速变化。例如,不久就出现了第一个由SUN Microsystems公司引入并运行Unix①操作系统的通用工作站,这很快导致LISP机器的概念过时了。LISP机器市场解体,“Unix盒子”——比现有个人电脑强大得多的高端工作站——开始在人工智能研究领域占据支配地位。

经过十年的快速发展,人工智能的“光环”开始褪色,因为被高度吹捧的系统往往达不到他们的预期。公司也经常发现这些系统的维护成本很高,而且很难更新。通常而言,这些系统没有机器学习组件,为了将新知识融入其中,维护就显得至关重要。因此,系统的运行效果被认为是“脆弱的”。

在20世纪80年代早期,ARPA再次开始其对通用人工智能研究的支持,重点是知识系统。毫无疑问,这是受到日本的启发,因为日本对该领域的项目实施了重大投资。ARPA在20世纪70年代中后期降低了自己对人工智能研究的热情,即使智能医疗活动正在腾飞。然而,智能医疗研究人员虽未得到ARPA的支持,但却得到美国国立卫生研究院的支持,而且,在某些情况下还得到美国国家科学基金会的支持。正如前述,他们的工作和影响力正在持续快速增加。在20世纪80年代,对智能医疗研究的支持仍在继续,与此同时,ARPA也在总体上加大对人工智能的支持。然而,随着这十年的结束,人工智能研究的热情明显减弱,而就在几年前,这种热情还非常高涨。因此,从20世纪90年代开始,对人工智能的资金支持再次下降,这种情形在某种程度上影响了智能医疗的研究。

对人工智能的支持以及对人工智能潜力的信心在20世纪70年代

---

① Unix是20世纪70年代初出现的一个操作系统,除了作为网络操作系统,还可以作为单机操作系统使用。Unix作为一种开发平台和台式操作系统获得了广泛使用,主要用于工程应用和科学计算等领域。

末出现了下降趋势,并在 1987～1993 年再次回落。这两次在资金和兴趣方面出现的冷遇被称为人工智能的冬天(见图 5)。在此期间,公司或者研究人员强调他们正在研究的人工智能问题变得毫无帮助。当人工智能被视为过度推销且无法证明其所承诺的实用性时,他们很难吸引合作者或资助机构的兴趣。在 20 世纪 90 年代早期,那些在人工智能(包括智能医疗)领域工作的人员经常为他们正在做的事情寻找新的术语表达,从而希望自己能够避免人工智能标签的污点。例如,有关知识库和术语开发工作通常属于术语本体论研究,而某些类型的机器学习研究通常被称为数据库中的知识发现(KDD)。

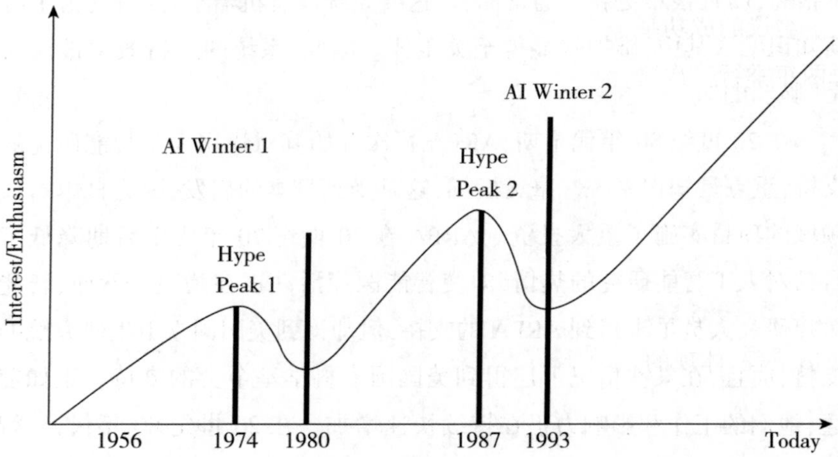

图 5　对人工智能的支持以及对人工智能潜力的信心

注:该图显示了通常被称为人工智能冬天的两个时期,一是在 20 世纪 70 年代末,该时期对智能医疗的影响不大;二是在 20 世纪 80 年代末和 20 世纪 90 年代初,该时期对智能医疗的影响长达数年之久。

如图 5 所示,至今 30 多年来,人们对人工智能及其前景的热情从未降低过。那些经历过人工智能寒冬的人们常常会想,如今人们对人工智能的高度热情以及在几乎所有科学(包括医学/健康)领域的巨大投资,是否预示着可能会出现第三次幻想破灭。尽管如此,大多数观察人士认为,这一领域已经非常成熟,目前的方法比早期研究和商业实验时更符合计算与通信技术的状态。

（二）智能医疗在20世纪八九十年代的动荡

20世纪80年代的专家系统部分程度上是由医疗人工智能项目推动的，这些项目为分析数据和提出建议提供了新的方法与模型，并使智能医疗研究领域处于非常引人注目的地位。智能医疗已经成为一个世界现象，在日本第五代计算机工程期间关注的重点就是医疗问题。然而，智能医疗研究活力的主要新来源是欧洲，在那里，医疗人工智能研究界开始联合起来。1985年，洛托（Ovo de Lotto）和斯特凡内利（Mario Stefanelli）在意大利帕维亚（Pavia）组织了第一次关于智能医疗的欧洲会议，为期两天。会议的成功举办形成了如下决议：以欧洲智能医疗（AIME）的名义每两年举行一次这样的会议。他们很快吸引了来自美国和其他地区的听众，所以，会议的最终名称被调整为简单的"智能医疗"（Artificial Intelligence in MEdecine），并继续沿用AIME的首字母缩写。[①]

2015年发表的一篇回顾性论文分析了AIME会议内容30年的发展趋势，从而为该领域在这段时间内的发展提供了一些具有启发性的见解。[②] 在1985年的第一次会议上，基本上所有论文都涉及知识系统和知识工程，体现的是专家系统现象。然而，随着时间推移，这类论文数量大幅度减少，取而代之的新的重点领域是本体论和术语、时序推理、自然语言处理、指南/协议、不确定性管理、图像/信号处理等。最大的增长始于20世纪90年代的机器学习领域。截至2013年，如果将过去30年的成果累积起来衡量的话，它已经超过知识工程，成为会议中最主要的话题。考虑到人工智能对机器学习的重视，这并不令人感到奇怪，如今，它已经成为人工智能学科最为活跃的子领域。

---

① 第一次在欧洲以外举办的会议（由美国明尼苏达大学主办）于2020年举行，但由于新冠疫情导致大多数人无法前往参会，会议最终以网络方式举行。

② See N. Peek et al., *Thirty Years of Artificial Intelligence in Medicine (AIME) Conferences: A Review of Research Themes*, Artifical Intelligence in Medicine, Vol. 65, p. 61 – 73 (2015).

截至20世纪80年代末，人们一致认为，智能医疗领域是如此活跃并富有成效，以至于它需要有自己的期刊。《智能医疗》于1989年首次出版，并由来自德国明斯特大学（University of Münster）的卡齐姆·萨迪克－扎德（Kazem Sadegh-Zadeh）担任创始主编。这本杂志由爱思唯尔（Elsevier）出版，至今仍是该领域研究成果的主要来源。一些其他的同行评议期刊也发表智能医疗的方法论研究论文，[①]更多的应用性作品出现在各种临床、公共卫生和一般科学期刊上。

在20世纪80年代，网络、硬件能力和计算能力的快速发展对这一时期智能医疗的研究能力产生了重大影响。例如，斯坦福大学开发的ONCOCIN项目，该项目开发的目的在于应用基于知识的方法为肿瘤学家提供建议，这些肿瘤学家负责照料参加癌症化疗临床试验的患者。ONCOCIN项目最初的设想是让它在一台计算机终端上运行，该终端又被连接在一台运行LISP编程程序的大型计算机上。终端只能显示美国信息交换标准代码（ASCII）字符，[②]所有交互均由计算机键盘完成。在几年时间内，随着Xerox LISP机器（这些机器为单个用户提供的设备齐全，既包括鼠标指向设备，也包括高质量的图像功能）的引入，ONCOCIN项目被转移至LISP设备上，该设备提供的界面已经大大改进，从而便于临床医生使用。

20世纪80年代末和90年代初出现的互联网民主化（伴随互联网管理的商业化和域名系统的建立）为远程合作与共同利益体的出现创造了机会。在人工智能的寒冬之季正在影响智能医疗研究领域的时候，出现分享观点、提出问题、提供感兴趣的信息线索之论坛并不足为奇。

实际上，1991年8月在荷兰马斯特里赫特举行AIME会议之前，就已经出现这样的一个论坛列表。那次会议的一个主题演讲评估了智能

① 这些期刊包括：《美国医学信息学协会杂志》（牛津大学出版社），《生物医学信息学杂志》（爱思唯尔），《智能医学》（爱思唯尔）等。

② ASCII是一种用于电子通信的字符编码标准。ASCII码代表的是计算机、电信设备和其他设备中的文本。

医疗研究人员在列表服务器上相互询问的各种发人深省的问题。这篇演讲论文后来发表在《智能医疗》杂志上，它详细考察了智能医疗的“青春期”并预测了它的未来发展方向。[①] 表1总结了七个关键问题，简要提供该文作出的回应。很多问题和答案在30多年后的今天仍然具有意义。在马斯特里赫特会议15年之后，2007年在阿姆斯特丹举行的AIME会议成立了一个专家小组，负责重新评估自1991年以来的问题及其答案，同时增加了对该领域在此期间如何发展进行的思考。[②]

表1　智能医疗研究人员于在线论坛上提出的一些问题(1991年)

问题	简要回应
智能医疗系统旨在解决用户需求吗？	智能医疗研究受到开发满足临床需求的工具之愿望所驱动，但就像所有的基础研究一样，在实现这些目标之前可能有一段很长的发展轨迹
智能医疗研究有助于人工智能吗？有助于认知心理学吗？有助于临床医学吗？	即使是涉及应用目标的工作，也通常需要基本的方法论创新。有充分证据表明，人工智能、计算机科学和认知心理学都受到智能医疗研究的影响。对临床医学作出贡献仍然是一个未来目标，尽管这项工作已经在临床界引起诸多讨论
智能医疗是信息科学、计算机科学、人工智能、工程或生物医学的一部分吗？	创建于所有这些领域的交集，智能医疗是生物医学信息学领域的一个关键组成部分，它本身就涵盖了这些学科领域
智能医疗研究人员接受过充分培训吗？同系繁殖在多大程度上存在问题？	尽管在生物医学信息学和智能医疗中广泛研究汇集在一起的许多领域可能令人感到生畏，但在该交叉领域缺乏专业知识，这可以解释开发和实施生物医学计算机系统存在的诸多问题。因此，生物医学信息学训练是最佳选择。随着更多的生物医学信息学训练项目的引入，同系繁殖将不再是一个问题
为什么智能医疗系统很难在临床环境中测试临床护理的过程或结果？	这个问题揭示了人们对很多已经发表的智能医疗系统评估的不熟悉。大多数人关注决策的质量。对护理质量和患者结果的影响仍有待证明

① See E. H. Shortliffe, *The Adolescence of AI in Medicine: Will the Field Come of Age in the 90s?* Artificial Intelligence in Medicine, Vol. 5, p. 93－106(1993).

② See V. L. Patel et al., *The Coming of Age of Artificial Intelligence in Medicine*, Artificial Intelligence in Medicine, Vol. 46, p. 5－17(2009).

续表

问题	简要回应
为什么智能医疗研究没有得到更好的资助?	当人们对人工智能的兴趣减弱时,所有与人工智能相关的研究资金都会受到影响。但随着我们继续证明所做工作的价值和创新,它会出现反弹
为什么智能医疗系统如此难以成功地从一个站点转移到另一个站点?	随着“希腊神谕”(咨询模式)的消亡,与当地信息系统的融合已经成为关键的传输机制。在缺乏标准或者对此类系统便捷访问的情况下,我们很难将已经开发的系统转移到一个新的集成化环境中

随着智能医疗第一个40年(与20世纪一并)结束,有关先进系统的工作仍在继续,资金和热情都有所提高。由于电子健康记录的日益普及、数字成像数据库的建立,以及增强性计算能力的普遍可及,机器学习研究正在获得人们的浓厚兴趣并不断发挥持久的影响力。机器学习革命即将到来,如今,它已经成为人工智能尤其是智能医疗的主导因素。接下来,我们将简要回顾21世纪前20多年智能医疗的发展。

五、智能医疗的成熟期

在21世纪初,占据支配地位的情形是,人类基因组计划的完成,人们对生物信息学的兴趣与日俱增,而且,人们对电子健康记录的采用继续在幕后缓慢地默默进行着。受监督的机器学习中的一些技术首次应用于基因组学和生物信息学工作中的大型生物医学数据集。

与此同时,在计算机科学领域,有两项重要发展正在进行:一是商品图形处理器(GPUs)的可得性,这大约始于2001年,旨在有效地操作图像数据,该数据的核心是由一组数字构成的;二是大型标签数据集(如在2010年引入ImageNet)的可得性,旨在通过受监督的机器学习来支持不断学习复杂分类器的努力。ImageNet的可得性以及承认GPUs可以像中央处理器(CPUs)一样灵活(但在数组操作上要快出几个数量级)导致了图像识别的加速发展,这在一定程度上是因为每年都有使用共享数据集的比赛。

图形处理器提供的计算能力加速推动人工神经网络的采用，实际上，自 20 世纪 60 年代以来，人们一直在探索人工神经网络，这最初是受到感知器概念的启发。由杰弗里·辛顿（Geoffrey Hinton）、扬·勒丘恩（Yann LeCun）和约书亚·本吉奥（Yoshua Bengio）提出的深度神经网络的想法从 2006 年开始就被广泛采用（他们三人获得 2018 年美国计算机协会 A. M. 图灵奖）。[①] 2012 年，一个名为 AlexNet 的深度卷积神经网络取得里程碑式的发展，它在面临 ImageNet 的挑战时实现了 16% 的错误率（之前的最佳表现徘徊在 25% 左右）。就在同一年，吴恩达（Andrew Ng）和杰夫·迪安（Jeff Dean）都在谷歌证明了无监督机器学习的可行性，他们采取的方式是训练计算机识别两万多个对象类别，如猫脸和人脸，而无须将图像标记为含有人脸或猫脸在内。[②]

计算机科学的发展渗透到医学，最初的形式体现为放射学和病理学中图像分析的发展。几年来，考虑到以电子形式获取病人数据并借此启用机器学习方法面临的挑战，专家系统（以及一般意义上以知识为基础的方法）处于次要地位。2009 年通过美国《卫生信息技术促进经济与临床健康法案》（HITECH）之后，电子健康记录的采用重新获得动力。截至 2012 年，以“云计算”形式出现的强计算能力很容易获取，只需支付象征性的费用；使用神经网络的机器学习被证明在图像、文本和语音处理方面具有很高的价值；电子形式的患者数据可大量获取，这导致人们对人工智能在医疗领域的潜力重新燃起热情。

因此，受监督的机器学习在医疗数据集中的应用变得非常普遍，这导致学习分类器在使用大量标签数据时得到快速发展。计算机在阅读视网膜图像、X 光片、组织病理学幻灯片以及整个医疗记录并借此提供诊断和预后输出等方面与人类的能力相接近。然而，正如前面提及的那

---

① See Y. Bengio et al. , *Deep Learning for AI*, Communications of the ACM, Vol. 64:7, p. 58 – 65 (2021).

② See V. L. Quoc et al. , *Building High-level Features Using Large Scale Unsupervised Learning*, https://icml.cc/2012/papers/73.pdf, accessed 26 Aug. 2024.

样,在围绕深度学习的炒作中,"知识就是力量"这句格言经常被遗忘,但有时又会被重新发现。

现在判断第三波智能医疗浪潮是在实现某种炒作,还是会导致另一个可能更为严重的人工智能寒冬都还为时过早。尽管如此,有关人工智能系统在医学中的可解释性与可信度等老问题再次得到积极讨论,其重点在于防止偏见并确保在医疗决策中使用人工智能系统的公平性。

由于如今该领域存在大量的活动,很多辩论都在持续进行中。例如,考虑到"复制粘贴"的操作高度盛行、模板的使用非常普遍,以及因账单问题而过度记录产生的压力,临床记录中的非结构化内容在改进诊断或预后系统方面是否具有很大价值到目前为止尚不明朗。又如,为了训练人工智能系统而共享数据的需求与确保病人隐私的愿望之间的关系越来越紧张。1996 年的美国《健康保险携带与责任法案》(HIPAA)曾被视为一项具有前瞻性的立法,但越来越多的人认为它阻碍了人工智能系统的建设,同时也不足以保护病人隐私。①

尽管媒体对医疗人工智能的炒作仍在继续,但存在几种令人兴奋的可能性,它们可以将 21 世纪之前取得的进步与最近的发展融合在一起。尤其值得注意的方向是,将符号计算与深度神经网络相结合。正如本吉奥、勒丘恩和辛顿注意到的那样,当这种简单的方法——创建相对简单的非线性神经元网络,该网络通过调整它们的连接强度进行学习——因图形处理器而应用于使用大量计算的大型训练集时,它被证明是如此有效。事实表明,关键的因素之一是网络深度,浅度网络的运行效果并不理想,但直到最近十年,我们仍然缺乏与深度神经网络相一致的计算能力。在概述人工智能研究前景广阔的未来方向时,这些作者在他们的图灵演讲中反思了 20 世纪的符号人工智能研究在指导我们如何构建并训练神经网络,进而使它们能够捕捉世界的潜在因果属性方面可能发挥的

① See K. D. Mandl & E. D. Perakslis, *HIPAA and the Leak of "deidentified" EHR Data*, New England Journal of Medicine, Vol. 384, p. 2171 - 2173(2021).

作用。同样,我们鼓励读者再次反思由智能医疗研究人员在20世纪建立的符号推理系统具有的丰富历史。考虑到早期的工作可能与21世纪前20多年机器学习的发展相辅相成,这是令人兴奋的。正如我们所知,未来的工作可能表明,将两种范式相结合,并更好地关注认知科学在设计机器学习系统中的作用,有可能会催化智能医疗在核心诊断和预后任务方面的快速发展。

第二章　智能医疗的伦理原则与挑战

到目前为止，
人工智能的最大危险是
人们过早地认为
自己已经理解了它。
——Eliezer Yudkowsky

人工智能和机器学习的快速发展使得医疗决定更为有效和精准。深度学习技术可以改善医生收集和分析患者数据的方式，并将其作为诊断过程、预后与预测、治疗，以及疾病预防的一部分。然而，应用人工智能带来了大量的伦理问题，如严重错误的风险与偏见、缺乏透明度、责任缺失等。迄今为止，描述伦理挑战与关切始终是越来越多的通用人工智能伦理学和智能医疗伦理学研究文献的主要焦点。而且，如果医生的决定得到人工智能和机器学习的大力协助甚至被取代，那么，共同决策——这是医学的核心伦理理想，它通过让患者基于自己的价值对其医疗保健做出知情选择来保护病人自主权——就会受到挑战。机器学习算法的不透明性与动态性可能会破坏医患之间在诊断和治疗选择基础上的适当互动。基于此，本章重点讨论智能医疗的伦理原则和面临的伦理挑战，以期为智能医疗的有效治理奠定伦理基础。

一、智能医疗的伦理原则

人工智能在医疗和其他领域应用的伦理原则旨在指导开发人员、用户和监管人员改进和监督这类技术的设计与使用。人的尊严与人的内在价值是所有其他伦理原则所依据的核心基础。

伦理原则是在开发、部署和持续评估智能医疗技术过程中对义务或责任的陈述。接下来阐述的伦理原则是以适用于所有人的基本伦理要求为基础,而且这些要求被认为没有争议。具体要求如下:

(1)避免伤害他人(有时被称为“不伤害”或者不行恶)。

(2)在可能的情况下促进他人福祉(有时被称为“行善”)。伤害的风险应该最小化,而利益应该最大化。预期风险应该与预期利益相平衡。

(3)确保所有人都受到公平对待,其中包括确保没有人或群体受到歧视、忽视、操纵、支配或者虐待(有时被称为“正义”或“公平”)。

(4)根据对所作选择的性质、重要性、个人利益和其他选择可能产生的后果的知情理解,在与人打交道时,应该尊重他们在作出有关生命与人格决定时的利益,其中包括作出医疗保健的决定(有时被称为“尊重人格”或“自主”)。

额外的道德要求可以从这一系列基本伦理要求中推演出来。例如,捍卫和保护个人隐私在很多国家不仅被认为是一项法律要求,而且在使人们能够控制有关自己和自我决定(尊重他们的自主)的敏感信息并避免伤害时至关重要。

这些伦理原则旨在为不同的利害关系人提供如下指导:在开发、部署和评估智能医疗技术表现的具体背景下,基本的道德要求应如何指导或约束他们的决策和行动。这些原则的目的还在于,强调那些因使用某种技术所产生的问题,而这些技术足以能够改变具有重要道德意义的关系。例如,长期以来,人们认识到,由于医疗对个人福祉至关重要,病人依赖医疗专业人士获得有关诊断、预后、现有治疗或预防选择的相对优势等相关信息,以及自由且公开交换信息对医患关系的重要性,医疗保健的提供者负有某种特殊责任来促进相关的病人价值。如果医疗保健工作人员使用人工智能来执行临床任务或者授权曾经保留给人类的临床任务,那么,设计和编程这些人工智能技术的研发人员也应该遵守这些道德义务。

因此,这些伦理原则对所有利害关系人(如临床医生、系统开发人员、医疗系统管理人员、医疗当局的决策者、地方政府和中央政府)在负责任地开发、部署和评估医疗人工智能技术方面寻求指导时都至关重要。此处列出的伦理原则应该鼓励和帮助政府与公共机构通过制定法律法规跟上人工智能技术的快速发展,并使医疗专业人士能够适当地使用人工智能技术。伦理原则还应该被嵌入人工智能的专业和技术标准之中。软件工程师已经受到这些标准的指导,如适当目的、文档与出处、版本控制等。我们需要这些标准来指导程序的互操作性和设计,以便对开发和使用这些技术的人员进行继续教育和治理。而且,系统的评价和外部审计标准在其使用范围内正在不断演变。在医疗计算领域,这些标准包括系统集成、电子病历、系统互操作性、运行和编程结构等。

尽管伦理原则并不总是明确规定使用这些技术的限制,但如果人工智能和其他技术侵犯或危害人权的行使、不符合其他原则或规范,或者是在毫无准备或其他不当情形下被引入,政府应该禁止或限制它们的使用。例如,很多国家缺乏数据保护的法律或者没有适当的调控框架来指导人工智能技术的引入。

某些基本的道德要求必须约束和指导人们的行为,这一主张也可以用人权语言进行表达。人权旨在为行为设定一套基本的道德和法律要求,人人有权实施这些行为,不论其种族、性别、国籍、民族、语言、宗教或任何其他特征。这些权利包括人的尊严、平等、不歧视、隐私、自由、参与、团结和问责。

机器学习系统可以促进人权(包括健康权)的保护与执行,但也可能破坏诸如不歧视或隐私这样的基本人权。人权和伦理原则密切相关；由于人权具有法定约束力，它们提供了一个强有力的框架，对此，各国政府、国际组织和私人主体都有义务遵守。私人部门的行为人有责任尊重人权，该责任独立于国家义务。在履行这一责任时，私人部门的行为人必须不断采取积极主动的回应性措施，以便确保他们不滥用人权或者导致人权的滥用。（有关智能医疗的人权调控，将在第四章详述。）

然而，人权框架的存在并不排除继续进行伦理审议的必要性。实际上，伦理在很大程度上旨在扩大和补充人权协定所确立的规范和义务。在很多情形下，大量的伦理因素具有相关性，它们需要权衡轻重，从而适应当下的诸多原则。一种决定是否在伦理上可以被接受取决于对适当伦理因素的全面考量，进而确保从多个角度展开分析，并创建一种利害关系人都认为公平合法的决策程序。

接下来将逐一阐述六项伦理原则，以期指导医疗人工智能技术的开发与使用。尽管伦理原则具有普遍性，但它们的实施可能因不同的文化、宗教和其他社会背景而各异。在使用人工智能和机器学习时产生的很多伦理问题并不完全是新的问题，有些是因医疗中应用其他的信息和通信技术而产生，如使用计算机跟踪疾病或者进行诊断或预后。

早在人工智能引起人们的足够关注之前，计算机就已经在各种程序中执行这些任务了。在诸如远程医疗和数据共享等领域已经明确确立了相应的伦理指导和具体原则。同样，在医疗部门之外，也为人工智能在一般意义上制定了诸多伦理框架。

（一）保护自主

采用人工智能会导致如下情形：决策有可能或者实际上被转移给机器。自主原则要求，机器自主的任何扩展都不应该破坏人的自主地位。就医疗保健而言，这意味着，人类应该继续完全控制医疗保健系统和医疗决定。人工智能系统的设计应明确且系统地符合它们所遵循的原则和人权；更具体地说，它们应该被设计来帮助人类（不管是医疗提供者，还是病人）作出知情决定。人类的监督可能依赖与人工智能系统相关联的风险,但应该始终是有意义的,因此,它们包括对人类价值和道德因素进行有效、透明的监督。在实践中,这可能包括是否将人工智能系统用于特定的医疗保健决定,是否改变人类的自由裁量权和决定水平,是否开发可以在适当时候对决定进行排序(而不是单一的决定)的人工智能技术。这些实践能够确保临床医生可以推翻人工智能系统作出的决定,能够确保机器自主受到限制并使其在本质上具有可逆性。

尊重自主权还涉及通过采纳适当的数据保护法律框架来保护隐私和秘密、确保有效知情同意的相关义务。这些义务应该得到政府的全面支持与执行,得到企业及其系统设计师、程序员、数据库创建者和其他人的尊重。在没有得到有效知情同意的情况下,不应该在医疗保健系统中使用人工智能技术对人类进行试验或操控。在诊断、预后和治疗规划中使用机器学习算法应该融入有效知情同意的过程之中。如果个人不同意,基本的服务不应该被限制或拒绝,政府或私人团体不应该向表示同意的个人提供额外的激励或诱因。

数据保护法是保护个人权利的一种手段,它们对数据控制者和数据处理者设定了相应义务。这些法律对于保护患者数据的隐私和机密、确立患者对自己数据的控制权都是必要的。从广义的解释来看,数据保护法还应该使人们能够便捷地访问自己的医疗数据,并按照自己的意愿转移或共享这些数据。由于机器学习需要大量的数据(也称"大数据"),这些法律将显得越来越重要。

(二)促进人类福祉、安全和公共利益

人工智能技术不应该伤害人类。它们在部署前应该满足安全、精确、有效的调控要求,同时采取措施确保质量控制和改进。因此,投资人、开发者和用户都承担持续的责任来衡量和监控人工智能算法的性能,从而确保人工智能技术按照设计的目标运行,同时评估它们是否对个体患者或群体产生任何不利影响。

预防伤害要求,使用人工智能技术不会导致任何精神或身体伤害。人工智能技术提供了个人因缺乏适当的、可获得的或者可负担得起的医疗保健而无法解决的诊断或警告，这些技术应该得到充分管理，并与偶然发现和其他发现可能产生的任何“警告义务”相平衡，与此同时，应该制定适当的保障措施来保护个人不因其健康状况而受到侮辱或歧视。

（三）确保透明度、可解释性（可理解性）

人工智能应该是开发者、用户和监管机构都能理解的。确保可理解性的两大方法是提高人工智能技术的透明度与可解释性。

透明度要求，在设计和部署人工智能技术之前，应该发布或记录充分的信息。这些信息应该有助于就如何设计和使用人工智能技术进行有意义的公共咨询与辩论。在人工智能技术获批使用后，仍然需要继续定期、及时发布和记录此类信息。

透明度将提高系统质量，保护病人和公共医疗安全。例如，系统评估人员需要透明度来识别错误，政府监管机构依赖透明度进行适当的有效监督，审计某种人工智能技术必须具有可能性，其中包括在出现问题的情况下接受审计。透明度还应该包括有关技术的假设与限制、操作协议、数据属性（如数据收集、处理与标记的方法）以及算法模型的发展等准确信息。

人工智能技术应该尽可能具有可解释性，并根据解释对象的能力予以解释。数据保护法已经为自动化决策规定了具体的解释义务。那些可能要求或需要解释的人应该被充分告知，教育信息必须迎合每个人群的需求，其中包括边缘化人群。很多人工智能技术都非常复杂，这种复杂性可能会让解释者与接受解释之人都感到沮丧。在某种算法的完全可解释性（以牺牲准确性为代价）与提高准确性（以牺牲可解释性为代价）之间可能存在权衡。

所有算法都应该在使用技术的各种环境中受到严格测试，以期确保它们满足安全与有效的标准。检查与验证应该包括人工智能技术的假设、操作协议、数据属性和输出决定。测试与评估应该定期举行，并具有透明性和足够的广度，进而涵盖算法在不同种族、民族、性别、年龄和其他相关人类特性之间所具有的性能差异。这些测试与评估应该受到强有力的独立监督,从而确保它们能够安全有效地进行。

医疗保健机构、医疗系统和公共医疗机构都应该定期发布消息,充分说明采纳人工智能技术的决定是如何作出的、人工智能技术如何实现定期评估、它的用途、它的已知缺陷、在作出决定过程中的作用等,这些都可以促进外部审计和监督。

（四）培养责任感与问责

人类需要清晰、透明的任务规定（系统可以执行这些任务）和条件规定（根据这些条件,系统能够达到预期的性能水平）,这有助于确保医疗保健提供者能够负责任地使用人工智能技术。尽管人工智能技术执行特定的任务,但人类利害关系人有责任确保它们能够执行这些任务,并在适当条件下使用它们。

责任的承担可以通过适用“人的保证”（human warranty）予以实现,这就意味着,在人工智能技术的开发和部署过程中由病人与临床医生进行评估。在人的保证中,通过建立人类监督点将调控原则适用于算法的上界与下界。关键的监督点是通过专业人士、患者和设计人员之间的讨论予以确定,其目标在于确保算法维持在机器学习的发展道路上,这条道路在医疗上是有效的、可以接受查询且在道德上是负责任的。它涉及与患者和公众的积极伙伴关系,如有意义的公众咨询与辩论。最终,这些工作应该由监管机构或其他监督者予以验证。

当人工智能技术的应用出现问题时,就应该追究责任。我们应该采取适当的机制来确保受到算法知情决定不利影响的个人和群体进行质询和纠正。这包括从部署人工智能技术用于医疗保健的政府和企业获得快速、有效的救济。具体的补救措施包括赔偿、恢复原状、必要的制裁、保证不再犯等。

在医疗中使用人工智能技术需要在复杂的系统中对责任进行归属,在这些系统中,责任将在不同主体之间予以分配。当人工智能技术作出的医疗决定对个人造成伤害时,责任承担与追究程序应该明确规定制造者与临床用户在伤害中的相对角色。这是一项不断演变的挑战,在大多数国家的法律中仍未得到解决。机构对其使用算法作出的决定不仅需要承担法定责任,而且需要履行法定义务,即使目前详细解释算法如何产生结果不具有可行性。

为了避免出现"每个人的问题变成无人负责"的责任扩散,一种完美的责任模型("集体责任")——参与人工智能技术开发与部署的所有主体都要承担责任——可以鼓励所有主体采取诚信行为,并将伤害降至最低。在这种模型中,不考虑每个主体(或行为人)的实际意图或他们控制结果的能力。

(五)确保包容性与公平性

包容性要求在医疗保健中使用与获取人工智能旨在鼓励尽可能广泛、适当、公平,而不论年龄、性别、收入、能力或其他特征。机构(如企业、监管部门、医疗系统)应该雇佣来自不同背景、文化和学科的员工来开发、检测和部署人工智能。那些需要使用人工智能系统或将受到该系统影响之人(包括提供者和病人)应该积极参与人工智能技术的设计与评估,而且,这些参与者应该足够多样化。还可以通过采用开源软件或公开源代码来改善参与活动。

人工智能技术就像任何其他技术一样应该尽可能广泛地共享。人工智能技术不仅应该在高收入国家(HIC)具有可得性,应用于某些情境满足高收入国家的需求,而且应该适应中低收入国家(LMIC)的设备类型、电信基础设施和数据传输能力。人工智能开发人员与供应商还应该考虑世界各地的语言、能力与交流形式具有多样性,进而避免使用障碍。业界与政府应该努力确保国家内部以及国家之间的"数字鸿沟"不会扩大,并确保公平获得新型人工智能技术。不应该对人工智能技术存有偏见。偏见是对包容性与公平性的一种威胁,因为它代表的是一种对平等对待的武断背离。例如,一个旨在用于诊断癌变皮肤病变的系统,如果基于肤色数据进行训练,就可能无法对不同肤色的患者产生准确结果,从而增加他们的健康风险。

应该避免或者识别和减少因人工智能可能出现的意外偏见。人工智能开发人员应该意识到他们在设计、执行和使用中可能存在的偏见，以及这些偏见可能对个人与社会造成的潜在伤害。这些利害关系人还有义务消除潜在的偏见，避免造成或者加剧医疗保健差距，包括在弱势群体中测试或部署新的人工智能技术。

人工智能开发人员应该确保人工智能数据(尤其是训练数据)不包括抽样偏见，这些数据应该具有准确性、完整性与多样性。如果某个特定的种族或少数民族(或者其他团体)在数据集中的代表性不足，那就有必要对该群体基于人口规模的相对性进行采样，从而确保人工智能技术在该群体中获得与代表性更好的群体同样的高质量结果。

人工智能技术应尽量减少提供者与患者之间、创建和部署人工智能技术的企业与这些技术的使用者或依赖者之间不可避免的力量差距。公共机构应该控制私营医疗保健提供者收集的数据，它们的共同责任应得到充分界定与尊重。每个人(如病人、医疗保健提供者、医疗保健系统)都应该能够从人工智能技术中受益，而不仅仅是技术提供者。人工智能技术应与患者获取知识和技能的手段相伴随，以便更好地了解他们的医疗状况，并与医疗保健提供者进行有效沟通。未来的医疗知识普及应该包括信息技术知识的普及在内。

使用人工智能技术的影响必须得到监测与评估，其中包括当它们体现或加剧现有形式的偏见和歧视时，对特定人群产生不成比例的影响。应该作出特别规定来保护弱势群体的权利和福利，并在出现或指控这种偏见和歧视时设立补救机制。

(六)推广具有回应性与可持续性的人工智能

回应性要求设计人员、开发人员、用户以持续、系统和透明的方式对人工智能技术进行检查，以期确定它是否作出充分且适当的回应，是否在该技术被使用的情境中与沟通的期望和要求保持一致。因此，确定一项医疗需要要求各个机构和政府以适当的技术来回应这种需要及其情境，旨在实现医疗保护与促进的公共利益。当一项人工智能技术无效或者引起不满时，回应的责任需要建立一种解决问题的制度程序，其中可能包括终止该技术的使用。

回应性还要求，人工智能技术应该与促进医疗系统及其工作环境可持续发展付出的大量努力保持一致。只有当人工智能技术能够完全融入并保留在医疗保健系统之中，才应该引入这些技术，尤其是在资源不足的医疗系统中，往往不采用、不修复、不更新新的技术，因为这样可能会浪费很多稀缺资源，而这些资源本可以投入那些被证明有效的干预措施中。而且，人工智能系统的设计应该使其生态足迹最小化并提高能源效率，从而使人工智能的使用与减少人类对地球环境、生态系统与气候的影响所付出的社会努力保持一致。可持续性要求政府与公司应对工作场所可能受到的干扰，其中包括培训医疗保健工作人员适应人工智能的使用，以及因使用自动化系统来实现日常医疗保健功能和行政任务而导致的潜在失业。

二、智能医疗的伦理挑战

随着医疗人工智能的广泛使用，出现了诸多伦理挑战，很多这些挑战尤其与中低收入国家有关。如果人工智能技术要支持实现全民医疗覆盖，就必须应对这些挑战。使用人工智能来拓展高收入国家边缘社区的医疗保健覆盖与服务，可能会引发类似的伦理问题，其中包括持久的数字鸿沟、缺乏高质量数据、收集的数据融入了临床偏见，以及诊断后缺乏治疗方案等。

（一）评估是否应该使用人工智能

毫无疑问，以下风险普遍存在：夸大人工智能能够完成的任务；对人工智能发展所能实现的目标进行不切实际的预估；采用未经验证的产品和服务（它们尚未接受严格的安全性与有效性评估）。这在某种程度上是因为“技术解决方案”具有持久吸引力，其中，诸如人工智能等技术被用作一种“灵丹妙药”来消除更深层次的社会、结构、经济和制度障碍。技术解决方案的吸引力和技术的应用前景都可能导致高估好处，而忽视诸如人工智能这样的新技术可能带来的挑战和问题。这可能导致缺乏资源的国家和面临削减医疗保健公共支出之压力的高收入国家在医疗保健政策方面出现不平衡,在投资方面出现误导。它还可能转移人们对已证实、但资金不足的干预措施的注意力和资源,这些干预措施可降低中低收入国家的发病率与致死率。

第一,人工智能技术本身可能不符合目前应用于医疗技术的科学有效性和准确性标准。例如,在新冠疫情大流行早期阶段开发的数字技术并不必然符合任何客观的有效性标准,从而证明其使用具有合理性。[①]人工智能技术是作为大流行应对的一部分被引入的,但没有充分的证据(如来自随机的临床试验或保障措施)予以证明。[②] 紧急情况的存在,不能作为部署未经验证之技术的理由。实际上,在确保资源分配到最迫切需要的地方时所付出的努力本应提高企业和政府(如监管机构和医疗部门)的警惕,从而确保这些技术的精确性与有效性。

第二,如果对使用技术所需的基础设施和制度环境作出错误或者过于乐观的假设,以及无法满足使用技术所需的内在要求,那么,人工智能的好处可能会被高估。在一些低收入国家,财政资源和信息通信技术基础设施落后于那些高收入国家,所需的大量投资可能会阻碍技术的使用。数据的质量与可得性可能并不足以确保人工智能的使用,特别是在中低收入国家更是如此。有一种危险在于,为人工智能训练所收集的数据是低质量数据,这可能导致模型预测的是数据中的假象,而不是实际的临床结果。另一种可能是根本就没有数据,在这种情况下,算法的性能可能会被扭曲,结果导致算法的不准确,或者由于可用数据不足,人工智能技术无法适用于特定人群。而且,就中低收入国家收集的非统一数据集而言,可能需要大量的投资才能使这些数据具有可用性。在资源匮乏的环境中收集数据是困难且耗时的,考虑到社区医疗工作人员的额外

---

① See U. Gasser et al. ,*Digital Tools Against COVID - 19: Taxonomy, Ethical Challenges, and Navigation Aid*, Lancet Digital Health, Vol. 2:8, p. 425 - 434(2020).

② See N. Schwalbe & B. Wahl, *Artificial Intelligence and the Future of Global Health*, The Lancet, Vol. 395, p. 1579 - 1586(2020).

负担就更是如此了。我们不太可能获得最弱势群体或边缘化人群(其中包括那些缺乏医疗保健服务的人群)的相关数据,或者说所获得的相关数据可能不准确。数据也可能因语言障碍而难以收集,不信任可能会导致人们提供了不正确或不完整的信息。通常而言,如果收集了不相关的数据,这可能会破坏数据集的整体质量。

适当的或可执行的调控规范、利害关系人的参与或监督可能是缺失的,而所有这些都是确保伦理和法律问题能够得以解决以及人权不被侵犯所必需的。例如,在没有最新数据(尤其是与医疗相关的数据)保护和保密性法律,或者没有数据保护当局通过严格监督来保护个人和社区的秘密与隐私的那些国家,也有可能引入人工智能技术。此外,中低收入国家的调控机构可能不具备相应的能力或专业知识对人工智能技术进行评估,从而确保系统性错误不会影响诊断、监测与治疗。

第三,对于某个使用实例或某项具体的人工智能技术,可能存在充分的伦理担忧进而阻止其在某种特定情形下的使用,即使它提供了准确、有用的信息与见解。能够预测哪些人可能患上 2 型糖尿病或者感染艾滋病病毒的人工智能技术可以为高危个人或群体带来好处,但也可能导致个人或群体(他们的选择与行为被质疑甚至被定罪)不必要的污名化,或原本健康的个人过度医疗化,造成不必要的压力与焦虑,并将个人置于制药公司和其他营利性医疗保健服务机构志在必得的营销之中。此外,某些人工智能技术如果部署不慎,就有可能会加剧医疗保健方面的差异,其中包括与种族、社会经济地位或性别相关的差异。

第四,同所有新的医疗技术一样,即使人工智能技术不会引发伦理警告,它的好处也可能无法通过所需的采购、培训和技术投资相关的额外费用或成本(信息和通信技术基础设施除外)予以证明。机器人手术可能会产生更好的结果,但与投资相关的机会成本也必须考虑在内。

第五,人工智能技术是否合适且与中低收入国家的具体情境(如某个国家内部或国家之间存在的语言多样化)相适应可能没有给予充分考虑。例如,在翻译方面缺乏投资可能意味着,某些应用程序无法正确运行,或者根本无法为某个人群所使用。这种缺乏先见之明的做法指出了一个更为广泛的问题,即许多人工智能技术的设计者与受益人都来自高收入人群,他们中的很多个人或公司对中低收入国家目标人群的特征了解不足。

然而,对人工智能脱离实际的期望可能会不必要地阻碍人工智能的使用。因此,在公众想象中,机器与算法(以及用于算法的数据)被期望是完美的,而人类却可能犯错误。医疗专业人士可能高估自己执行任务的能力,忽视或低估算法决策(ADM)工具的价值,实际上,这些工具面临的挑战是可以管理的,而且有证据表明它们具有可衡量的好处。不使用该技术可能会导致更高的发病率或死亡率,而这本来是可以避免的,因此,在这种情况下可以认为不使用某种人工智能技术应该受到谴责,尤其是当医疗护理标准正在转向使用人工智能技术的话。医疗专业人士要作出这样的评估,就需要在更大程度上提高人工智能技术性能与效用透明度以及有效的调控监督。

即使在人工智能技术被引入医疗保健系统之后,它的影响在实际使用过程中也应该不断被评估,而且,如果算法学习所依赖的数据不同于其训练数据,算法的表现也应该受到持续评估。影响力评估还可以对医疗领域引入人工智能前后是否使用人工智能的决定进行指导。对是否在低收入国家或在资源匮乏的情况下引入人工智能技术进行评估,可能会导致最终的结论不同于对高收入情境进行评估得出的结论。不赞成在高收入国家具体使用人工智能的风险—收益计算可能需要在低收入国家作出不同解释。例如,该低收入国家缺乏足够的医疗保健工作人员来执行某些任务,或者以其他方式放弃使用更为准确的诊断仪器,从而导致个人得到不准确的诊断和错误的治疗。

尽管如此,在资源匮乏的情况下使用人工智能应谨慎推广,以期避免出现很多人得到准确的健康状况诊断,但却无法得到适当治疗的情形。医疗保健工作人员有责任在对疾病进行检测并确认后提供治疗,与此同时,应该通过科学规划来实现以相对较低的成本部署人工智能诊断,从而确保人们不会得不到治疗。预测疾病暴发的工具必须辅以强大的监测系统和其他有效措施。

(二)人工智能与数字鸿沟

很多中低收入国家拥有成熟的经济与数字基础设施,而另一些国家(如印度)一方面拥有世界一流的数字基础设施,另一方面又因有数百万人口而电力供应得不到保障。在采用人工智能方面面临最大挑战的国家被归类为最不发达国家。然而,人工智能可以使这些国家超越现有的医疗保健供给模式,进而改善医疗结果。①

可能影响人工智能普及的挑战之一是"数字鸿沟",它指的是信息和通信技术在任何不同群体之间的获取、使用和影响分布不均。尽管数字技术的成本正在下降,但获取数字技术的机会并没有变得更加公平。例如,截至2020年,在中低收入国家,有12亿女性(女性比男性少3.27亿人)不使用移动互联网服务,因为她们负担不起或者不信任这项技术,尽管设备成本在继续下降。② 性别只是数字鸿沟的一个方面,其他方面还包括地理、文化、宗教、语言和代际等。数字鸿沟带来了其他差异与挑战,很多这些差异与挑战影响人工智能的使用,而且,人工智能本身可以强化和加剧这种差异。因此,在2019年,联合国秘书长数字合作高级别小组提出如下建议:"截至2030年,每个成年人都应该获得负担得起的数字网络以及数字化金融与健康服务,并以此为实现可持续发展目标作出重大贡献。"③

充分实现数字技术带来的好处所需要的人力和技术资源也分布不

---

① See J. Singh, *Artificial Intelligence and Global Health: Opportunities and Challenges*, Emerging Topics in Life Science, Vol. 3, p. 10(2019).

② See *In Tech-driven 21st Century, Achieving Global Development Goals Requires Closing Digital Gender Divide*, UN News (15 March 2019), https://news.un.org/en/story/2019/03/1034831.

③ *The Age of Digital Interdependence: Report of the United Nations Secretary-General's High-level Panel on Digital Cooperation* (June 2019), https://www.un.org/en/pdfs/Digitalcooperation-report-for%20web.pdf.

均,运行数字技术所需要的基础设施可能受到限制或者根本不存在。有些技术需要电网和信息与通信技术基础设施,其中包括电气化、互联网连接、无线移动网络与设备。如果气候适宜,太阳能可以为很多国家提供一条前进之路,因为投资在增加,太阳能成本在急剧下降。然而,根据最新数据显示,截至2030年,大约有6.6亿人口用不上电,其中85%或约5.6亿人来自撒哈拉以南非洲地区。[①] 即使在几乎普及电气化且资源充足的高收入经济体中,数字鸿沟也始终存在。例如,在美国,农村地区和城市的数百万人口仍然无法获得高速宽带服务,大都市地区之外仍有相当比例的医疗保健设施没有宽带。

即使各国克服了数字鸿沟,也应该要求技术供应商提供基础设施、可互操作的服务与程序(以便使不同的平台和应用程序可以无缝协作),以及不需要消费者以隐私换取负担得起的可负担设备(如智能手机)。这将确保新兴的数字医疗保健系统不会被碎化,而且具有公平性。

（三）数据收集与使用

医疗数据(包括来自临床试验、实验室结果和医疗病例的数据)的收集、分析与使用是医学研究和医疗实践的基础。在过去20年里,可被视为医疗数据的数据急剧增加。如今,它们包括大量不同来源的个人数据,如基因组数据、放射图像、病例、被转化为健康数据的非医疗数据等。各种不同类型的数据(它们被统称为“生物医疗大数据”)形成了一个医疗数据生态系统,该系统包括标准来源(如医疗服务、公共卫生、研究)数据和进一步来源(环境、生活方式、社会经济、行为与社会)数据。[②] 因此,医疗数据收集、分析与使用过程有更多的医疗数据来源,希望利用这些数据的实体,以及商业和非商业应用。开发一个成功用于医疗保健的人工智能系

① See *SDG7: Data and Projections, Access to Affordable, Reliable, Sustainable and Modern Energy for All*, International Energy Agency, Sep. 2023, https://www.iea.org/reports/sdg7 - data-and-projections/access-to-electricity.

② See World Health Organization, Ethics and Governance of Artificial Intelligence for Health, WHO, Geneva(2021).

统取决于高质量数据来训练算法和验证算法模型。

生物医疗大数据的潜在好处可能是具有重要的伦理意义，因为基于高质量数据的人工智能技术可以提高诊断的速度与准确性，提高护理质量并减少主观决定。医疗数据的普遍性以及医疗保健对数据的潜在敏感性，体现了某些可能的好处。与其他部门相比，医疗保健在采用数据科学和人工智能方面仍然较为落后（尽管有些人不太赞同），而且那些了解收集和使用此类数据具有潜在好处的个人，可能会为了自己的个人利益或者更广泛的群体利益而支持使用此类数据。

一些担忧可能会破坏在受人工智能指导的研究与药物开发中有效使用医疗数据。对使用医疗数据的担忧并不仅限于它们在人工智能中的使用，尽管人工智能已经使这一问题变得更加严峻。医疗数据的第一个主要关切是数据质量，尤其是来自中低收入国家的数据。而且，由于性别、年龄、种族、性取向或其他特征的代表性不足，训练数据总是会有某个或更多的系统性偏见。这些偏见将在建模过程中出现，并随后通过产生的算法予以扩散。

第二个主要关切是保护个人隐私。医疗数据的收集、使用、分析与共享一直以来都引起人们对个人隐私的广泛关注，因为缺乏隐私保护既可能伤害到个人（如未来基于健康状况的歧视），又可能造成错误（如如果敏感的健康数据被共享或者被传播给他人，就会影响一个人的尊严）。有一种风险在于，共享或转移数据会使人们隐私易于遭受网络盗窃或意外泄露。算法根据个人健康数据生成的建议也会引发隐私问题，因为人们可能会认为这种“新的”健康数据是隐私的，第三方使用这些新的健康数据是非法的。这样的隐私问题在被污名化群体和弱势群体中得以加剧，对他们来说，数据披露可能导致歧视或惩罚措施。[①] 还有人关注儿童权利问题，这可能包括未来以所积累的儿童数据为基础的歧视、儿童保护其隐私

---

① See V. Xafis et al., *An Ethics Framework for Big Data in Health and Research*, Asian Bioethics Review, Vol. 11, p. 227 – 254(2019).

的能力,以及儿童对其医疗保健作出选择的自主权。在新冠疫情大流行期间,为收集数据或跟踪个人健康状况,以及构建数字身份以储存此类信息而采取的措施不断增加(见专栏1)。

专栏1　在新冠疫情大流行期间出现的数字识别

新冠疫情的大流行扩大并加速创建数字身份的基础设施来储存多种用途的健康数据。对于一项为数百万人接种新型冠状病毒(SARS-Cov2)疫苗的国家计划,印度可以使用其数字身份识别系统 Aadhar 来避免重复并跟踪受益人。世界各地的很多实体,如旅游公司、机场、一些政府和政治领导人,以及数字身份识别行业,都在呼吁引入免疫通行证或者一种数字证书,这种证书被授予对新型冠状病毒具有免疫力从而可以防止再次感染之人。在有些国家,诸如接触者追踪应用程序等技术被认为大大改善了对流行性疾病的应对,因为已经建立了相应的系统来支持这些技术的使用、有效沟通、广泛采用,以及决策者与公众之间的"社会契约"。

然而,对于很多这些技术而言,人们担心,它们是否具有科学上的有效性,它们是否会造成某种形式的歧视或者以某些特定人群为目标,它们是否会将某些人群排除在外或者对那些没有机会获得适当技术和基础设施的人不适用。他们还对为个人生成与其健康和私人数据相关联的永久数字身份表示担忧,对此,他们可能没有表示同意,而且,这可能会永久地侵害个人自主权与隐私。尤其是,人们担心政府可能会利用这些信息建立大规模监控或评分系统来监管日常活动,或者公司可能会将这些数据和系统用于其他目的。①

第三个主要关切是,技术提供者收集的医疗数据可能超越了其需要的范围,这些多余的数据,也就是所谓的"行为数据过剩",被重新改换用途,从而引发严重的伦理、法律和人权问题。这些用途可能包括与政府机构共享这些数据,以便它们能够对个人实施控制或采取惩罚措施。这种重新改换用途,或者说"功能蠕变",是一项在医疗保健领域使用人工智能之前就已经存在的挑战,但随后这项挑战逐步加剧。例如,在 2021 年年初,新加坡政府承认,基于新冠疫情接触者追踪应用程序"Trace Together"获得的数据也可用于"刑事侦查目的",尽管事先有保证不允许这样做。②

---

① See *A Fair Shot*: *Ensuring Universal Access to COVID – 19 Diagnostics*, *Treatments*, *and Vaccines*, Amnesty International, 8 Ree. 2020, https://www.amnesty.org/en/documents/pol30/3409/2020/en.

② See Illmer Andreas, *Singapore Reveals COVID Privacy Data Available to Police*, BBC News(5 January 2021), https://www.bbc.com/news/world-asia – 55541001.

同时，政府制定法律将此类数据的使用仅限于最严重的刑事侦查，如谋杀或恐怖主义相关的指控，并对任何未经授权的使用进行处罚。

这些数据还可以与一些公司共享，有些公司会利用它们开发用于销售商品和提供服务的人工智能技术，而另一些公司（如保险公司或大型科技公司）则会创建以预测为基础的产品供人们使用。数据的提供者通常并不知道健康数据的此类使用已经成为头版头条新闻和公众关注的焦点。向商业实体提供医疗数据还会引起法律诉讼，原告将代表所有受到影响的当事人主张权利，诉由是他们的健康数据（已去身份识别）被披露（见专栏 2）。

专栏 2　迪内儿斯坦诉谷歌（Dinerstein vs. Google）

2017 年 5 月，谷歌宣布与美国芝加哥大学和芝加哥大学医学院建立战略合作伙伴关系。合作的目的在于开发新型机器学习工具来预测医疗事件，如意外住院。为了实现这项目标，芝加哥大学与谷歌共享了数十万"去身份识别"患者的医疗记录。芝加哥大学的一位病人马特·迪内儿斯坦（Matt Dinerstein）代表所有病例被泄露的患者以芝加哥大学和谷歌为共同被告提起了一项集体诉讼。

迪内儿斯坦向芝加哥大学和谷歌提出了几项索赔，其中包括违反合同的赔偿责任，并声称对方初步违反了美国 HIPAA。根据被告 2018 年发表的一篇文章，与谷歌共享的患者病例"除了服务日期被保留在数据集之外都已被去身份识别"。数据集还包括"免费的医疗文本记录"。① 迪内儿斯坦指控被告没有对医疗记录进行充分的匿名化处理，从而将病人隐私置于危险境地。他声称，谷歌通过将这些医疗记录与其他可用的数据集——例如，来自谷歌地图的地理位置数据，也就是通常所谓的"数据三角测定"（data triangulation）——相结合，就可以很容易重新识别患者身份。此外，迪内儿斯坦坚称，尽管科技巨头在这些数据中拥有商业利益，但芝加哥大学在与谷歌分享医疗记录时并未获得每位患者的明确同意。

美国地区法官在很大程度上避免了重新识别身份问题，他于 2020 年 9 月驳回了迪内儿斯坦的诉讼。驳回的理由包括迪内儿斯坦未能证明因被告的合作伙伴关系而造成的损害。该案表明了与数据共享相关的诉讼面临的挑战，并突出强调了对健康数据隐私充分保护的缺乏。在缺乏伦理指南和适当立法的情况下，患者可能难以保持对其个人医疗信息的控制，尤其在数据能够与第三方共享以及缺乏防止重新识别身份之保障措施的情况下更是如此。

有些公司已经通过其产品与服务收集了大量的健康数据，用户自愿

---

① See A. Rajkomar et al., *Scalable and Accurate Deep Learning with Electronic Health Records*, Digital Medicine, Vol. 1, p. 18 (2018).

向这些产品与服务提供健康数据(也被称为"用户生成的健康数据")。它们可以通过数据聚集器或经纪人获得进一步的数据,也可以依赖政府来聚集可被用于公共部门、非营利组织和私营部门实体的数据。这些数据可能包括起初未被定性为"健康数据"的"普通"数据;然而,机器学习可以从这些普通的个人数据中获取敏感细节,进而将其转换成可能需要保护的特殊敏感数据类别。对健康数据商业化的担忧包括:个人丧失自主权;失去对数据的控制(没有明确同意这样的二次使用);这些数据(或该数据生成的结果)如何能够被公司或第三方使用。此时,不仅需要关注公司被允许从使用这样的数据中获利,而且需要关注隐私,因为公司不可能满足保密义务,不管它们对数据外泄是有意的还是无意的。

有关生物医疗大数据的第四个主要关切在于,它可能会在积累、获取、分析和控制这些数据的人与提供这些数据但对其使用几乎没有控制力的人之间形成鸿沟。从代表性不足的群体中收集的数据尤其如此,这些群体主要出现在中低收入国家,收集数据的远大抱负通常是发展或者实现人道主义目标,而不是促进地方经济发展与治理。① 来自代表性不足群体的不充分数据对他们产生了不利影响,因此,人们的关注点应该集中在鼓励这些群体提供数据或者采取措施收集数据。然而,从中低收入国家获取更多的数据也存在风险,其中包括"数据殖民主义",即数据被用于商业或非商业目的,而没有对同意、隐私或自主权给予应有的尊重。在未经个人知情同意的情况下为预期的商业或其他用途而收集数据会破坏那些人的能动性、尊严和人权。尽管如此,即使知情同意也可能不足以弥补数据收集者与作为数据来源的个人之间的力量不对称。这是一个特别令人担忧的问题,因为很多公司在本国会受到严格的调控框架和数据保护法的限制,但它们可以将数据收集延伸到中低收入国家,并且不受这样的控制。尽管诸如欧盟的《通用数据保护条例》

---

① See Mann L. ,*Left to Other Peoples' Devices? A Political Economy Perspective on the Big Data Revolution in Development*,Development and Change,Vol. 49:2,2017(2017).

(GDPR)等调控框架包括一项“域外”条款,且该条款要求在欧盟之外也要遵守欧盟标准,但很多实体并没有义务提供 GDPR 所保障的救济权利,而且很多公司可以使用这些数据,但不被要求向那些获得数据来源且又缺医少药的社区和国家提供适当的产品和服务。因此,这些地区的个人很少或者根本就不知道政府或企业如何使用他们的数据,没有机会就数据如何被使用提供任何形式的同意。而且,如果以数据为基础的建议对某个人或社区产生不利影响,他们往往缺乏讨价还价的能力。

如果有意义的同意具有可能性,它可以化解很多担忧,其中包括那些涉及隐私的担忧。然而,在生物医疗大数据年代,真正的知情同意越来越不可行,尤其在那些想从数据使用中创造利润的公司予以驱动的环境中更是如此。生物医疗大数据的规模与复杂性使得跟踪所有个人数据的使用并对其作出有意义的决定变得不太可能。健康数据的所有潜在用途可能并不为人所知,因为它们最终的用途和目的可能与最初的意图相去甚远。患者可能无法同意当前和未来对其健康数据的使用,如用于人口层面的数据分析或者风险预测建模。① 即使某种用途本身得到了同意,相关程序也可能不到位,而且,个人可能无法表示同意,因为他们没有充分的机会进入健康数据系统,或者说,如果不表示同意,他们就无法获得或事实上被拒绝获得医疗保健的机会。

一个令人担忧的问题是,人在死亡后如何管理其健康数据的使用,这些数据的收集很可能是出于不同目的,而且不一定是为了支持人工智能的使用。这些数据可以为医疗研究、增进对癌症诱因的理解,或者增加用于医疗人工智能之数据多样性提供诸多益处。然而,这些数据也必须受到保护,防止未经授权而被滥用。现有法律要么设定了这些数据可以使用的有限情形,要么限制它们的使用方式。根据 GDPR 的规定,数据保护法并不适用于死者,而且欧盟成员国可以设定有关处理死者个人

① See E. Vayena & A. Blassime, *Biomedical Big Data: New Models of Control over Access, Use, and Governance*, Journal of Bioethical Inquiry, Vol. 14, p. 501 – 513(2017).

数据的规则。很多人建议,通过自愿和参与式方法来改进对这类数据的共享,根据这些方法,个人可以就死后使用其数据提供广泛的或选择性同意,就像个人可以同意将其器官用于医疗研究一样。

如果患者隐私不能通过同意机制得以保护,那么,其他的隐私保护(包括隐私持有人的保密义务)也会存在缺陷。尽管保密是医疗实践中公认的核心原则,但保密义务可能并不足以涵盖目前用于指导人工智能医疗技术的诸多数据类型,也可能不足以控制健康数据的生产与转移。

保护隐私的一种主动方式是对健康数据去身份识别、匿名化或伪匿名化。去身份识别可防止个人身份识别码与信息相连接。个人数据匿名化是去身份识别的一个子类别,据此,直接和间接的个人身份识别码都被删除,技术保障被用来确保重新身份识别的零风险,而去身份识别数据可以通过使用密钥重新识别。伪匿名化在 GDPR 第 5 条中被界定为:“在个人数据处理中,如果没有使用附加信息,则该数据不能再归属为某个特定的数据主体,但是,这样的附加信息要单独保存,并需要采取技术和组织化措施来确保该个人数据不归属于某个被识别或可识别的自然人。”[①]

使用这种技术可以保护隐私并鼓励数据共享,但也引发一些担忧与挑战。例如,完全的去身份识别健康数据可以在未经同意的情况下用于其他目的。去身份识别可能并不总是成功的,因为第三方可以使用“数据三角测定”技术来重建一个去身份识别的、不完整的数据集,从而实现对人的重新识别。[②] 完全去身份识别某些类型的数据(如基因组序列)是不太可能的,因为与他人(这些人的身份与部分基因序列是已知的)的关系可以被推断出来。这样的关系允许直接识别某些小群体,并将识别范围缩小到家庭单位。[③]

---

① *General Data Protection Regulation*, *Article* 5, *European Union Law*, https://eur-lex.europe.eu/eli/reg/2016/679/oj, accessed 18 March 2021.

② See L. Rocher et al., *Estimating the Success of Re-identifications in Incomplete Datasets Using Generative Models*, Nature Communications, Vol. 10, p. 3069 (2019).

③ See T. May, *Sociogenetic Risks-ancestry DNA Testing*, *Third-party Identity*, *and Protection of Privacy*, New England Journal of Medicine, Vol. 379, p. 410 - 412 (2018).

在健康数据收集期间可能无法做到匿名化。例如,在预测型人工智能中,必须从单个个人多次收集时程数据(time-course data),这将要求排除匿名化,直到所有时间点的数据收集完毕为止。而且,尽管匿名化可以使(重新)识别某个人的风险最小化,但它也可能会减少健康数据的积极益处,其中包括将个人健康数据的片段重新组合到病人的综合档案中,这是某些形式的人工智能(如死亡率预测算法)所必需的。此外,匿名化可能会侵害一个人控制自己数据的权利以及如何使用数据的方式。其他技术可以被用来保护隐私(包括差异隐私)、合成数据生成和K-匿名。

(四)人工智能决策的责任与问责

人工智能的发展势头很大程度上是基于这样一种观念:在诊断、护理和系统中使用这种技术可以改善医疗保健的临床与机构决策。临床医生和医疗保健工作人员存在许多认知偏见,并犯下诊断错误。美国国家科学院曾发现,在寻求健康建议的美国成年人中,有5%的人得到的是错误诊断,此类错误在所有死亡患者中的占比达到10%。在机构层面,如果基础性数据既准确又具有代表性,机器学习可能会提高效率并减少错误,同时确保更适当的资源分配。[①]

受人工智能指导的决策也会带来一些权衡与风险。其中一组权衡与以下两者密切关联:一是替代人类判断和控制;二是对使用人工智能预测一个人的健康状况或者病情的发展表示担忧。这对作为知识生产中心的人类、对医疗知识生产系统都是一个重大的伦理和认识论挑战。

由于使用人工智能指导的技术,政府可能侵犯人权,企业可能不尊重人权,从而损害人的尊严或者对人类健康和福祉造成切实伤害。这些侵害行为在人工智能技术开发过程中可能无法预见,也可能仅在技术应用于现实发展的过程中才出现。如果提高透明度和持续更新训练数据等积极措施都无法避免伤害,那就可以通过民事(有时是刑事)责任提出

---

① See T. Grote & P. Berens, *On the Ethics of Algorithmic Decision-making in Healthcare*, Journal of Medical Ethics, Vol. 46:3, p. 205 - 211(2020).

追索。

责任确保个人和实体对其行为的任何不利影响负责,它是维持信任和保护人权所必需的。然而,人工智能技术的某些特征影响了责任和问责的概念,其中包括它们的不透明性、对人工输入的依赖性、交互性、可自由裁量、可扩展性、产生隐藏洞见的能力以及软件的复杂性。

分配责任的挑战之一是与人工智能相关的“控制问题”,其中,人工智能的开发人员与设计人员可能无须承担责任,因为人工智能指导的系统独立于其开发人员发挥作用,并且可能以开发人员声称不可预见的方式发展。这就会造成“责任鸿沟”,从而给受害人或者使用该技术,但未参与其开发或设计的临床医生或医疗保健工作人员造成不适当的负担。① 将责任分配给开发人员可能会激励其采取所有可能的措施来减少对患者的伤害。对于其他常用医疗技术的生产商(包括药品和疫苗生产商、医疗器械公司和医疗设备制造商)而言,这样的期望已经被确立。

随着自动化人工智能的出现,“控制问题”将变得更加突出。科技公司正在对人工智能技术自动编程进行大量投资,部分原因就在于人工智能开发人员的稀缺。通过诸如 BigML、谷歌 AutoML 和数据机器人等程序实现人工智能编程的自动化,可能会对一些公共医疗机构具有吸引力,因为这些机构希望使用人工智能,但又缺乏预算来聘请人工智能开发人员。尽管自动化人工智能编程可能更为准确,但在某些情况下,它的使用可能是不公平、不道德甚或不安全的。如果人工智能编程被自动化,由人类开发人员参与提供,并确保安全和识别错误的牵制与平衡也将被自动化,此时,“控制问题”将进一步与病人相分离。

第二项挑战是“多手问题”或者说伤害的“可追溯性问题”。即使在没有人工智能的情况下,这类问题也困扰着医疗保健决策系统和其他复杂的系统。由于人工智能的发展涉及众多主体的贡献,无论在法律上还

---

① See I. Habli et al., *Artificial Intelligence in Healthcare: Accountability and Safety*, Bulletin of The World Health Organization, Vol. 98, p. 251 - 256(2020).

是道德上都很难分配责任，责任要由人工智能技术的所有贡献者予以分担。机器参与决策也会阻碍将责任分配给参与人工智能技术设计、选择和使用的人类。责任分散可能意味着，个人因其遭受的伤害得不到补偿，伤害本身及其原因未被充分查明，伤害没有得到解决。而且，如果此类技术的任何开发人员或用户似乎都不需要承担责任，那么，对该技术的社会信任可能会降低。

分配责任的第三项挑战是技术公司单独或联合发布伦理指南。这样的指南设定了公司承诺公开和自愿遵守的规范与标准。很多公司发布此类指南时缺乏具有权威性或者法定约束力的国际标准。科技公司承认，用于医疗保健和其他部门的人工智能技术备受公众关注，它们必须被慎重设计和部署，以避免侵犯人权或造成身体伤害等侵害，这是值得欢迎的。然而，这些指南可能只是"伦理洗白"(ethics washing)，这取决于它们是如何实施的。首先，公众在设定这些标准方面发挥的作用很小或者根本没有作用。其次，这些指南往往适用于公司对其设计和部署之技术的预期行为承担角色责任，而不是对所造成的任何伤害应该分配责任承担历史责任。这就会造成一种"责任鸿沟"，因为它没有涉及因果责任或追溯性伤害。再次，监管公司是否遵守其自己的指南往往是在内部完成的，几乎没有任何透明度，也没有任何被授权独立采取行动的执行机构或机制来评估这些承诺是否得以实现。最后，即使违反这些承诺，它们也不具有法律上的可执行性。①

人工智能为那些设计和部署这些系统之人提供了巨大的力量和利益(包括盈利可能性)。因此，互惠原则应该得以适用，从人工智能技术中获得直接和间接利益的公司也应该对任何否定后果承担责任，特别是人工智能技术对患者造成伤害，医疗保健提供者将首先承受任何心理压力。公司还应该允许对其自身伦理标准的执行展开独立审计与监督，以确保

① See J. Metcalf et al., *Owning Ethics: Corporate Logics, Silicon Valley, and the Institutionalisation of Ethics*, Social Research, Vol. 82:2, p. 449 – 476(2019).

这些标准得以满足,并在出现问题时采取纠正措施。

临床医生已经在诊断和治疗中使用很多非人工智能技术,如 X 射线和计算机软件。由于人工智能技术是被用来帮助或改进,而不是取代临床决定,因此,有一种说法认为,最初应该让临床医生对在医疗保健中使用人工智能造成的任何伤害负责。然而,与非人工智能技术一样,这样做过度简化了造成伤害的原因以及谁应该对这种伤害负责。如果临床医生在使用人工智能技术的过程中犯了错误,如果他们接受了有关人工智能技术使用的培训,并且该培训并不以任何方式包含在医疗培训之内,那么,他们就可能要承担责任。然而,如果算法或者用于训练人工智能技术的数据存在错误,最好应该对那些开发或测试人工智能技术的人问责,而不是要求临床医生来判断人工智能技术是否提供了有益指导。

不要求临床医生对人工智能技术作出的决定全权负责还有很多其他原因,其中一些原因适用于使用非人工智能医疗技术过程中的责任分配。首先,临床医生对人工智能技术或其建议不享有控制权。其次,由于人工智能技术往往是不透明的,它可能使用"黑箱"算法,因此,医生不可能理解人工智能系统如何将数据转换为决定。最后,医生可能不是自己选择使用人工智能技术,而是因为医院系统或者其他外部决策者的偏好选择使用该技术。

此外,如果医生要为人工智能技术造成的伤害负责,那么科技公司和开发人员就可能逃避责任,技术的人类用户将成为使用该技术产生的所有错误的"替罪羊",他们对人工智能技术作出的决定毫无控制力。而且,随着驾驶等的自动系统的出现,人们越来越担心,人类是否能够对这些技术施加"有意义的控制",或者说这些技术是否会越来越独立于人类的输入而作出决定。

尽管如此,为了避免"自动化偏见"或者缺乏对自动化技术是否满足医患需求的考虑,临床医生不应该被完全免除因过错而承担的责任。在"自动化偏见"中,临床医生可能会忽略那些本应由人类引导的决定所发现的错误。尽管医生可以信任算法,但他们不应该忽视自己的专业知识和判断，而只是简单地对机器的建议盖章。有些人工智能技术发布的可能不是单个决定，而是一组选项，医生必须从中作出选择。如果医生作出错误选择，那么认定医生承担责任的标准应该是什么？

当决定在整个医疗保健系统中使用人工智能技术时，责任的分配将会变得更为复杂，因为开发人员、机构和医生都可能在医疗伤害中发挥某种作用，但又没有一方应该完全承担责任。[①] 在这种情况下，责任承担者可能不在于技术的提供者或开发者，而在于选择、验证和部署该技术的政府部门或机构。

（五）自主决策

在医疗保健领域，决策还没有从人类"完全转移"给机器。尽管人工智能仅用于增强公共健康与医疗实践中的人类决策，但在某些情况下，认知权威已经被取代，据此，人工智能系统（如使用计算机模拟）正在知识生产中心取代人类。而且，有迹象表明，常规医疗功能将完全授权给人工智能。临床判断的授权引发人们对完全授权是否合法的担忧，因为越来越多的法律承认，个人享有不受自动决策制约的权利，如果这些决策产生重大影响的话。正如前述，完全授权对提供者而言还会产生"自动化偏见"的风险。如果人类判断逐渐被机器引导的判断所取代，其他的担忧也会接踵而至，更广泛的伦理担忧将随着人类控制的丧失而出现，尤其当基于预测的医疗保健成为常态时更是如此。然而，正如自动驾驶汽车一样，智能医疗不太可能实现完全自主。它只能实现有条件的自动化或者需要人类支持。

1. 取代人类临床护理判断的意义

取代人类判断以及人类放弃对临床护理某些方面的控制是有好处的。与机器相比，人类可能会作出更不公平、更具偏见的糟糕决定。如果有令人信服的临床证据表明人工智能系统比人类更好地完成任务，那

---

① See T. Grote & P. Berens, *On the Ethics of Algorithmic Decision-making in Healthcare*, Journal of Medical Ethics, Vol. 46:3, p. 205 – 211 (2020).

么,使用人工智能系统作出具体明确的决定可能是完全合理正当的。当机器能够更快、更准确并具有更大的敏感性与特异性来执行决策时,将决策保留给人类可能意味着某些病人要遭受本可避免的发病率和死亡率,而没有任何获得某种利益的希望。

在某些情况下,具有常规、普遍功能的自动化(如记录信息)可以解放医疗提供者,从而使其更好地建立并加强与患者的关系。人工智能引导的机器会将护理的某些方面自动化。其他日常功能也可以完全由人工智能来实现,例如,自动调节病房温度。

然而,将人工智能技术应用于更为复杂的临床护理领域的转变将带来诸多挑战。其中之一是两个胜任的专家(人工智能机器和医生)之间可能会出现"同行分歧"。在这种情况下,没有任何办法将决策或推理与算法相联系,因为算法不能被访问或参与从而改变它的想法,也没有明确的规则来判定谁是正确的。如果某个病人只能选择信任技术或医生,那么,最后的决策可能取决于与机器或医生"专业知识"无关的因素。两者择其一会导致不希望的结果。如果医生忽视机器,人工智能几乎没有增加任何价值。如果医生接受机器的决策,这可能会降低医生的权威并削弱对他们的问责。有些人可能争辩到,某种算法提出的建议应该成为首选,因为它综合了多个专家的专业知识和很多数据点。①

验证系统已经解决了人机交互面临的挑战,并为用户提供适当的教育,对系统提供持续验证。尽管如此,对于医生而言,依赖人工智能的判断可能在伦理上具有挑战性,因为他们必须接受基于"黑箱"算法的决策。人们普遍认为,很多算法(例如,那些基于人工神经网络或其他复杂模型的算法)都是"黑箱",它们作出的推论与决策甚至连开发人员都无法理解。因此,人们可能会质疑,医生是否可以被要求按照这种"黑箱"算法作出的决定行事。人工智能应该是透明并可解释的,这是一项

---

① See T. Grote & P. Berens, *On the Ethics of Algorithmic Decision-making in Healthcare*, Journal of Medical Ethics, Vol. 46:3, p. 205 – 211(2020).

基本的原则。有人争辩到,如果必须在更大的透明度(以及可解释性)与准确性之间作出权衡,透明度应该具有优先地位。然而,这一要求超越了医疗情境中可能甚至可取的范围。尽管通常可以向患者解释为什么某种特定的治疗是针对某种特定疾病的最佳选择,但并不总是可以解释那种治疗是如何起作用的或者说它的行为机制是什么,因为有些医疗干预措施在被了解其作用模式之前就已经被使用了。[①] 更为重要的是,应该向患者解释某个系统是如何已经被验证的,以及特定的用途是否属于系统被预期产生可靠结果的参数范围内,而不是解释人工智能模型如何得出特定的判断。[②] 临床医生需要其他类型的信息,即使他们不能确切地理解某种算法是如何发挥作用的,其中包括训练算法的数据、建立人工智能模型的方式与主体,以及人工智能模型背后的变量。

2. 临床护理中人类失控的影响

将决策分配给人工智能引导的技术会导致人类控制的丧失,这可能会影响临床护理和医疗保健系统的各个方面。它们包括患者、医患关系(以及它是否中断了医患之间的交流)、医疗保健系统与技术提供者之间的联系,以及社会应该对护理标准作出的选择。

尽管为个人提供更多分享数据、获得自主医疗建议的机会会改善他们的能动性和自我护理,但也可能产生焦虑和疲劳。随着越来越多的个人数据被此类技术所收集并由临床医生予以使用,患者可能被逐渐排除在共同决策之外,他们无法在关涉自己健康的决策中发挥能动性或行使自主权。大多数患者对人工智能技术如何以及为什么作出某些决策了解不足,即使患者被充分告知,技术本身也可能不够透明。在某些情况下,个人可能觉得无法拒绝治疗,这在部分程度上是因为患者无法与人工智能引导的技术进行对话或挑战该技术提出的建议(例如,一种"计

---

① See AJ. London, *Artificial Intelligence and Black-box Medical Decisions: Accuracy Versus Explainability*, Hastings Center Report, Vol. 49:1, p. 15 – 21(2019).

② See J. M. Durán & N. Formanek, *Grounds for Trust: Essential Epistemic Opacity and Computational Reliabilism*, Minds and Machines, Vol. 28, p. 645 – 666(2018).

算机最为了解"的观念),或者患者没有被给予足够的信息或理由来提供知情同意。

医院和医疗保健提供者不太可能告知患者,人工智能被用作决策的一部分来指导、验证或否决某个医疗保健提供者。然而,寻求病人同意使用技术进行诊断或治疗尚未出现任何先例。尽管如此,人工智能在医疗中的应用以及无法披露其使用情况都可能会挑战知情同意的核心,挑战公众对医疗保健更广泛的信任。这种挑战取决于获得知情同意的任何理由(如保护、自主、防止虐待行为、信任、自我所有权、非支配性和个人完整性)是否起因于临床护理中使用人工智能。① 有关提供者是否以及如何披露人工智能在临床护理中的应用,请参见专栏 3 的额外讨论。

专栏 3　临床护理期间的知情同意

让我们考虑在医院中使用人工智能为患者提供药物及其剂量的建议。人工智能为患者 A 推荐了一种特定的药物和剂量。然而,医生并不知道人工智能是如何给出建议的。人工智能拥有高度复杂的算法,因此,对医生而言它是一个"黑箱"。医生应该听从人工智能的建议吗? 如果病人发现有人使用人工智能或机器学习系统向他们推荐护理方案,但又没有人告诉他们,他们会有什么感觉? 医生是否有道德上甚至是法律上的义务告诉患者 A 他或她咨询了某种人工智能的意见? 如果有这样的义务,医生应该向患者 A 提供哪些基本信息? 公开人工智能的使用是否应该成为获得知情同意的一部分? 缺乏足够的信息是否导致承担责任?

透明度对于促进所有利害关系人(尤其是病人)之间的信任至关重要。医生应该从一开始就对病人保持坦诚,告知他们人工智能的使用情况,而不是隐瞒这项技术。他们应该尽最大努力向病人解释使用人工智能的目的、它的功能以及它是否可以解释。他们应该描述收集了哪些数据,如何使用这些数据并与第三方共享,以及保护病人隐私的保障措施。医生还应该对人工智能技术的任何弱点保持透明,如任何偏见、数据泄露或者隐私侵犯等。只有在透明的情况下,人工智能在医疗保健和健康科学领域(包括医院实践和临床试验)的部署才能取得长期成功。信任是促进人工智能应用于医疗领域的关键。②

---

① See IG. Cohen, *Informed Consent and Medical Artificial Intelligence*: *What to Tell the Patient*? Georgetown Law Journal, Vol. 108, p. 1425(2020).

② 本专栏案例研究由哈佛大学法学院萨拉·格克(Sara Gerke)、哥本哈根生物科学创新法高级研究中心马塞洛·科拉莱斯·卡帕努奇(Marcelo Corrales Compagnucci)和蒂莫·明森(Timo Minssen)合作撰写。

在病人与智能医疗技术之间进行决策的过程中，如果医生被排除在外，他们也会觉得失控，因为他们无法再参与目前对临床护理以及提供者与患者之间共享决策而言不可或缺的来回交流。有些人可能会认为，医生失去对病人的控制有助于促进病人自主，但将决策权交给人工智能技术同样存在风险；如果向患者提供的技术能够比医生更好地了解他们的健康状况和预后，这种风险更有可能出现。

此外，如果人工智能技术减少了医疗保健提供者与患者之间的接触，它也可能会减少临床医生向患者提供健康促进干预措施的机会，并破坏一般的支持性护理，如在人们最脆弱的时候，人与人之间的互动所带来的好处。有些人工智能技术不会切断医患之间的关系，但有助于改善联系与交流。例如，通过提供不同治疗方案的分析，医生可以与患者沟通并解释风险。

失控不仅可以被理解为向某项技术投降，而且可以被解释为向那些在医疗保健领域开发、部署和使用人工智能的公司投降。目前，科技公司正在投入大量资源用于积累数据、计算能力和人力资源，以开发新的人工智能医疗技术。这可以由大型公司与公共部门合作完成。例如，在英国就是如此，但也可以通过将不同的专业知识领域或决策集中在不同的公司来完成，并由管理技术，而不是医疗保健系统的公司来制定护理规则与标准。然而，与医疗系统或政府不同的是，公司可能会忽视公民的需求和对公民的义务，因为公民与消费者之间是有区别的。这些关切突出体现了监管的重要性，并慎重考虑公司在直接提供医疗保健服务过程中的作用。

3. 使用人工智能进行资源分配与优化的行为准则

长期以来，使用计算机决策支持程序（人工智能或非人工智能）来影响或指导临床护理的资源分配与优化一直引发很多伦理问题。它们包括：管理人机预测之间的冲突；评估软件质量与适用性的困难；识别适当用户；基于机器对其他患者结果的分析来指导病人决策时出现的新情况。有时，善意地努力将分配决策建立在仅依赖基于规则之公式的算法会产生意外的结果。美国加利福尼亚州一家医疗机构根据基于规则的公式来分配新冠疫苗的情形就是如此。根据该公式,几乎没有可用的疫苗剂量被分配给那些感染病毒风险最高的医务人员,相反,它优先考虑分配给那些感染新冠病毒风险较低的“高级别”医生。①

此外,还有一个常见的问题与风险,即传统数据库与机器学习训练集都可能存在偏见。这种偏见可能导致在资源分配时歧视有色人种;与性别、种族或社会经济地位有关的决策同样可能存在偏见。这种形式的偏见与歧视不仅可能存在于数据中,而且可能被有意包含在算法中,如编写公式来歧视某些社群或个人。就人口层面而言,这可以鼓励将资源用于那些获得最大净收益之人,如更年轻、更健康的人,并从针对老年人且支出重大的手术中将资源和时间转移出来。因此,如果一项人工智能技术被训练为“最大限度地改善全球健康”,它可能会通过将大部分资源分配给健康人以确保他们的健康来实现这一目标,而不是分配给弱势群体。这与医学界更广泛的“观念革命”相吻合。然而,20 世纪的医学旨在治愈病人,21 世纪的医学越来越旨在提升健康。因此,到 2070 年,穷人很可能会享受到比今天更好的医疗保健,但他们与富人之间的差距会拉得更大。②

随着更多的数据被积累以及人工智能技术越来越多地融入决策之中,医疗保健的提供者与管理者将很可能依赖所给出的建议,同时防范“自动化偏见”。然而,如果这些技术是为了提高资源利用效率而设计的,那就会损害人的尊严与公平获得治疗的机会。它们可能意味着,有关是否提供某些昂贵治疗或手术的决定取决于预计寿命、预估的质量调整生命年(QALYs)或者以带有固有偏见之数据为基础的新指标。在一些没有使用人工智能的国家,病人已经被分诊,以优化病人流量,这样的决定往往会影响那些弱势群体或无权之人,如老年人、有色人种以及那

---

① See C. Chen, *Only Seven of Stanford'S First* 5000 *Vaccines Were Designated for Medical Residents*, ProPublica (18 December 2020), https://www.propublica.org/article/only-seven-of-stanfords-first-5-000-vaccines-were-designated-for-medical-residents.

② See YN. Hariri, *Homo Deus: A Brief History of Tomorrow*, Vintage, 2015.

些有遗传缺陷或残疾之人。

伦理设计可以减轻这些风险,并确保人工智能技术通过适当的资源分配与优化被用来帮助人类。而且,必须保留此类技术作为一种手段来帮助人类作出决策,确保人类通过充分应对使用人工智能的风险以及为受到这些决策影响之人提供抗辩权等方式,最终作出正确的关键性生死决定。

4. 在医疗保健中使用人工智能进行预测分析

医疗保健总是包括并在部分程度上依赖预测、预后和预测分析的使用。人工智能是实现这一目标的最新工具之一,以预测为基础的医疗保健具有的很多潜在好处都依赖人工智能的使用。人工智能可以被用来评估个人的疾病风险,这样可以预防疾病,如心脏病和糖尿病。人工智能还可以帮助医疗保健提供者预测疾病或重大医疗事件。例如,使用有限数据集的早期研究表明,人工智能可以在症状出现前几年用于诊断阿尔茨海默病。①

在人工智能出现之前,预测在临床护理中的挑战就已经存在,这些挑战不应该完全归咎于人工智能技术。然而,使用人工智能进行预测会影响患者护理或者影响医院或医疗保健系统的资源分配,各种风险与之密切关联。预测技术可能不准确,因为人工智能技术提出的建议是基于优化健康指标的推论,而不是识别潜在的患者需求。一种通过训练数据预测死亡率的算法可能已经了解到,去见牧师的病人死亡风险会增加。

尽管基于人工智能的诊断是短期的,其效率可以测试,从而减轻潜在的伤害,但长期预测的有效性与准确性可能更难实现,甚至根本无法实现。因此,伤害风险急剧增加,因为可靠性有限的预测会影响个人健康与福祉,并导致稀缺资源浪费。例如,由谷歌旗下的 DeepMind Health 公司(以下简称 DMH 公司)开发的一款基于人工智能的移动应用程序被用来预测急性肾衰竭,它对每个正确的结果都会产生两个假阳性结

① See Y. Ding et al. ,*A Deep Learning Model to Predict a Diagnosis of Alzheimer Disease by Using 18F – FDG PET of the Brain*, Radiology, Vol. 290:2, p. 456 – 464(2019).

果,因此,它并没有改善患者的预后。[①] 即使系统识别出一些需要治疗的患者,但这种好处也会因过度诊断而被抵消。这样的假阳性结果可能会伤害到患者,如果它们说服了医生采取更为冒险的行为,比如,医生为了应对预测而开具一种更为有效且更容易上瘾的药物。

即使对疾病的诊断或准确预测有效,以预测为基础的医疗保健也可能对个人造成严重的偏见和歧视风险,因为个人具有易患某些疾病的倾向,这可能体现在工作场所、医疗保险或获得医疗保健资源等各个方面。在整个医疗保健过程中,使用预测也会引发对知情同意和个人自主的伦理担忧,如果预测与以下人群共享的话:不同意监控、检测或使用预测模型来推断其未来健康状况或者为其提供他们事先并未要求的"预测性诊断"的那些人。例如,这种非自愿的滥用情形可能包括通过分析语言模式进行筛查,以预测精神病发作的可能性,或者使用人工智能来识别那些不知道自己健康状况的结核病患者或艾滋病毒感染的高危人群,因此,他们成为病情暴露前进行预防的对象。正如《在生物学和医学应用领域保障人权和人类尊严公约》(又称《奥维耶多公约》)规定的那样:"人人有权知道所收集的关于其健康的任何信息。但是,应遵守个人不被如此告知的意愿。"

以预测为基础的技术被认为比之前的技术更为准确或有效得多,它们也可能挑战个人的选择自由,甚至在医患关系之外也是如此。如果将人工智能的这种用途与"助推"(nudging)相结合,可以促进健康行为的应用程序转换成一种技术,该技术将对人们在日常生活中作出的选择施加强大的控制力,因为"助推"及其多种实现方式远比医疗保健提供者与患者之间的零星互动更为有效得多。如果人工智能预测一个人患有某种疾病的风险很高,那么,这个人是否仍然有权从事增加患病可能性的行为?这种对自主权的限制可能由医生来实施,也可能由雇主或保险公司予以

① See N. Tomašev et al., *A Clinically Applicable Approach to Continuous Prediction of Future Acute Kidney Injury*, Nature, Vol. 572, p. 116 – 119(2019).

强加，或者直接由可穿戴设备上的人工智能应用程序予以完成。

因此，尽管引入以预测为基础的算法通常是出于好意，但与其使用相关联的挑战和问题可能导致弊大于利，就像评估弱势人群中青少年怀孕可能性的预测算法一样（见专栏4）。

专栏4　阿根廷青少年怀孕预测系统面临的挑战

在2017年，阿根廷萨尔塔省（Salta）与微软签署了一份使用人工智能预防青少年怀孕的协议，这是一项公共健康目标，也是防止学生辍学的手段。微软使用当地政府从弱势人群中收集的数据进行人工智能训练。当地政府部门将该人工智能系统描述为一些智能算法，它们识别可能存在某些问题（如青少年怀孕和辍学）之人具有的特征，并向政府发出预警，以便它们能够继续进行预防工作。

微软服务器处理的数据分布在全球范围内。据称，基于所收集的数据，该算法预测青少年是否怀孕的准确率高达86%。然而，这种合作关系一经公布，就被当地技术专家质疑，主要原因有二：一是预测青少年怀孕的算法测试在方法论上存在重大缺陷。用于构建预测算法的训练数据和用于评估算法准确性的数据几乎相同，这导致对系统预测精度的错误结论。二是所收集的数据类型不宜确定未来的怀孕风险。所使用的训练数据取自对萨尔塔省青少年的调查，其中包括个人信息（如年龄、种族、原籍国）、生活环境信息（如家庭人数、浴室里是否有热水可用），以及被调查者在接受调查时是否怀孕。这些数据不适合于确定一个人是否会在未来（如随后的6年内）怀孕，这需要收集在怀孕发生之前5～6年的数据。被收集的数据最多只能用于确定某个青少年是否曾经怀孕或正在怀孕。

这种预测算法本身也不合适，因为它在未经青少年本人（或其父母）同意的情况下提供了对青少年的敏感预测，从而侵害了他们的隐私与自主。由于算法针对的是特别脆弱的个体，他们不太可能有机会对干预措施的使用提出异议，而且这种算法也可能会强化歧视性态度与政策。

尽管存在批评与失败，但该人工智能系统仍在巴西和哥伦比亚以及阿根廷的其他省份继续使用。如果用于训练与评估算法的数据集、技术规范以及指导模型设计的假设有更大的透明度，算法中的缺陷就会更容易被发现。①

此外，人们还预计，机器学习系统将被用来预测哪些药物是安全有效的，并最适合人类使用。机器学习还可以用于设计药物组合，以优化使用有希望的人工智能或传统设计的候选药物。这样的预测模式可以让制药公司走“监管捷径”，用更少的患者数据进行更少的临床试验。因此，人工智能的一个好处可能在于，加速药物和疫苗的开发，尤其是针对有大流行

① 本专栏案例研究由玛利亚·帕斯·卡纳莱斯（Maria Paz Canales）撰写。

可能性的新型疾病,而这些疾病目前尚不存在有效的医疗对策。

然而,如果人工智能的使用不正确或过于激进,这些方法可能会带来风险。预测模型所基于的算法必须接受准确性评估,这可能非常困难,因为算法如何运行缺乏透明度或可解释性。而且,减少临床试验或被研究患者的数量可能引发人们的如下担忧:病人可能会暴露在算法尚未识别的风险之中。

(六)与人工智能相关的偏见与歧视

社会偏见与歧视往往被人工智能技术所复制,其中包括用于刑事司法系统、金融、人力资源和公共服务提供等领域的技术。一个人或一群人因性别、种族、性取向等身份而遭受不同形式的歧视与偏见必须予以充分考虑。美国和其他国家的种族偏见正在影响人工智能技术在医疗领域的表现(见专栏5)。

专栏5　人工智能技术中的歧视与种族偏见

在2019年10月发表在《科学》杂志上的一项研究中,研究人员发现,在美国医疗保健系统中广泛用于指导医疗决策的一种算法存在严重的种族偏见。该算法基于成本(而不是疾病)作为需求代理。然而,在需求水平相同的情况下,美国医疗保健系统花在黑人患者身上的费用要少于花在白人患者身上的费用。因此,算法错误地假设,白人患者的病情比同等病情的黑人患者更为严重。研究人员估计,种族偏见使接受额外护理的黑人患者数量减少了一半以上。

这种情形突出强调了意识到人工智能存在偏见的重要性,我们从一开始就要减少这种偏见,以防止出现基于种族、性别、年龄或残疾的歧视。偏见不仅可能存在于算法中,而且可能存在于训练算法的数据中。很多其他类型的偏见(如情境偏见)都应该予以充分考虑。利害关系人尤其是人工智能的编程人员在开发新的医疗人工智能技术时应该强调"经由设计的伦理"(ethics by design),并从一开始就减少偏见。①

1. 数据偏见

用于训练人工智能模型的数据集是有偏见的,因为很多数据集将女

① 本专栏案例研究由哈佛大学法学院萨拉·格克(Sara Gerke)、哥本哈根生物科学创新法高级研究中心马塞洛·科拉莱斯·卡帕努奇(Marcelo Corrales Compagnucci)和蒂莫·明森(Timo Minssen)合作撰写。

孩和妇女、少数民族、老年人、农村社区和弱势群体排除在外。一般来说,人工智能偏袒多数数据集(也就是有多数数据的人群),因此,在不平等社会中,人工智能可能偏袒多数人群体,并使少数人群体处于不利地位。当此类系统性偏见被嵌入人工智能时,它们可能会成为规范性偏见,并可能在算法中加剧医疗保健中的现有差异。这种偏见通常存在于任何基于模型识别的推理模式中。因此,由数据所组成并影响算法设计的人类决策如今被中立性承诺所掩盖,并且比那些有偏见的个人拥有更大范围的不公正歧视的力量。①

在医疗保健服务中存在的偏见、既有歧视以及医疗保健的结构与实践不仅反映在训练机器学习模型的数据中,而且体现在人工智能指导的技术所提出的建议中。因此,对于被排除在数据之外的人群而言,这些建议或者毫不相关,或者不甚准确(见专栏6),这也是将被训练使用的人工智能技术从一种情境引入另一种不同情境的后果。

专栏6　用于检测皮肤癌的人工智能技术将有色人种排除在外

就检测潜在的皮肤癌病变而言,机器学习的表现胜过皮肤科医生。随着很多国家皮肤癌发病率的不断上升,人工智能技术将提高皮肤科医生诊断皮肤癌的能力。然而,用于训练一种高度精确的机器学习模型的数据仅针对澳大利亚、欧洲和美国的"白皮肤"人群。因此,尽管该技术有助于白种人和浅肤色人群皮肤癌的诊断、预防和治疗,但算法本身对有色人种既不合适,又不相关,因为它没有对这些人群的图像进行训练。

有色人种的数据不足是由一些结构性因素造成的,其中包括有色人种社区缺乏医疗专业人士和足够的信息,以及经济障碍阻止了边缘化社区寻求医疗保健或参与研究,从而阻碍了这些人提供数据。

这种机器学习模型与有色人种无关的另一个原因在于,开发人员寻求尽快将新技术推向市场。即使他们的匆忙是为了减少可避免的发病率和死亡率,它也可能复制现有的种族和民族差异,而更审慎、更具包容性的设计与开发方法将识别和避免有偏见的结果。

例如,此类数据偏见也会影响人工智能在药物开发方面的应用。如

---

① See R. Benjamin, *Assessing Risk, Automating Racism*, Science, Vol. 366:64, p. 421 - 422 (2019).

果某种人工智能技术以种族同质的数据集为基础,那么人工智能技术识别并对治疗有反应的生物标记可能只适用于数据集所涉种族或性别,而不适用于更多样化的人群。在这种情况下,被批准的药物可能对被排除在外的人群无效,或者甚至可能对他们的健康与福祉有害。

其他因素也会导致数据偏见,其中之一就是数字鸿沟。例如,与男性相比,中低收入国家的女性获得移动电话或者移动互联网的可能性要小得多,截至2018年,访问移动互联网的女性比男性少3.27亿人。① 女性不仅对用于训练人工智能的数据集贡献的数据更少,而且从服务中受益的可能性也更小。另一个原因是数据收集的不平衡,即使在没有数字鸿沟的情况下也是如此。例如,遗传数据往往不成比例地从欧洲血统的人群中被收集。此外,试验和临床研究往往涉及男性试验模式或男性受试者,结果导致忽视了性别特异性生物学差异,尽管这种差异可能正在逐步缩小。②

当某些个人或社区选择不提供数据时,偏见也会出现。如果收集某些人口亚群的数据需要昂贵的设备,如可穿戴显示器,那么这种收集可能难以推进。正如前文所述,改进来自这些社区或个人的数据收集可能会提高人工智能的性能,但也存在数据殖民主义的风险。

2. 与人工智能开发主体和人工智能训练数据来源有关的偏见

偏见往往取决于谁是人工智能技术的资助者和设计者。以人工智能为基础的技术往往是由一个人口群体和性别开发的,这增加了设计中存在某些偏见的可能性。例如,首次发行的苹果健康工具包能够专门追踪一些健康风险,但它并不包含一种月经周期跟踪器,这很可能是因为开发团队中没有女性成员。

偏见也可能源于标记数据或验证算法的人员缺乏足够的多样化。

---

① See *Bridging the Digital Gender Divide: Include, Upskill, Innovate*, OECD, http://www.oecd.org/digital/bridging-the-digital-gender-divide.pdf, accessed 3 November 2020.

② See D. Cirillo et al., *Sex and Gender Differences and Biases in Artificial Intelligence for Biomedicine and Healthcare*, Digital Medicine, Vol. 3, p. 81 (2020).

为了减少偏见，上述人员应该包括具有不同种族和社会背景的人，而且很有必要成立一个多元化团队，在验证算法时识别人工智能设计或运行中存在的缺陷，进而确保没有偏见。偏见还可能源于设计和训练人工智能所用的数据。如果一项人工智能技术最初的训练数据来自当地人群，而这些人群的健康状况不同于使用人工智能技术的人口群体，那就可能无法收集具有代表性的数据。因此，在一个国家接受训练，然后到另一个具有不同特征的国家使用的人工智能技术，可能会对不同种族、民族或体型的人口进行歧视、失效或者提供不正确的诊断或预测。通常而言，人工智能是使用企业或研究机构可以访问的本地数据进行训练，但却在全球范围内予以销售，根本不考虑训练数据的不足之处。

3. 部署偏见

在现实情境中，系统的运行也可能会引入偏见。如果需要使用人工智能系统的人口多样性因年龄、残疾、并存疾病或贫困的差异而没有被考虑，那么人工智能技术将会歧视或者说不适合于这些人群。这样的偏见可能体现在工作场所、医疗保险或者获得医疗保健资源、福利和其他机会之中。由于人工智能主要是由高收入国家进行设计的，对于它应该如何在中低收入国家进行部署可能存在重大误解，其中包括歧视性影响或者它不能应用于某些人群。

（七）人工智能技术对安全性和网络安全的挑战

这一部分将讨论与使用医疗人工智能技术相关的几个涉及安全性和网络安全的风险，这些风险普遍存在于过去和现在用于医疗保健领域的很多计算技术。

1. 人工智能技术的安全性

人工智能的使用可能会危及患者的安全，这在监管机构对该技术进行审批时可能无法预见。人工智能系统中的错误，包括不正确的建议（如使用何种药物、治疗两名患者中的哪一位）和基于假阳性或假阴性结果的建议，可能会对患者或具有相同健康状况的一群人造成伤害。模型弹性,或者说人工智能技术随着时间推移表现如何,是一个相关的风险。医疗保健提供者也会犯判断错误和其他人类错误,但人工智能的风险在于,如果这样的错误在算法中出现,它就可能在短时间内对成千上万的人造成无法弥补的伤害,因为该技术的使用范围非常广泛。

与任何信息技术系统一样,如果人工智能应用程序因人类编程失误而出现代码错误,它也可能提供错误的指导。例如,英国国家医疗服务系统的 COVID－19 应用程序的设计就出现错误,该程序旨在通知个人在感染后进行自我隔离。因此,上述应用程序的用户在被要求自我隔离之前,必须已在具有高度传染性的病患身边停留 5 倍于英国国家医疗服务系统认为有风险的时间。尽管有超过 1900 万人下载了该应用程序,但被要求隔离的人数"低得惊人",从而使自己和他人面临感染新冠病毒的风险。①

同样可能的情形是,开发者(或者资助或指导人工智能技术设计的实体)对人工智能技术进行不道德的设计,以优化结果并为提供者创造利润或隐瞒某些做法。实际上,这种设计可能比另一种建模技术更为准确,但产生的却是不应得的销售收入。恶意设计已经影响到其他行业,例如,在汽车行业,用于测量排放的算法被编程来隐瞒大型汽车制造商的真实排放情况。

使用电脑存在固有的安全缺陷风险,这既是因为在机器设计中没有充分注意将风险最小化,也是因为计算机代码的缺陷以及其他相关的错误和故障。这些缺陷和故障造成的伤亡被低估,而且没有官方数据,也很少有大规模研究。例如,在英国的一项研究中,据估计,每年有多达 2000 人的死亡可能是由计算机错误或缺陷造成的,这是一个"未被关注的杀手"。②

---

① See A. Hern, *Fault in NHS Covid App Meant Thousands at Risk Did not Quarantine*, The Guardian, 2 November 2020.

② See C. Baraniuk, *How Tech Bugs Could be Killing Thousands in Our Hospitals*, New Scientist(16 May 2018), https://www.newscientist.com/article/mg23831781－700－how-tech-bugs-could-be-killing-thousands-in-our-hospitals/.

2. 网络安全

随着医疗保健系统越来越依赖人工智能，这些技术可能会成为恶意攻击和黑客攻击的目标，其旨在关闭某些系统，操纵用于训练算法的数据，从而改变其性能和建议，或者"绑架"数据以换取赎金。人工智能开发人员可能会成为"鱼叉式"攻击和黑客攻击的目标，进而导致攻击者在开发人员不知情的情况下修改算法。

算法，尤其是独立于人类监督的算法，可能会被黑客入侵，从而为某些领受者创造收入，而且使大量资金处境危险。例如，在 2017 年，全球医疗保健的总支出为 7.8 万亿美元，约占全球国内生产总值的 10%。[①] 英国信息委员会办公室指出，针对医疗部门的网络攻击最为频繁。健康数据是关于个人一些最为敏感的数据，它们的泄露可能会损害隐私与尊严以及更广泛意义上的权利。2013 年的一项研究表明，四个匿名数据点足以识别唯一的个人，准确率高达 95%。[②] 避免此类泄露的措施大致可以分为基础设施措施和算法措施，这些措施正在不断改进，尽管没有任何防御是 100% 有效的，而且新的防御可能在提出之际就被迅速打破。

（八）人工智能对健康和医疗领域劳动与就业的影响

人们以同样乐观和悲观的态度看待人工智能对医疗领域劳动力的影响。在医疗保健领域，几乎所有的工作都要求具备最低限度的数字和技术熟练程度，这一点是毫无争议的。英国国家医疗服务系统的报告《托普尔审查：准备医疗劳动力以实现数字化未来》得出结论，在未来 20 年内，英国国家医疗服务系统中 90% 的工作都将需要数字技能，不仅包括浏览"数据丰富"的医疗保健环境，而且包括掌握数字和基因组学知

---

① See K. Xu et al., *Global Spending on Health: A World in Transition*, World Health Organization, https://apps.who.int/iris/bitstream/handle/10665/330357/WHO-HIS-HGF-HF-WorkingPaper-19.4-eng.pdf?ua=1, accessed 25 February 2021.

② See YA de Montjoye, et al., *Unique in the Crowd: The Privacy Bounds of Human Mobility*, Scientific Reports, Vol. 3, p. 1376(2013).

识。对数字素养的要求并不局限于临床护理,而是拓展延伸到公共医疗、监测、环境、预防、保护、教育、意识、饮食、营养以及人工智能可以支持的所有其他社会健康决定因素方面的医疗保健工作人员。这些领域的所有医疗工作人员都必须接受使用人工智能的培训与再培训,以支持并促进这些任务的实现。[①]

乐观的观点认为,人工智能有助于临床医生日常工作的自动化,从而减轻他们的负担,同时使他们关注更具挑战性的工作,并与患者进行良好互动。它还可以让医生在更多的领域工作,并在技术可用于临床决策的领域提供支持。人们预计,医疗保健的数字化以及人工智能技术的引入将在医疗保健领域创造大量新的就业机会,如软件开发、医疗保健系统分析、在医疗保健中使用人工智能的培训。仅就培训而言,它就可能涉及三种类型的工作:培训师,也就是能够评估和应力测试人工智能技术的人;解释者,或者说那些能够解释算法如何以及为什么能够被信任之人;“维持者”,也就是那些监控行为并识别人工智能系统意外后果的人。

人工智能还可以延长医疗保健系统中最为稀缺的资源之一,即医生和护士用来照顾病人的时间。如果医生和护士可以将重复性工作或行政事务交给人工智能支持的技术来完成,从而减少在常规护理病例中花费的时间,他们就会有更多的时间来处理更为紧急、更为复杂、更为罕见的病例,并提高为患者提供护理的整体质量。然而,在某些情况下,由于人工智能作为间接医疗支持被融入医疗保健系统,人工智能可能会增加医生和护士的任务与工作量。

远程医疗已被用于向偏远地区的人民、难民和其他缺乏适当医疗咨询的人群提供医疗保健服务。然而,人工智能及其在远程医疗中的应用可能会造成获得医疗保健服务(特别是医疗保健人员)的机会不公平。

---

① See *The Topol Review*: *Preparing the Healthcare Workforce to Deliver the Digital Future*, National Health Service, Feb. 2019, https://topol.hee.nhs.uk/.

例如,农村地区或低收入国家的人们不得不接受更多基于人工智能的服务和远程医疗,而高收入国家和城市地区的人们继续受益于面对面的医疗保健服务。

此外,必须吸收大量信息以达到护理标准的医疗保健工作人员可能需要在日常实践中提升使用人工智能技术的新能力,并随着人工智能的加速采用,这种能力必须不断发展。尽管正在努力提高数字素养、加强包括使用人工智能和其他医疗信息技术在内的培训,但这样的继续教育可能无法覆盖所有的医疗保健工作人员。

即使医疗保健工作人员必须获得新的能力,但使用人工智能来增强并可能取代医疗保健工作人员和医生的日常事务也可能去除某些技能的需要,如阅读 X 光片的能力。在某种程度上说,如果没有计算机的帮助,医生可能无法执行这样的任务,同时,人工智能系统将不得不接受训练,以使用人类医疗保健提供者领域的医学知识库。这种对人工智能系统的依赖可能会侵蚀人类的独立判断,在最坏的情况下,如果人工智能系统失效或受损,则可能会使医疗保健提供者与患者寸步难行。因此,在技术系统出现故障或被攻破时,应该有强有力的候选方案予以补救。

另一个令人担忧的问题是,人工智能将使医疗保健人员的很多工作与任务实现自动化,结果导致几乎每个医疗劳动力所涉工作岗位的急剧减少,其中包括某些类型的医生。在其他行业,人工智能已经取代了很多工作岗位,减少了某些职位所需的总人数,或者形成了失去很多工作岗位的预期。例如,在英国,这一预期达到所有工作岗位的 35%。[①]

然而,在很多国家,医疗保健不是一个行业,而是政府的一项核心功能,因此,管理者不会用技术取代医疗保健工作人员。实际上,很多高收入国家或中低收入国家都面临医疗保健工作者短缺的问题。据世界卫

① See T. Davenport & R. Kalakota, *The Potential for Artificial Intelligence in Healthcare*, Future Health Journal, Vol. 6:2, p. 94 - 98(2019).

生组织估计,到2030年,将存在1800万医疗工作者的缺口,主要是在低收入或中低收入国家。[①] 人工智能可以提供一种手段,以弥合提供适当医疗保健的理想劳动力与现实劳动力之间的差距。

随着人工智能的到来,人们已经设想了其他场景。有人预测,使用人工智能的决定将会造成短期不稳定:在某些领域,许多工作岗位会流失,即使整体就业会随着新工作岗位的诞生而增加,这种情形会导致那些无法为新角色进行再培训的人失业。在另一种场景中,失业不会成为现实,这或者是因为临床医生或医疗保健工作人员将会履行其他职责,或者是因为这些技术只有在很长一段时间内才能实现完全融合,在此期间,医疗保健工作人员和临床医生承担的其他角色将会出现,如标记数据或者设计和评估人工智能技术。

即使人工智能不会取代临床医生,它也可能使医生的工作不那么安全与稳定。趋势之一是医疗保健的"优步化"(uberization),据此,在医疗保健中,人工智能促进了医疗保健平台的创建,包括司机、临时工、护士、医生助理甚至是医生在内的订约人(contractor)都可以在平台上按需工作。在过去的10年里,医疗保健和教育领域见证了"零工经济劳动者"的最快速增长,这些人的工作是临时的,不具备就业的稳定性。尽管这提供了更为灵活的服务,但也可能切断患者与医疗保健提供者之间的关系,并对某些类型的医疗保健工作人员造成不安全感。这种趋势可能不会出现在医疗工作者劳动保护力度更大的国家(比如,劳动力短缺为医疗保健工作人员提供了谈判能力),也不会出现在人工智能不是用于重组医疗保健,而是用于减少工作量的国家。

随着人工智能的不断应用,医疗实践和医疗保健服务的性质将发生根本性变化。正如前文所述,它可以为医疗保健工作者提供更多的时间来关心患者,或者如果患者更加频繁和直接与人工智能互动,则可能导

---

① See *Health Workforce*, World Health Organization, https://www.who.int/health-topics/health-workforce#tab=tab_1, accessed 7 December 2020.

致医生花更少的时间与患者直接接触,而将更多的时间用于管理技术、分析数据、学习如何使用新的技术等。如果不能有效管理人工智能的引入,医生可能会感到不满,甚至可能离开医疗行业。

（九）医疗人工智能商业化面临的挑战

大型科技公司在医疗人工智能领域的做法面临各种伦理挑战,尽管有些担忧也适用于中小型公司和初创企业。无论是中小型公司和初创公司,还是大型科技公司,它们在推动医疗人工智能的应用时主要通过大力宣传与投资。支持这些公司将会发挥更大作用的那些人,期望它们将能够调动自己的资本、内部专业知识、计算资源与数据来识别和建构新的应用程序,从而为医疗保健提供者和医疗系统提供支持。在新冠疫情大流行期间,很多公司寻求为应对疫情提供服务和产品,其中很多服务与产品都与各种形式的公共医疗监管相关。这引发了大量的伦理和法律问题。

一些广泛用于医疗领域的服务是为了发挥“后台”功能和管理医疗保健系统。一些参与技术开发的公司,如制药和医疗器械行业的公司,正在将人工智能融入它们的流程与产品之中;保险公司正在使用人工智能评估风险,或者甚至自动提供保险,这可能会引发关于算法决策的伦理关切。

人工智能在医疗保健领域的一个突出用途是支持诊断、治疗、监测和坚持治疗。这样的应用可能会给医疗保健系统带来好处,然而随着越来越多的技术公司(尤其是那些大型技术公司)进入医疗保健领域,很多令人担忧的问题应运而生。

一个普遍的问题是缺乏透明度。尽管很多公司非常了解它们的用户,但用户和监管者却对公司的活动知之甚少,其中包括公司(和政府)如何在政府和社会资本合作(PPP)中运作,这对公共利益有着重大影响。它们的做法仍然不为公众所知,部分原因在于商业保密协议或者缺乏透明做法的一般义务,其中包括这些公司在医疗保健中发挥的作用,以及收集并用于训练和验证人工智能算法的数据。如果没有透明度和问责制,这些公司几乎就没有动力以不跨越某些伦理界限的方式行事,或者没有动力披露其技术、数据或模型中的深层次问题。很多公司更喜欢保留其算法模型的机密,因为完全透明可能导致对技术和公司的双重批评。[①]

第二个广泛关注的问题是,大型科技公司的整体商业模式既包括积极收集和使用数据,以使其技术有效,也包括将剩余数据用于商业实践,这被肖莎娜·祖博夫(Shoshana Zuboff)教授称为"监视资本主义"。[②]因此,在过去10年里,出现过几家大型公司使用敏感健康信息的大型数据集开发医疗保健人工智能技术的例证。尽管获取这些健康数据的目的可能是被用于开发有益于医疗健康的人工智能技术,但这些数据的获取并未得到数据提供者的明确同意,这些数据给公司带来的好处可能远远超过因提供产品所需要的好处,而且这些公司可能无法向最初产生数据的人口提供同等好处。

这种对敏感健康信息的获取可能引发法律问题。首先,即使数据被收购公司匿名化,但公司还是能够将数据联系在一起,能够在基于其他来源获取的大量信息中将相关数据集去匿名化。其次,一些大型科技公司已经因数据处理不当而受到指控,甚至被处以罚款,对于那些获得通常比较敏感的健康数据的公司而言,这种担忧可能会加剧。最后,公司不断积累大量数据可能会引发反垄断的担忧,尽管这不可能导致监管执法。这与此类公司日益增长的市场力量有关,其中包括希望进入人工智能市场的小型公司。

第三个令人担忧的问题是,一些公司可能对医疗领域人工智能的开发、部署和使用(包括药物开发)行使越来越大的权力,它们对个人和政府、对人工智能技术和医疗保健市场行使权力和施加影响的程度越来越

---

① See A. Ballantyne & C. Stewart, *Big Data and Public-private Partnerships on Healthcare and Research*, Asian Bioethics Review, Vol. 11, p. 315 – 326(2019).

② See J. Powles & H. Hodson, *Google Deepmind and Healthcare in an Age of Algorithms*, Health and Technology, Vol. 7:4, p. 351 – 367(2017).

高。数据、计算能力、人力资源和技术可能集中在为数不多的公司手中，它们对技术的拥有或者是合法取得（受知识产权保护），或者是因为公司平台的规模所导致的垄断。垄断权力能够将决策权集中在少数个人和公司手中，他们可以充当某些产品与服务的“守门人”，并减少竞争，这最终会导致商品与服务价格上涨，消费者保护减少或创新减弱。

尽管诸如谷歌、脸书和亚马逊等美国大型公司在开发和提供医疗保健领域的人工智能方面日益发挥的强大作用已经受到审查。

大型公司对市场的这种力量与控制可能是“先发”（first-mover）优势的一部分，几家大型公司最终可能因进入医疗人工智能领域而获得这种优势。即使一家公司使用的数据（如来自公共医疗系统的数据）可以被其他公司使用，其他公司也可能会被劝阻或无法出于类似目的复制使用这些数据，特别当另一家公司已经这样做时更是如此。这种力量还意味着，某些公司制定的规则甚至可能迫使强大且富有的政府改变方向。例如，在新冠疫情大流行期间，谷歌和苹果公司推出了一项技术标准，规定数据应该以何种方式储存在接触者追踪应用程序中的某个地方，该标准与几个高收入国家政府首选的方法不同，结果导致至少有一个政府改变了其接触者追踪应用程序的技术设计，以符合这两家公司提供的技术标准。尽管这些公司的做法可能满足了隐私保护的要求，但更广泛的担忧在于，这些公司通过控制这些应用程序运行所依赖的基础设施可以迫使政府采纳某种技术标准，而这种标准又与政府公共政策和公共医疗目标不相一致。①

当大多数数据、健康分析和算法都由大型科技公司管理时，由于这些公司对支撑数字经济的资源和信息享有足够的控制和力量，它们将越来越可能支配本来由个人、社会和政府作出的决策。这种力量不平衡也影响到那些应该受到政府公平对待的人。如果政府不能发挥强有力的

---

① See M. Veale, *Privacy is not the Problem with the Google-Apple Contact-tracing Toolkit*, The Guardian, 1 July 2020.

作用,公司就会忽视个人的需求,尤其是忽视那些处于社会和全球经济边缘之群体的需求。

政府的严格监督与良好治理在这一领域显得至关重要。监督机制可以融入政府与社会资本合作模式。如果这样的合作模式设计不当,就有可能导致资源(通常是患者数据)滥用,或者在这种合作模式中产生决策利益冲突,又或者可能在必要时阻止或限制使用监管来保护公共利益。

第三章　智能医疗的调控模式与完善

预测未来的不是魔法，

而是人工智能。

——Dave Waters

新的技术创新以及随之而来的新风险、新的权力集中和新的合作挑战使连续几次工业革命成为可能。在每个阶段，各国都在不同程度上以不同方式寻求通过各种调控形式来管理这些风险与挑战。例如，18 世纪和 19 世纪向新的制造与工程过程的过渡促使了职业健康与安全调控的兴起。19 世纪末和 20 世纪初的第二次工业革命的特点可描述为能源生产、化学工艺、工程与通信方法的新技术。在每个领域，为了管理风险并促进合作，相继出台了一系列调控措施，如运输、电波和空域调控等。第三次工业革命的标志是核能、电子与计算、信息技术、生物技术以及由太空竞赛推动的众多技术的诞生。到了 20 世纪 90 年代初，我们见证了一个“风险社会”的来临，并专注于这些新技术的扩散对健康、安全，尤其是环境构成的风险。调控在一定程度上转向了管理这些风险，当然，这些风险也开始引发重大的伦理辩论。例如，应该对人类、动物和植物基因工程技术的开发与部署施加哪些限制。然而，也正是在这个时期,新自由主义经济理论以及与之相伴随的有限国家的政治哲学充分发挥了作用,将国家对市场干预的合法性局限在仅使市场有效运作所必需的范围内。这种主张与风险社会理论相矛盾。第四次工业革命正在向我们袭来,其特征不仅是数字化程度的提高,而且表现为跨越生物、物理和数字领域的技术创新。每个时期的工业革命都建立在前一个时期的基础之上,创造了令人难以置信的机会,但也带来了自身的风险,而且,每个时期的革命都与不断变化的政治背景密切关联,在这种背景下,有关国家合法角色的政治观点相互矛盾,从而形成了如下争论:调控的作用与目的到底应该是什么。

一、技术发展与调控

(一)调控与技术:一种历史考察

人工智能的调控机构必须从先前的技术创新中学到的一个重要信息是,技术发展及其带来的妨碍是社会经济和社会法律变革的先锋。从铁路的出现,到后来的汽车,再到19世纪电话系统的发展,又到航空、商业无线电、广播和电影媒体,以及20世纪网络的发展,这种情况已经反复出现。

回顾历史,我们基本可以确定创新技术从概念发展到成为受调控的产品或服务通常会经历六个关键阶段。其中,三个初始阶段分别为:(1)理论概念的证明;(2)原型研制;(3)商业制造与分销系统的开发。紧随这些初始阶段的是两个进一步的阶段性路径。对于那些需要利用集中的稀缺或公共资源的技术,那些具有系统性风险或“令人深感遗憾”之风险(如生命危险)的技术而言,通常需要经历事先获得许可或批准的发展阶段。因此,阶段(4)为获得开发许可或批准;阶段(5)为商业营销与利用;阶段(6)为回应性调控与控制。对于不需要使用集中的或公共资源的技术,被认为风险具有分散性或可以由个人消费者管理或通过补救进行管理的技术,可以避免阶段(4),直接从阶段(3)的商业制造与分销系统的开发迈向阶段(5)的商业营销与利用(见图6)。

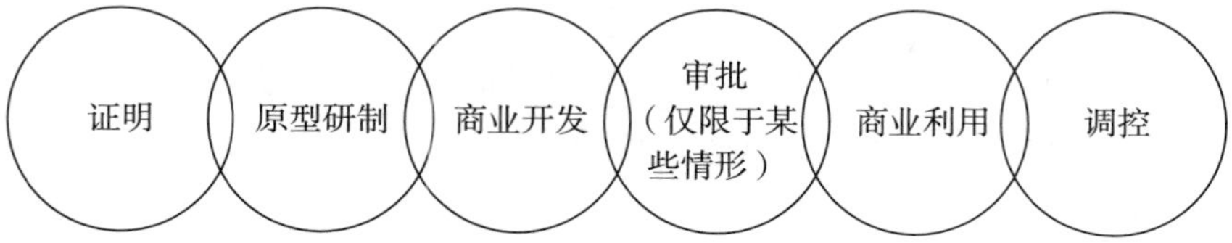

图6　创新技术:不同发展阶段

对调控机构而言,识别创新技术采取何种形式至关重要,因为它决定了对事前或事后利用阶段(5)的调控是否具有可能性与适当性。从历史上看,诸如获取、使用共享的公共资源等因素允许对阶段(4)之前的发展进行调控。如果我们以机动车调控的历史为例,我们会发现,虽然现代意义上的第一辆机动车在19世纪80年代成功研发,但对“不用马拉的车”进行法律调控却要早得多,1861年《公路机动车法案》(Locomotives on Highways Act)是英国调控机动道路车辆最古老的法律规定。对这种新兴技术的早期调控是可能的,因为它是在公路上实现的,而公路是一种与其他用户共享的空间,其中包括骑马者、马车夫、手推车夫和行人等。调控这种共享空间的需要早于动力机动车的颠覆性创新,这意味着,尽管这是一种创新技术,但它也很快成为一种受调控的技术。如果我们回顾19世纪末和20世纪初的其他创新技术,我们会发现,使用公共或稀缺资源的需求通常意味着对新兴技术商业市场的早期干预阶段(4)。例如,政府对无线电通信的早期调控。调控无线电通信最早由伽利尔摩·马可尼(Guglielmo Marconi)于1896年提出,随后1906年在德国柏林举行了无线电电报国际会议,美国国会也在1910年指出,调控是必要的,因为电波或电磁频谱的物理局限性限制了电台的数量。

这些早期对稀少且共享的公共资源领域进行的干预可以与电信调控的发展以及缺乏对家庭电话系统市场的干预形成对比。后者没有早期阶段(4)的干预。半现代模拟电话是由大量的发明家于19世纪70年代发明的,但通常认为是亚历山大·贝尔(Alexander Bell)在1876年申请了电话专利。由于贝尔在美国市场上处于垄断地位,直到1894年,这项技术才进入公共领域,人们才开始慢慢接受它。在贝尔垄断的 18 年里,平均每千人每天的电话数量增长相对缓慢,从 4 个增加到 37 个。然而贝尔的合法垄断被取消后,电话使用量迅速增长:数千家竞争对手开始连接用户,结果使每千人每天的平均通话次数从 1895 年的 37 次增加到 1910 年的 391 次。[①] 直到 1910 年(与此同时,国会首次调控更加新得多的无线电技术),法律调控才通过《曼 – 埃尔金斯法案》(Mann-Elkins Act)正式进入市场,该法案现在看来名誉扫地,但当时旨在通过调控市场来创造自然垄断,这也是美国电话电报公司(AT & T)垄断的直接原因。事实上,无线电的频谱供应有限,结果导致产生阶段(4)的干预;然而,与无线电相比,作为依赖铜线的电话在理论上是无限的,因为只要有人为其建造和安装付费即可。因此,调控出现的时间很晚,直到阶段(6)才进行干预。

由此,我们可以发现,调控与创新技术的开发和部署周期之间的相互作用可以遵循上述两条路径:"证明→原型研制→商业开发→审批→商业利用→调控与控制"路径,或者是,"证明→原型研制→商业开发→商业利用→调控与控制"路径。

从历史上看,就电信技术而言,两种干预形式的区别在于:是以资源和稀缺性为基础,还是以对健康或生命所造成风险的性质为基础。然而,最近这种模式略有变化。20 世纪 80 年代放松对市场调控所采取的措施使得公共调控机构不太可能参与对涉及市场或稀缺资源的问题进行批准或许可。如今,调控机构往往倾向于只在公共安全领域商业化之前进行干预,目的在于管理风险。因此,药品或医疗设备的事先批准是商业开发与部署周期的重要组成部分。有趣的是,自动驾驶汽车的发展似乎正在遵循审批模式。在美国,没有一个州允许无人驾驶汽车在公共道路上进行不受调控的测试。英国是自动驾驶测试的领导者之一,已经建立了严格的调控制度,以控制自动驾驶在公共道路上的使用。

---

① See A. Thierer, *Unnatural Monopoly: Critical Moments in the Development of the Bell System Monopoly*, The Cato Journal, Fall 1994.

(二)调控与技术回归:互联网调控及其失败

如今,各国默认的做法是不干预新兴技术(也可能是创新性技术),而是让市场进行调控,除非存在公共安全方面的担忧。20 世纪末的技术创新与调控模式是互联网调控与治理。尽管互联网寄生在商业电信网络上,但采取放松电信市场管制的措施可以确保通过本地环路开放和商业宽带提供商的共享访问(传输权)进行数据传输。传输要求——加上将网络协议(如 TCP/IP)置于开放源代码之中,以及欧洲核子研究组织(CERN)在 1993 年发布的 WWW 软件协议——建立一个不需要事先批准的市场,尽管当时的网络容量相对稀缺。从理论上看,市场将调控这种令人兴奋的新兴技术并拓展它的崭新应用领域。互联网标准、域名和其他关键功能的协调工作在过去与现在都是由非国家机构提供的,如万维网联盟(W3C)、互联网工程任务组(IETF)、互联网名称与数字地址分配机构(ICANN)。

然而,事实是,市场从来没有像自由市场理论家们想象的那样自由,技术也从来没有像公用事业调控机构所希望的那样受到调控。我们倾向于通过明确定义的阶段来描绘对互联网的调控,这些阶段在许多方面与大约一个世纪之前电信调控的发展非常相似。

第一个阶段可以定义为市场调控阶段。它的标志是强烈的自由意志主义精神和如下信念:只有网友或网民(用当时的语言这样说)才能在这个新的空间中设定自己的自由边界。这项早期的网络自由主义运动吸引了大量杰出的支持者,其中包括最著名的约翰·巴洛(John Perry Barlow)。网络自由主义者可识别的特征在于,他们坚信,数字环境具有的无形和无国界性质将使传统的立法者无能为力,而且,它会授权网络空间内的社区选举自己的立法者,并根据自己所处的环境制定自己的法律。在公众的良知中,这场争论的高潮是巴洛的《网络空间独立宣言》。在这里,他提出了网络自由主义的论点,即传统政府在网络空间中没有道德权威,因为这个空间与国际法所承认的传统意义上的后威斯特伐利亚(Post-Westphalian)司法管辖权相分离。从本质上说,这个论点可以归结为一个简单的说法，即网络空间是一个与类似的现实世界空间（如国际航线、公海，或者甚至外太空）相分离的空间，因为它无法以物理形式表示出来，只能作为一个由协议和数据组成的空间而存在。根据网络自由主义者的说法，传统的主权政府无法发挥任何道德权威，因为任何国家在控制网络空间的任何部分时所采取的行动都会影响整个空间，这超出了任何政府的主权界限。

当然，这一论点的法律框架在大卫·约翰逊（David Johnson）和大卫·波斯特（David Post）于1996年发表的开创性论文《法律与边界》中得到了显著体现。① 在文中，他们争辩到，基于四个相互关联的原因，任何国家都无权调控网络空间中出现的问题。首先，立法是对国家可以控制的人行使权力。就主张适用国内法而言，有关国家还主张有权控制居住在其他国家的个人所实施的网络空间活动，这与其他国家对其公民行使权力的垄断地位相冲突。其次，尽管他们承认权力主张的某种重叠因几乎所有国家都接受并采用的国际私法效力准则而具有合法性，但这种效力准则根本不应该适用于网络空间的活动。这是因为这些活动在任何一个国家都没有比在世界其他地方具有更大的效力，所以，没有一个国家可以仅仅因为效力之原因而合法地主张适用本国国内法优先于任何其他国家的国内法。再次，一个国家立法权的合法性来源于被统治者的同意以及他们对立法过程的参与。主张将国内法适用于网络空间活动超出了这种合法性界限，因为它将这些法律的范围扩大到那些未表示同意之人，以及那些无法通过民选代表等方式参与立法过程之人。最后，缺乏边界意味着网络空间用户没有收到他们有权得到的通知，即他们的活动现在受某一特定国家法律的约束。他们认为，法治要求人们关注法律对个人行为的权威主张。②

---

① See D. R. Johnson & D. G. Post, *Law and Borders-The Rise of Law in Cyberspace*, Stanford Law Review, Vol. 48, p. 1367 (1996).

② See C. Reed & A. Murray, *Rethinking the Jurisprudence of Cyberspace*, Edward Elgar, 2018, p. 6 – 7.

这可能被视为一种涉及独特技术的独特主张。以前的技术并不允许在真实空间之外创造一个空间。很明显，在共享责任领域，如航空、航运甚至在空间法方面，民族国家既共享控制，又分担责任。这是必要的，不仅因为资源（如航道、航空走廊、轨道路径等）有限，而且是为了减轻人员和资产面临的风险。对于网络自由主义者而言，网络空间是不同的，因为理论上有无限的零碎资源，但实践中对个人或可复制的数字资产几乎没有风险。

当然，事实上，网络自由主义者的观点几乎没有什么是正确的。资源或电信带宽是稀缺的，而损害风险以多种形式存在，从简单的版权侵权或滥用个人数据，到在线滥用、仇恨和暴力威胁（包括死亡威胁）。这一事实构成了由凯斯·桑斯坦（Cass Sunstein）、劳伦斯·莱西格（Lawrence Lessig）和杰克·戈德史密斯（Jack Goldsmith）等人领导的反对网络现实主义运动的基础。这场运动审视了现实世界与数字世界之间的联系。就像海商法一样，他们认识到边际调控的有效性。他们关注的焦点不是港口当局，而是互联网的接入点与空间本身的代码。亨利·佩里特（Henry Perritt）指出，网络自由主义者提出的"市政厅民主"（town hall democracy）无法在如此庞大且多样化的空间中发挥作用，因为此空间不存在任何形式的自治社区。相反，他指出，除非国家为了保护个人而实施干预，否则提供访问权限的机构所享有的契约主义与控制将是调控的默认做法。[①]

随着20世纪90年代的辩论在自由意志主义者的市场调控立场与莱西格、戈德史密斯、[②]吴蒂姆（Tim Wu）等数字现实主义者倡导的契约主义与规范立场之间的分裂，学术争论开始集中在为有效调控建模这一更为实际的问题上。从本质上说，如果数字现实主义者是正确的，那么，对于一个由自由意志主义者提出的没有明确边界、没有政府的地方，如

① See H. H. Perritt Jr., *Cyberspace Self-Government: Town-Hall Democracy or Rediscovered Royalism?*, Berkeley Technology Law Journal, Vol. 12, p. 413 (1997).

② See Jack Goldsmith, *Against Cyberanarchy*, University of Chicago Law Review, Vol. 65, p. 1199 (2008).

何建立有效的调控模式呢？安德鲁·默里（Andrew Murray）等人重新审视了“网络空间公民”的作用，并指出合法性仍然来自被统治者，这样的话，“共生调控”模式——为调控矩阵中的所有参与者提供塑造其环境进化发展机会[①]——显得更为可取。伊恩·布朗（Ian Brown）和克里斯托弗·马斯登（Christopher T. Marsden）等人对共同调控的作用展开研究，[②]而克里斯·里德（Chris Reed）则通过重新审视网络空间中法律的权威性与合法性（他称之为“值得尊重”）再次回归可治理网络空间的概念，这是他在与默里合著的书中所要讨论的主题。[③]

当这场学术辩论持续进行时，在更广泛的法律和政策领域发生的事情是调控不力模式，并最终导致失败。政府似乎处于瘫痪状态，没有一个政府想成为第一个调控这种创新性、创造性空间（在该空间，自由似乎创造了经济和公民利益）的政府。政府以一种零散的方式与这个空间保持互动：这里有一些关于侵犯版权的法律，那里有一些涉及仇恨与有害言论的法律，但始终缺乏一种连贯的战略来调控这个已出现的空间。到2010年前后，随着当时网络环境下调控思想主动模式（中介或平台义务/责任）的出现，正如数字现实主义支持者所预测的那样，网络环境的有效调控显然已经通过契约主义被割让给了少数关键的网络平台，这些平台作为“私人民族国家”（private nation states）在各自领域内行动。例如，脸书控制着我们大部分在线社交媒体体验，谷歌母公司Alphabet控制着我们的搜索和大部分移动体验，苹果控制着我们其余的移动体验以及大部分内容体验，亚马逊控制着我们大量的内容体验和大部分物联网，而微软则基本上横扫其余的一切。现实世界的一些国家正在争先恐后地出台各种立法，迫使这些“把关人”按照国家价值观，而不

---

① See A. Murray, *Symbiotic Regulation*, John Marshall Journal of Computer & Information Law, Vol. 26, p. 207 (2008).

② See I. Brown & C. Marsden, *Regulating Code: Good Governance and Better Regulation in the Information Age*, MIT Press, 2013.

③ See C. Reed & A. Murray, *Rethinking the Jurisprudence of Cyberspace*, Edward Elgar, 2018.

是根据把关人的企业价值观,来调控我们的在线生活与体验。

从1995年至今,互联网调控的经验就是一次警告,它适用于所有的新兴技术。由于未能及早采取措施对互联网进行结构性调控,而是将重点集中在个人伤害上,政府未能意识到,他们让市场来控制一种通信技术(该技术依赖网络效应,并可能造成更广泛的系统性风险与影响),结果,我们最终陷入一种类似于20世纪电信业自然垄断的境地,然而,这一次是由于干预失败的结果,而不是设计的结果。

(三)调控人工智能的历史教训:重新引入风险

如今,20世纪90年代对互联网调控的辩论与围绕人工智能和机器学习展开的辩论之间可以看到很多相似之处。首先,人工智能和机器学习与互联网相类似,但与机动车调控、电信调控或无线电调控等截然不同,这似乎并没有引起任何稀缺性问题。实际上,数据集似乎是无限的,而且可以扩展,并随着越来越多的积累而显得更有价值。其次,就像20世纪90年代的互联网调控一样,危害风险被定性为特定的或个人的风险,而不是系统性或结构性风险。在GDPR中,围绕偏见以及随之而来的调控制度存在明确的可识别风险。人们意识到数据挖掘和分析的危害,并对决策系统中的责任与风险进行讨论。甚至有人对人工智能生成作品的版权利益展开讨论,但是,这种讨论就像20世纪90年代对在线内容与材料的风险和危害进行的讨论一样,仍然是零零散散,并植根于具体的危害或风险,而不是人工智能和机器学习的系统性风险。

正在进行的更为广泛的讨论使我们远离法律,甚至是远离传统的命令与控制或者是共同调控与治理等模式,并转向软自我调控和行为准则。这种伦理模式已经采用了通用人工智能行为准则和数据驱动型健康与护理技术行为准则。然而,正如我们将要讨论的那样,这种系统性风险的伦理标准是不够的,尤其是因为它们不仅假定风险是个性化的,而且假定管理风险的关键是个体消费者在市场上所作的选择。根据从1995年至今的互联网调控与治理经验,这种方法将可能导致未来调控的失败。

如果人们根据我们对互联网调控个案研究的经验来预测这种情况

的结果,那么它读上去并不会令人感到愉快。有关人工智能调控的辩论才刚刚开始,人们提出了很多超越伦理的建议。马修·谢勒(Matthew Scherer)提出的第一个建议是,成立一个国家调控机构,由其负责在安全测试后对人工智能进行认证。① 其他不同的建议来自安德鲁·塔特(Andrew Tutt)、奥利维亚·艾德里(Olivia Erdélyi)和朱迪·戈德史密斯(Judy Goldsmith),②他们提出成立一个新的国际人工智能组织,该组织可能会要求各个成员国作出具有约束力的承诺。然而,正如我们可以从互联网治理的辩论中所预测的那样,它们遇到了大量的争论。

首先是人工智能自由至上主义,它的核心主张是:(1)市场会调控;(2)没有一个政府或调控机构有权进行调控,甚至也不具有调控的合法性;(3)社区是合法调控权力的来源。③ 随后出现的是人工智能现实主义,其核心主张是:(1)市场无法控制;(2)核心主体将设定议程,应该成为调控的重点;(3)调控应该关注离散的风险与危害,而不是过程与结构。很久以后,人们可能会意识到,由于政府的支持,很多大型企业已经抢先一步,并通过承包实现在该领域的自治。如今,人工智能与机器学习可能不会遵循与互联网调控相同的路径,因为风险与危害的界定要比互联网更为明确,因此这一次政府采取的行动将会变得更快。然而,令人悲观的是,早期迹象表明情形并非如此。

人工智能与机器学习的一个明显系统性风险是"黑箱"问题。当一个算法系统作出的决定被证明难以用普通人能理解的方式予以解释时,这个问题就会出现。从本质上说,虽然可以在算法系统中观察到传入数据(输入)与传出数据(输出),但它们的内部运作并不能做到很好理解。"黑箱"问题在学术界(甚至更广泛的领域)已经得到广泛讨论。从调控

---

① See M. U. Scherer, *Regulating Artificial Intelligence Systems: Risks, Challenges, Competencies, and Strategies*, Harvard Journal of Law & Technology, Vol. 29, p. 353(2016).

② See A. Tutt, et al., *An FDA for Algorithms*, Administrative Law Review, Vol. 69, p. 83(2017).

③ See G. Gurkaynak et al., *Stifling Artificial Intelligence: Human perils*, Computer Law and Security Review, Vol. 32, p. 749(2016).

的视角而言，备受关注的讨论者无疑是弗兰克·帕斯夸里（Frank Pasquale）。他在2015年出版的《黑箱社会》是或者说曾经是大多数人从调控角度介绍这一问题的必引之作。然而，在该书出版后的四年里，关于如何最好地调控"黑箱"问题几乎没有什么进展。2018年，亚瓦·巴特伊（Yavar Bathaee）在其论文《人工智能黑箱以及意图与因果关系的失败》中得出结论，目前针对"黑箱"问题的法律调控方法（在自动决策的情况下获得解释的权利）对几乎出现在每个法律领域的意图与因果关系测试都构成了直接威胁。①

更令人担忧的是对伦理规范与软治理的依赖。很多人提出放弃调控，并认为人工智能治理的答案可以从伦理道德中找到。学界从两个方面抵制这种观点：一个是经验性的，另一个是规范性的。规范性层面的反对意见在于，为了列出良好行为所要求的清单，这种趋势导致法律（包括调控在内）在辩论中被边缘化，进而更加倾向于关注这些软治理形式。这种"伦理洗白"导致产生很多重大问题。当公司自愿的道德承诺与法定的商业义务相冲突时，我们就不难看出，为什么遵守法定义务会胜出。此外，数据和人工智能行业缺乏软治理方法发挥作用的关键性行业特征：没有长期存在的良好行为规范，没有将原则转化为实践的成熟方法，也没有许可机构。经验层面的反对意见可能存在20世纪80年代和90年代关于互联网和数据伦理的辩论之中，但现在已不复存在。当时就像现在一样，出现的争论在于，伦理是否优先于更严格的治理形式。实际上，如果你读过詹姆斯·摩尔（James Moor）的经典论文《什么是计算机伦理?》，那么你会发现，摩尔所观察的伦理风险与当前关于人工智能伦理的辩论有着明显的相似之处：计算机在逻辑上是可塑的，因为它们可以被研发并塑造来完成任何活动，只要这些活动以输入、输出和连接性逻辑运行为典型特征。由于逻辑适用于任何地方，计算机技术

---

① See Yavar Bathaee, *The Artificial Intelligence Black Box and the Failure of Intent and Causation*, Harvard Journal of Law & Technology, Vol. 31, p. 938 (2018).

的潜在应用似乎是无限的。计算机是我们拥有的最接近通用工具的东西。事实上,计算机的极限在很大程度上就是我们自己创造力的极限。①

这场伦理辩论在整个20世纪80年代和90年代都很活跃,但在21世纪初基本上消失了,原因非常明显,那就是,人们需要调控与治理,而伦理显得过于软弱,以至于无法控制一个日益复杂且具有庞大商业价值的领域。同样,如果假设我们处于1991~1992年的互联网调控时间轴上,那么,关于伦理的讨论是可以预期的。然而,我们的经验是,对于那些不想设定硬性标准的政府而言,通过伦理行为准则进行软调控的诱惑就是一种依赖。最终,尽管契约调控取代了伦理,但因这一错误造成的讽刺将变得显而易见。

(四)我们需要的调控

关于互联网调控的争论以及目前有关人工智能和机器学习的争论都围绕以下问题展开:不同类型的机构或团体进行调控的权力与合法性;不同类型干预的有效性,如许可、准则、合同、政府规则;组织结构,尤其是国家政府与跨国运营商之间的地域错配;诸如伦理与法定义务之间的制度性冲突;不同行为人的动机,如企业、立法者、政府等;谁的规范性价值应该占据主导地位,是作出个人选择的个人价值观,还是"市场"(那些在实践中占据支配地位的平台提供者)价值观,或者是国家价值观。

争论往往还集中在技术及其相关参与者身上。借鉴其他领域的调控制度进行分析,或者进一步通过抽象理论来考虑调控制度由什么组成,这是相对罕见的。应该记住的是,"调控"或者事实上是"调控治理"是在公众与学术辩论中都具有丰富内涵的术语。

因此,我们需要做一些初步的界定,以避免误解。首先,我们在这部分使用"国家"和"非国家"这两个术语,是为了从广义上区分那些具有

① See J. Moor, *What Is Computer Ethics*? Metaphilosophy, Vol. 164, p. 266(1985).

法定义务的调控机构与那些没有法定义务的调控机构，同时认识到，在实践中，两者在无数不同类型的关系中相互作用。国家/非国家的层次结构是不能假设的。所谓调控（和调控治理），指的是为了解决一个集体问题或者达到一个或多个确定目标，持续且有针对性地尝试改变他人的行为，采用的方式通常（但并不总是）是规则或规范的组合及其某种形式的实施与执行手段，这些手段既可能是合法的，也可能是非法的。调控功能可以主要由一个行为人行使，也可以分散在某个系统内的多个行为人之间。在履行调控功能（包括问题/目标的界定）时，行为人的分散或碎化程度越高，制度的多中心性就越明显。调控制度、系统或网络是由一组相互关联的行为人所组成的，他们为了实现一组目标而试图共同解决一组特定问题，其边界由所解决问题的定义来确定，并随着时间推移具有一定的连续性。

这里提出的论点依赖对调控系统展开离中心分析或多中心分析。它的概念核心由五个中心部分组成：（1）复杂性，包括概念上的复杂性以及所涉行为人和组织的复杂性；（2）权力、能力和责任的碎化；（3）系统或网络中，所有行为人尤其是调控者与被调控者之间不可避免的相互依赖关系；（4）行为人因享有行使代理和选择的权力，而具有的内在不可治理性；（5）在执行调控时，明确拒绝公私之间的区分。

因此，离中心分析将注意力从国家或全球层面的单个调控机构转移开来，同时强调在特定领域构成调控制度或调控网络的众多行为人以及他们之间的相互作用。而且，它强调调控战略既可以是混合式的（将政府、私人和其他非政府的行为主体紧密结合在一起），也可以是多方面的（同时或依次使用大量不同的战略），而且通常也可以是间接的（包括利用中介机构或“看门人”，如保险公司、审计机构、咨询机构和其他机构等的职位权力）。就问责而言，这种离中心分析要求承认在某个调控制度内的多重问责制以及问责机制可能必须采取的有效形式。

一旦我们从概念上将调控或者调控治理理解为由几个要素组成的复杂多中心系统，我们就能很快发现，在实践中，调控通常都是复杂、混乱和高度不完善的;解决难题涉及不同的人和组织之间的复杂互动,他们往往具有冲突的或者至少是不同的利益、理解和价值;而且,它还通常要求创造、调整和实施大量的技术,这些技术可能彼此交叉,也可能相互分离。因此,调控经常会失败也就不足为奇了。令人惊讶的是,它竟然成功了。

那么,我们如何退后一步来分析某个调控体系,来创建某个框架帮助我们设计一种体系,同时思考某个特定体系的不同配置如何在实践中发挥作用?

在去中心化或者多中心分析的基础上,我们应该将调控视为一种特殊形式的社会系统,该系统有六个核心要素,所有这些要素不断相互作用,进而产生一个动态系统。

第一个要素是目标和价值。理论上,一个合乎逻辑的起点(尽管在实践中不一定如此)应该是目标和价值,也就是调控系统试图实现什么,它试图维护哪些价值?自20世纪80年代以来,调控盛行的标准经济学理由是纠正市场失灵。但是,正如我们看到的那样,调控的意义总是不仅限于此,或者说根本就不止于此。正如前述历史表明的那样,调控的重点一直是协调稀缺资源的管理及其管理风险。调控的目标可能还在于控制权力,引入调控在于维护特定群体的基本价值,如至少在某些社会中存在的平等、非歧视、法治等原则以及在当前辩论中非常突出的隐私问题。

确定一个调控系统旨在实现的目标可能比看上去更难,因为目标和价值往往不明确、不成熟,或者就像当前辩论所表明的那样,它们是相互冲突的。就人工智能和机器学习的一些更为技术性的需求达成一致是可能的。例如,在技术标准上达成一致,从而实现协调或互操作,或者就科学评估不同算法的科学质量与稳健性,以及它们对正在执行的不同任务的可靠性与适当性达成一致。即便如此,评估也可能在我们讨论科学的社会解释之前就存在科学上的争论。国家内部与国家之间的不同群体在与来源、用途、保护和所有权相关的伦理原则等明显具有价值判断的问题上确实存在分歧，同样存在分歧的问题还包括算法学习所依赖的数据集中数据的可靠性，以及不同模式的人工智能在不同背景下的用途。它们还极有可能在更为基本的价值上存在分歧，尤其是不同价值之间的适当权衡，如隐私与安全，或者个人权利与集体权利的平衡。在决定如何管理一项既能提供社会效益，又可能造成重大危害的技术时，这种权衡变得更加尖锐。我们也从调控技术（以及使用技术作为调控工具）的长期历史中了解到，纯粹的技术问题不能，也不应该与那些主体性、伦理或价值问题相分离。我们可能对亚马逊和网飞（Netflix）的算法可以从相似的数据集中得出高度不同的结果感到满意，但是，一旦人工智能从我们生活中的"自由裁量"部分（如在线购买消费品）转向我们的治理、司法决定、医疗保健、教育或福利系统的核心要素部分，此时，价值就会变得越来越有争议，权衡就会变得更加尖锐，风险也会大大增加。

到目前为止，有关人工智能的大部分讨论涉及目标和价值的作用，并以伦理学的语言展开讨论。但是，识别并认同目标和价值只是调控系统的要素之一，该要素必不可少，但绝不充分。调控还要求行为人和组织改变他们的行为，因此，理解任何调控系统的第二个和第三个要素对于理解其动力和提高其有效性都显得至关重要。调控可能是为了让个人改变他们的行为，通常是那些作为消费者的个人。如果消费者试图改变他们的行为，我们需要对消费者如何以及为什么会有这样的行为具有非常深入的理解。而我们才刚刚开始理解线上行为，它们与线下行为的关系，以及平台提供商如何以几个世纪以来广告商一直努力采用的方式来故意操纵行为。现在数据和人工智能所允许的方式因数量级原因而变得更加复杂。与之相比，在政策制定中，特别是在由经济学家主导的领域，假定消费者行为的理性行为人模式具有的局限性存在时间过长，尽管因增加心理学和行为科学的使用正在取得积极进展，但在一些文献和政策讨论中，该模式仍然显得非常顽固。此外，与之相关的不仅是消费者行为，而且包括调控系统所涉及的所有行为。在这种情况下，这将包括人工智能的设计师，以及在某种程度上表现出主观能动性的人工智能本身。

此外,调控系统由一系列组织化行为主体组成。这些主体可以被安排成在全球、区域、国家和/或国家以下各层面运作,并且或多或少正式的多层次结构,或者被安排成较为松散的多边配置,它们可以竞争、合作或者仅仅是共存。金融监管提供了一个有趣的模型。2008 年全球金融危机爆发后,G20 集团成立了金融稳定委员会,负责制定监管原则,二十国集团和非二十国集团国家都一致同意通过区域和国家层面的层叠规则系统实施这些原则。还有一个系统负责监测执行情况,审查其影响力和效力。如前所述,关于互联网调控争论的各个方面,以及目前有关人工智能和机器学习的争论都正确地聚焦于组织设计。但仅仅设计和创造组织结构还远远不够。承担任何调控职能的机构都要具备必要的能力和相关资源来实现这些职能,其中包括物质的和人力的(如资金、专业知识、组织系统和流程、学习能力等)、社会的和政治的(如权力、权威、合法性等),这一切都取决于它们行使的职能。例如,负责审计合规性的主体与制定规则或对违规行为实施制裁的主体需要具备不同的能力。组织化的行为主体还需要有动力来使用这些能力,以进一步推动实现调控系统的既有目标,这可能不一定与其自我利益相一致。例如,在合规文献中,"善意、但无知的"受调控者与"恶意、但充分知晓的"受调控者都是大家熟悉的角色。而且,任何涉及人工智能的调控系统都必须超越国家管辖范围或公司范围,无论它们的规模有多大都是如此。因此,国际合作至关重要,但目标可能会有争议,利益和能力可能不相一致,这似乎没有什么不寻常之处。因此,理解和预测调控机构相互作用的动态对于分析、建立和维护调控系统或网络都是至关重要的。

而且,组织化行为主体之间的互动对于理解调控制度或网络动态也非常关键。调控通常是某些组织(如调控机构/调控者)对另一些组织(如受调控机构/正在接受调控之人)采取行动的过程。对调控者与受调控者之间的互动(如关于如何执行规则、如何实现合规的辩论等)都得到了很好的研究。但是,调控机构以及那些寻求建立调控系统的机构需要时刻关注受其调控的组织具有的背景:市场结构是什么;谁是主导性参与者;它们的动机何在;市场如何运作;等等。这包括但远远超出那些主流平台,并深入那些开发和部署人工智能的利害关系方。我们知道,被调控者的内部治理与运作对于调控的成败至关重要。因此,我们还需要关注一个经常被忽视的领域,即调控者自身的内部组织动态。正如调控失败和调控成功的长期历史告诉我们的那样,在所有情况下都可能出现生产性互动和非生产性功能失调。更为重要的是,混合性让我们注意到如下事实:大型组织可以同时成为受调控者(它们执行来自其他地方的标准)和调控者(它们开发系统来激励和确保遵守他人和自己的规则)。

调控系统的第四个要素是调控者对其调控对象的认识和理解。这不仅包括基于特定认识论的技术知识,而且包括调控运行环境涉及的系统知识。当调控制度的重点在于管理风险时,这一要素显得尤为重要。例如,导致金融危机的原因在很大程度上是因为未能理解金融市场的实际运作。我们在前文已经讨论过,正是观察和理解互联网的特定方式具有的支配地位导致人们"无视"它所发挥的结构性和系统性作用,进而造成人们忽视了它所构成的风险和可能产生的影响。在人工智能背景下,如果我们不想犯同样的错误,那么与那些正在开发人工智能的人进行深入接触是必不可少的。在很大程度上,人工智能是一种由社会创造的计算模型或设备的技术系统:理解正在部署的核心概念,包括什么和排除什么的决策规则,以及选择标准和验证标准,这些对于发展和理解这项复杂的技术都显得至关重要。尽管如此,我们还需要理解人工智能正在被使用和部署的市场和其他环境。正如上述电信和互联网调控的历史所表明的那样,对技术及其呈现的"问题"之性质的认知框架,再加上那些根深蒂固的关于国家合法性作用的政治哲学,可能导致人们既看不到,也接受不了由政府主导的结构性干预的必要性。

因此,调控机构如何看待它们所处的世界和它们所必须解决的问题(以及它们设计的任何解决方案具有的可接受性)是第五个要素的关键,也就是调控工具与技术的设计和操作。这一要素通常是辩论最为集中的地方。应该何时实施调控,是在技术进入阶段(批准阶段),还是取决于技术的使用方式,抑或在技术造成伤害时提供赔偿?经济技术(如价格控制、税收等)在改变行为方面发挥什么作用?调控什么时候应该关注市场结构,又什么时候关注企业或消费者的行为就足够了?我们可以在多大程度上依赖市场内缔约权力的对等性来解决这些问题?我们什么时候需要对这些契约进行调控,从而确保维护集体价值和/或克服权力不对称?什么时候使用"助推"技术改变行为是合适且可能的,或者说什么时候需要规则?如果需要规则,它们的法律地位应该是什么?它们的形式应该是什么?调控者应该使用标准、规则和/或原则吗?它们在什么情况下,以何种组合方式来使用?我们是否可以,或者说是否应该对利用包括人工智能在内的技术进行调控?遵守的最有效方式是什么?违约应该受到何种制裁?谁来制裁?调控应该如何评估、何时评估,以及由谁来评估?等等。

对于任何习惯于思考调控的人而言,所有这些都是非常熟悉的问题。在考虑如何在人工智能背景下回答这些问题,尤其是在不同情境下使用人工智能时,我们可以借鉴之前的调控体系,无论是涉及电信和互联网等密切相关的领域,还是涉及风险和技术(包括诸如金融模型等计算技术)调控的其他特殊领域,甚至是植物和人类基因工程等伦理争议领域。一般来说,如果风险落在个人身上,并且可以得到补偿,那么调控就由事后责任制度组成,如疏忽、合同、产品责任或食品安全的法定制度等,这些制度可能会由,也可能不由国家或非国家监督和执法活动予以补充。如果个人伤害的风险很大,以至于需要采取更加具有预防性的方法,那么那些制造此类产品或者提供此类服务的人可能需要获得特定的授权(如金融服务)。如果风险落在个人身上,但无法补偿或者"深表遗憾",如生命威胁,那就需要通过发放许可证、持续的监测与执法等方式强加更为严格的事前要求,同时,对于同意接受风险的标准也会更高(如药品许可和同意接受治疗)。另外,如果风险是系统性的,即使这些风险仍然具有可补偿性,那么依赖个人对风险表示同意的那些系统是不充分的,同样需要事前调控和事后补救。支付系统就是一个很好的例证,事实上,上面的争论在于,互联网本应被视为构成了这样的系统性风险。如果风险是系统性的,并且损害不具有可补偿性或者不可补救,那么调控制度就是事前的,通常具有高度的限制性,尤其要对开发和部署强加调控,同时需要进行广泛的试验和严格监管。例如,转基因生物的使用,干细胞治疗,或者涉及航空或核电等情形。

最后,也是最为重要的一点,是信任与合法性问题,以及由此产生的问责制。所有调控者都需要一种政治和社会许可才能采取行动,不管他们是谁。对于在自我强加的调控制度下运营的公司而言,信任与合法性诉求同国家调控机构,或者将调控规范强加给他人的跨国组织(包括那些与政府无关的机构,如 W3C、IETF 等),或者那些充当调控者角色的机构需要积极创建这种合法性一样至关重要。调控系统需要得到相当数量合法群体的信任并被视为具有合法性才能发挥作用,即使它并不被普遍视为具有合法性。这些群体包括那些依赖调控系统保护或支持他们的那些人(如公民或消费者)以及它正在寻求调控的那些人。有四个核心的合法性与问责要求,它们通常由这些合法群体以不同组合形式提出来,我们可以看到,这些要求在涉及互联网调控的辩论以及当下对人工智能的辩论中都得到了呼应:基于宪法价值(如法治、程序公平、问责等)的主张,基于规范价值(如实现正义、伦理、可持续性等)的主张,基于民主价值(如对话、参与、代表、问责等)的主张,以及基于功能表现(如有效性、专业知识、效率等)的主张。然而,每个团体或合法群体的要求可能会朝着不同方向发展,因此,维持信任与合法性是一项需要透明与持续参与且不断发展的任务,这在管理风险背景下尤其困难。

这种系统框架对那些寻求"一揽子"解决方案的人来说没有吸引力。它故意放弃采用"工具箱"方法来设计调控和相关的问责机制,实际上,这种方法已经盛行了很长时间。与之相反,它提供了一种框架,从而使我们能够系统地思考任何调控系统的各个组成部分。同样重要的情形在于,我们要明白,任何一个系统都不是孤立存在的,而是经常以重要且复杂的方式与其他系统相互作用。尽管如此,它是一个框架,旨在设计调控系统,理解调控系统的动力,分析调控系统失灵的深层原因,思考调控系统任何部分的改变所造成的潜在影响,并帮助我们理解每个系统要素需要如何运作并承担责任,如果调控既有效又可信的话。

对我们来说,把人工智能与机器学习放回一个盒子里已经太晚了。可能在已经受到严格调控的领域,如医疗产品与应用,人工智能或机器学习的使用将需要事先获得调控机构的批准。但是,即使它们被现有的调控网络捕获,也几乎没有证据表明,调控机构有必要的能力适当评估人工智能在其调控领域的所有实际和潜在用途。知识和技能的不对称性在人工智能的高度技术性领域被放大。我们可以从当前多个领域的争论中看到,现有的调控系统根本没有捕捉到人工智能和机器学习的用途,从而允许它们在现有调控边界的外围运行或者完全与之避开。目前由企业主导的局面意味着,人工智能的开发与营销方式很可能与互联网产品和在线服务相类似。产品和服务将同时存在消费市场与商业市场,而且,它们很可能会以零敲碎打的方式受到调控(如果有调控的话)。然而,正如前文所述,政府本身也在迅速使用人工智能提供福利(如教育、医疗保健等),并行使政府的核心职能(如警察、司法等),事实上,这就是在发挥调控本身的功能。① 此外,我们从其他领域的长期调控历史中了解到,公司、政府机构、非政府组织和其他机构都将寻求向政府和消费者保证,不需要正式的调控,它们能够也将会按照伦理行事,并采取准则和伦理委员会这样的手段来证明自己的这一承诺。然而,我们从历史中也了解到,伦理承诺对于有效调控至关重要,甚至是必不可少。但在缺乏非常具体条件的情况下,仅凭伦理承诺是不够的,而且这些条件在竞争激烈的市场中很少存在。

---

① See K. Yeung, *Algorithmic Regulation: A Critical Interrogation*, Regulation and Governance, Vol. 12, p. 505 (2018).

尽管如此,目前学术界对人工智能伦理展开的争论已经成为政府和非政府间话语的焦点所在。英国政府通过发布《理解人工智能伦理与安全》的一般指南来应对新兴人工智能与机器学习的挑战,该指南要求参与人工智能项目设计、生产和部署的公共部门的任何人都要考虑项目每个阶段出现的伦理因素。与此同时,英国政府还发布了针对特定部门的指南,如《数据驱动的健康和护理技术行为准则》,该准则也采用了一种伦理框架。对伦理的关注如此强烈,以至于英国新成立的人工智能咨询机构在其标题中就有伦理字眼。英国“数据伦理与创新中心”的成立是为了确定我们如何在自由民主社会的伦理和社会约束下充分享受数据驱动技术带来的潜在好处。在欧洲,由 4 名律师和 7 名哲学家或伦理学家组成的“人工智能高级别专家组”也将重点放在伦理标准,而不是法律或调控标准上。尽管值得信赖的人工智能框架要求人工智能应该具有合法性,但这只是一个要求,即它“遵守所有可适用的法律法规”。因此,合法的人工智能意味着满足法律法规一般要求的人工智能,没有迹象,也没有意图提出对人工智能进行具体调控,或者说确实修改这些法律法规以适应人工智能带来的特殊挑战。

如果我们试图控制企业和政府使用人工智能和机器学习的方式,那么伦理就不能取代法律或其他形式而作为正式调控。与学术提议不同的是,新的调控制度很少以完美形式出现在一张空白画布上,它们总是处于现有的环境之中,通常涵盖了现有的规范与规则、现有的组织结构,以及具有特定行为、认知框架、能力和动机的行为主体。在此,我们旨在呼吁法律人或者更广泛意义上的调控机构参与辩论,并推动从道德框架到法律/调控框架以及如何设计这些框架的讨论,但是,我们也呼吁承认任何调控治理体系的动力与组成部分,即使是引入相对较小的变化,更不用说寻求设计更为激进的方法了。与此同时,我们还呼吁,当不同的参与者在不同的环境中开发和使用人工智能和机器学习的不同模式或技术时,要采用更为差异化的方法来应对不同类型的风险,并不断测试我们对所涉及的风险/收益权衡的理解。正如金融危机所表明的那样,如果我们建立调控系统的基础是对我们试图调控的系统(包括其技术)具有的动力存在根本性误解,那么结果可能是灾难性的。

尽管如此,我们认为,虽然人工智能调控的整体制度具有连贯性这一点很重要,但它不需要,也不应该孤立于现有的调控制度之外运作。如果一项活动已经受到特定调控制度的调控,那么在该活动的开发或部署中使用人工智能(如在医疗或设备的开发中)将会在现有调控制度的范围内被捕获。那些调控者需要为人工智能的使用制定规范,而且动作要快,但机制已经存在了。在人工智能正在被使用的领域,并且目前没有调控或者调控处于现有制度的边缘地带,我们将不得不依赖现有的法律原则。例如,适用一般法律原则(尤其是人权原则)可以为人工智能的一般调控提供一个临时框架。但是,一般法律框架(如过失的法律规定)在以实现总体社会目标的方式,适当地用于管理风险或归因责任的程度是有限的。

还有一些风险在于,如果我们让现有制度来进行应对,那么我们最终得到的将不是一个连贯的体系,而是一个存在重叠且目标和逻辑相互冲突的拼凑式调控。而且,由于众所周知的原因,依赖个人向法院提起诉讼的执法系统可能不如公共执法系统更为有效。设计和操作都需要协调。然而,在开发新的集成系统时,我们不需要无所事事。此外,使用上述大家都非常熟悉的风险调控框架来分析人工智能的特定用途在哪些情况下会造成何种类型的风险,这可能是开始设定调控制度的高效方式,这些制度针对其用途可以作出适当调整。

实际上,我们可以采取这种基于风险的方法,探讨使用人工智能作出决策的责任可以或者应该如何归责,至少可以考虑先作为一种临时措施,同时设定更为合适的制度。我们可以设想根据所使用推理方法的透明度来归责。对此,我们需要区分事前透明度与事后透明度,前者是指决策过程可以在人工智能被使用之前得到解释,后者则指决策过程事先不知道,但可以通过在相同情况下测试人工智能的表现予以追溯发现。任何涉及透明度的法律都必须明确规定需要何种透明度。重要的是,仅有一些算法方法有助于事前透明度,特别是那些依赖决策树的算法。在此,推理可以提前说明。然而,在其他算法技术(如神经网络)的情况下,机器处理数据的过程就是学习的过程,因此不可能事先阐述推理过程。事后解释这种推理也是不可能的,或者说至少不太容易。实际上,要求事前透明度会禁止使用那种特定技术,即使该技术可能产生更好的结果。尽管如此,测试神经网络技术(如它的可靠性与可复制性)是可能的,同样可能的情形还有检查特定算法的开发过程,其中包括数据集、训练方法和测试过程。在对个人造成伤害并可以得到补偿的地方,无论是没有透明度,还是事后透明度都应该是充分的。然而,如果没有明确的社会利益,而且造成的损害具有系统性且不可补偿(如侵犯人权),那么只有事前透明度具有可能性的制度才应该被允许。此外,仅仅要求透明度可能是有效的,而且无须考虑信息被传递给谁以及他们理解信息的能力如何。存在很多披露要求的例证,它们最终使消费者感到困惑,因为它们事实上考虑的是全面性,而不是可理解性。

这种使用风险/收益计算来分析我们应该要求何种形式的透明度所呈现的结构化方法,将我们带入调控主义者非常熟悉的领域,即上文概述的基于风险的新技术调控。因此,它有助于我们更为系统地发展人工智能和机器学习的调控制度。我们可以看到欧盟在数据方面正在朝着这个方向采取步骤。根据GDPR的规定,数据控制者被要求以透明的方式处理数据,并对数据分析中使用的流程进行解释。就人工智能而言,作为第一步,人工智能开发者的年度透明度报告可以证明这种具有历史意义的解决方案,直到更为正式的规范被制定为止。这符合英国上议院通信和数字委员会的建议,即数据控制者和数据处理者应该被要求发布年度数据透明度声明,同时符合英国信息专员就解释基于人工智能的决策指导意见进行的咨询。

尽管如此,透明度只能起到部分作用,我们需要一个更为强大、更为全面、更为连贯的系统来调控人工智能和机器学习的开发与使用。我们如何设计、创建和运行这些调控系统显得至关重要。如果我们允许人工智能的调控和治理模式在接下来的 5 ~ 10 年任其自然发展的话，就像 1995 ~ 2010 年互联网发生的情形那样，我们将会发现，自己用了 20 年时间应对人工智能的发展后所处的地位同我们现在应对线上内容与活动一样没有发生任何变化：受少量公司的摆布，这些公司通过私人合同订购以及（包括国家在内的）公共调控者的直接控制和影响之外的方式调控市场与活动。

二、美国智能医疗现有调控模式及其局限

在美国，医疗保健安全调控的基础是双重的：各州的医疗实践法案以及那些要求批准和监督药物与设备的联邦法律。前者已经存在一个多世纪，后者涉及药物的法律有 80 多年的历史，而涉及设备的法律也有近 50 年的历史。[①] 医疗实践法案中的核心概念是“医疗实践”。在设备调控中，“设备”指的是美国《联邦食品、药品和化妆品法案》（FD & C Act）中所包含的功能性定义。[②] 随着时间推移，这些基本的调控准则又加入一些零散的附加规定，旨在调控特定的实体（如医院）或者具体的活动（如数据保护和涉及人类主体的研究）。

在很大程度上，对医疗保健人工智能调控的审查集中在 FDA 设备调控的可适用性以及数据保护法律的充分性两个方面。最近，特别是当替代言论占据上风时，它已经被各州的执照管理局给盯上了。

“医疗设备”和“医疗实践”这两个核心概念并没有被正式联系起来。前者是联邦法律的一项功能，也是设备供应链调控的组成部分，后者是指行使州的警察权力对临床医生进行调控。FDA 还明确表示，它不调控医疗实践，比如哪些医生可以使用某个设备以及如何使用该设备。[③] 尽管如此，两个调控系统确实相互依赖。例如，我们很难想象，

---

① See The Medical Device Amendments of 1976, Pub. L. No. 94 - 295, 90 Stat. 539 (codified as amended in scattered sections of 21 U. S. C.).

② See 21 U. S. C. § 321(h) (2018).

③ See Buckman Co. v. Plaintiffs' Legal Committee, 531 U. S. 341, 350 (2001).

FDA 会批准在柜台上销售外科手术机器人，而诸如隐形眼镜等一些设备需要由各州的被许可人开具处方。

我们认为，这些路径依赖的标准在确定是否以及在何种条件下应该批准或分配智能医疗方面都不是特别有用或透明。具体言之，放弃或补充医疗设备和医疗实践作为医疗保健人工智能的调控标准是我们的核心宗旨。这不仅是因为它们不足以处理与人工智能相关的风险与收益，而且是因为它们都已经成为调控模式的过时标准，无法充分认识到智能医疗所涉及的人类与技术领域的根本性交织。

尽管如此，我们仍以 FDA 的设备调控与医疗许可作为起点展开阐释，然后探讨影响智能医疗实施的其他调控模式（如隐私与保密、偿付、市场力量以及诉讼）。

（一）设备调控

医疗设备调控的概念相对较新，它由 1976 年美国《医疗设备修正法案》（Medical Device Amendments Act）正式提出。调控——如上市前批准或者上市后监管——取决于一个简单定义的功能阈值，结果发现调控的对象是“设备”，其使用目的在于诊断疾病或其他症状，或者用于治愈、缓解病症、治疗或预防疾病，或者影响人体的结构或任何功能。[①]

FDA（以设备为基础）的调控程序涵盖了从压舌器到机器人辅助的微创手术系统的任何东西。正如尼克尔森·普莱斯（Nicholson Price）解释的那样，面对迅速发展的技术，这种“零碎方法”已经导致调控过度和调控不足等问题。[②] 因此，真正的问题在于，FDA 是否能够跟上数字健康，特别是智能医疗的快速创新。

美国国会试图在《21 世纪治疗法案》（the 21st Century Cures Act）中帮助那些初级医疗调控机构摆脱困境，并努力应对新兴技术。尽管该法

---

① See 21 U. S. C. § 321(h) (2018).

② See W. Nicholson Price Ⅱ, *Regulating Black-Box Medicine*, Michigan Law Review, Vol. 116:421, p. 451 – 457(2017).

案将一些医疗保健软件从“设备”的定义中移除,但大多数被移除的应用程序(如计费软件和健身追踪器)已经成为次级调控指南的主题,这些指南表明调控机构享有调控自由裁量权。而且,立法并没有真正解决调控的不确定性问题,因为有些条款可以将一些具有风险配置(以及逐渐具有人工智能特征)的软件形式(如临床决策软件)重返受调控范围。[①] 因此,FDA 不得不再次诉求解释性和澄清式次级调控指南。例如,FDA 已经发布关于医疗软件以及面向医生和面向病人的病人决策支持软件的新指南。

就此而言,以 IBM 的沃森健康系统(Watson Health)为例。据报道,IBM 已经游说美国国会授权沃森系统享有设备调控的豁免权,并在一定程度上支持了《21 世纪治疗法案》所规定的对部分医疗软件放松管制,从而导致前面讨论的某些软件被排除在外。据推测,IBM 的立场是,沃森系统属于《21 世纪治疗法案》规定的临床决策支持(CDS)软件的豁免范围,因为它帮助医生进行诊断和治疗。然而,随着人工智能的不断发展,这种论点的力量不可避免地会减弱。《21 世纪治疗法案》在人工智能占据主导地位的临界点上静候这些产品问世,在这个临界点上,人工智能将超越“支持或向医疗保健专业人士提供建议”,或者不再允许“此类医疗保健专业人士独立审查此类软件所提建议的基础是什么”[②]。例如,如果建议是基于非公共信息或者那些无法预期的医疗保健专业用户独立理解的信息,那么 FDA 就不会将独立审查解释为已满足要求。

尽管 FDA 遭到或明或暗的批评,但很明显,它于 2017~2019 年在斯科特·戈特利布(Scott Gottlieb)局长的领导下大力推进了调控流程的前沿改革,并艰难地重新设定了自己所面临的安全/创新二元对立。例如,在 2018 年 4 月的一次演讲中,戈特利布指出,“人工智能对未来医

---

① See 21 U.S.C. § 360j(o)2)(b) (2018).

② 21st Century Cures Act, Pub. L. No. 94-295 § 3060(a) (2018).

疗有着巨大希望……我们还必须认识到，FDA 对医疗产品调控的常规方法并不总是适合诸如数字健康等新兴技术或者该领域的快速发展。如果我们希望美国病人从创新中受益，FDA 本身就必须像我们调控的技术一样具有灵活性与创新性”[①]。

FDA 的《数字健康创新行动计划》是多方面的，在某种程度上依赖于建立内部专业知识来应对新兴技术。更具有实质意义的是，它似乎符合普莱斯的模式，即“将更为温和的预先调控与通过强大的上市后监控来监测算法在现实情境中的表现”相结合。[②] 位于 FDA 核心地位的还有一些更小的组成部分，如对药品制造商随处方药一起分发的软件输出采用以风险为基础的自由化方法。《数字健康创新行动计划》的核心是 FDA 的预认证计划（precertification program），该计划旨在通过使用基于认证制造商及其安全测试协议的设备批准代理，更好地协调调控与技术迭代周期。最新的迭代说明，FDA 基于硬件的医疗设备调控的传统方法并不适合用于更快的软件设备功能的迭代设计、开发以及验证类型。该计划的目标指向的是“作为医疗设备的软件”（SaMD），它可能包括使用人工智能和机器学习算法的软件功能。

FDA 最近的一份讨论文件强调了传统调控机制面临的问题。到目前为止，由 FDA 许可或批准，并以人工智能/机器学习为基础的 SaMD 都使用了“锁定”（locked）算法，这表明未来对算法的更改需要额外审查。尽管如此，正如 FDA 指出的那样，并非所有基于人工智能/机器学习的 SaMD 都被锁定，有些算法会随着时间推移而适应。与最初因一套既定输入而批准的输出相比，这些具有持续学习和适应能力的人工智能/机器学习算法可能会提供不同的输出。FDA 为这些解锁算法提出的框架在某种程度上是以预认证计划为基础，并采用“总产品生命周期

---

① Scott Gottlieb, *Commissioner*, *Food & Drug Admin.*, *Transforming FDA's Approach to Digital Health*, FDA(26 April 2018), https://www.fda.gov/NewsEvents/Speeches/ucm605697.htm.

② See W. Nicholson Price Ⅱ, *Regulating Black-Box Medicine*, Michigan Law Review, Vol. 116:421, p. 458(2017).

调控方法”,该方法要求基于风险的算法开发协议以及对算法变化的可靠监测。

尽管批准时间的缩短和诸如预认证计划等快速模式可能会推动创新,但最近大量的设备审批还是引起人们的普遍担忧。美联社 2018 年底发表的一份研究认为,FDA 因奉行“世界第一”的政策而批准新的设备已经导致年度批准总量增加了两倍,与此同时,它发布的安全警告信的总数却下降了 80%。①

(二)许可(执照)

从最广泛的意义上说,人工智能需要从公众那里获得基于可信度的运营许可证是有争议的。就更为狭义的情境(如专业执照)而言,似乎值得怀疑的是,负责执业医生和其他临床医生执照和纪律的各州执照管理局是否与智能医疗的调控存在一种敏感关系。当然,据报道,机器人能够通过某些国家的医师资格考试,这一事实并不能说明医疗实践的实际情况。②

医疗执照的标准是医疗实践。在美国大多数州,这包括自己被授权在某个管辖区内行医,开具处方或管理药物,诊断和治疗疾病,进行外科手术,或者发表医学意见。一般而言,没有执照行医是违法的。获得执照的人必须遵守道德准则(如诚实与透明)和法律准则(如保密与合理注意)所要求的职业行为标准,并在违反这些标准时受到纪律制裁。

或许令人感到惊讶的是,医疗执照调控在此确实很突出。首先,最直接的说法可能在于,未来人工智能(以及可能的诊断性或程序性人工智能)根据各州法律被视为“医疗实践”,需要获得许可证,并受各州不同的其他委员会要求的约束,可能会包括诸如记录保留和保密等事项。

---

① See Matthew Perrone, *At FDA, a New Goal, Then a Push for Speedy Device Reviews*, ASSOC. PRESS(27 November 2018), https://www.apnews.com/9f8ea03a4d324d1ba5585680d280804b.

② See Dom Galeon, *For the First Time, a Robot Passed a Medical Licensing Exam*, FUTURISM(20 November 2017), https://futurism.com/first-time-robot-passed-medical-licensing-exam.

法院可能会面临这样的争论：许可法律往往使用“人”（person）的语言，而不是指向设备或对象。相反的观点可能集中在识别使用人工智能自然人或法人。

其次，与医疗实践标准相关的法律和组织概念可能会具有更大的关联性。它们包括企业医疗实践（CPM）原则和医疗实践范围等问题。某些州所接受的企业医疗实践原则与医疗实践范围是相互关联的，因为它禁止那些不能获得执照的人（尤其是公司）从事医疗工作或者雇用医生从事同样的工作。这一原则继续存在的正当理由在于维护医生的个人判断和提高护理质量。据推测，智能医疗在某些时候会违反这一规则，在另一些时候又无法充分利用禁令的例外情形，即成为有执照的医院。

另外，与医疗实践相关的情形是其实践范围，也就是由执照管理局或委员会认证确定的执业范围。这对智能医疗的影响是双重的。一方面，可能会出现这样的问题：应该允许医疗保健专用人工智能的哪些方面进行“医疗实践”。例如，为某项任务设计的算法或机器人是否可以用于另一项任务。另一方面，尽管没有在这里被认同，但医疗实践范围可以被调整，以适应智能医疗的调控。执业护士的执业范围因各州而异。有些管辖区允许执业护士在没有医生参与的情况下进行诊断与治疗，另有一些管辖区则要求不同程度的医生参与，内容涉及从按照协议工作到检查他们的工作样本。关于执业医生和智能医疗的交互方式，我们可以想象一种类似的模式。例如，一个自主的人工智能可以被允许治疗某些疾病或者实施某种治疗，只要它在医生的监督下完成或者在医生设定的护栏内采取行动。

再次，一个相关的概念情况是，假定州的医疗委员会不调控智能医疗，它们感兴趣的是医生如何与智能医疗交互，就像目前它们对医生和执业护士之间的跨职业合作以及他们对患者群体的共同管理感兴趣一样。医疗委员会可能会主张对此类关系的伦理监督，关注利益冲突、违反保密义务等事项。医疗委员会也可能会将精力投入维护医生的至上地位。这并不是一个特别新的问题,更早期的情形是加速推进临床决策支持系统的实施。在那里,这个问题被设定为医生自主性问题,即医生是否应该服从收到的警告。①

最后,尽管没有受到严格调控,但组织化医疗具有相当大的游说影响力。各州委员会及其国家协会,如美国国家医疗委员会联合会、美国医学会(AMA)和其他的专业组织都是强大的利害关系人,它们会影响对智能医疗的调控。很多业内人士欢迎医疗新时代的到来。然而,就像几乎每一次尝试医疗保健的颠覆性改革或者甚至是更为温和的改革一样,有些医疗保健的利害关系人并没有进行改变的动力。对其他人来说,采用人工智能或机器人技术只有在不削弱他们的既有地位或赔付的情况下才会受到欢迎。考虑到潜在的经济或其他反对意见,可能会存在这样的风险:有些委员会成员可能会利用他们的许可权和纪律惩戒权来保护自己或其同事的收入来源,即使技术本身已经更为安全或者有新的替代技术可用。在历史上出现过这样的一些例证,如隐形眼镜的分销,在美国之外非处方(OTC)廉价销售的其他产品,以及远程医疗等。在由市场参与者主导的情况下,如果医疗委员会确实误入这些领域,那么根据美国联邦最高法院在北卡罗来纳州牙科检查委员会诉美国联邦贸易委员会一案中确定的指南,可能会援引适用反垄断法。②

(三)隐私与保密

智能医疗将加入移动应用程序和大数据等医疗保健技术的先进行列,这些技术虽然在便利性方面有广阔的前景,但减少摩擦或提高效率一直使人们感到困扰,人们还担心它们会威胁到患者信息的隐私。共享

---

① See David W. Bates et al., *Ten Commandments for Effective Clinical Decision Support: Making the Practice of Evidence-based Medicine a Reality*, Journal of the American Medical Informatics Association, Vol. 10, p. 523(2003).

② See North Carolina State Board of Dental Examiners v. FTC, 135 S. Ct. 1101 (2015) (state antitrust immunity limited in case of medical board market participants restricting teeth whitening services to licensed).

或处理医疗数据的新兴技术不可避免地会引发数据保护方面的担忧。然而,美国有关制度在应对措施的有效性方面尤其受到挑战。

美国的数据保护存在三个根本缺陷。首先,它是使用部门方法构建的,通过为不同部门或行业逐个引入离散的数据保护制度来实施。其次,这些制度倾向于支持某些保守的数据保护模式。一般来说,这些模式调控的是数据管理员如何保护和使用数据(下游保护),而不是数据收集与保留(上游保护)。[①] 最后,也是第一个缺陷造成的后果,不同的领域调控通常伴随一个离散的调控者。即使出现这种模式的例外情况,如美国联邦贸易委员会广泛的跨部门管辖权,它也往往受到明显狭义的数据保护模式的限制,如美国《联邦贸易委员会法案》第 5 条规定禁止"不公平或欺骗性的行为或做法"[②],它在实践中将机构的行动局限于分析隐私政策或卖方的其他陈述或者处理惯犯。

受"涵盖实体"(covered entities)或其"业务伙伴"(HIPAA[③] 实体)控制,并由人工智能或机器人收集的数据,在大多数情况下将会受到 HIPAA 隐私、安全和违规告知规则的保护。这些规则由一个专门的医疗保健调控机构卫生与公众服务部/公民权利办公室(HHS-OCR)负责执行。[④] 与之相比,由非 HIPAA 实体控制的人工智能或机器人将受益于更为慷慨的数据保护模式。该领域的实体仍然需要遵守私人规则(如应用商店或其他分销限制),并应该远离一些高度具体的调控制度(如信用报告)。但除此之外,如果没有"不公平或欺骗性的行为或做法",它们的数据实践基本上是不会受到调控的。例如,如果医院洗衣房、药房的拉车或拣选机、远程显示或护理机器人偶尔捕获了患者数据,

① See Nicolas Terry, *Regulatory Disruption and Arbitrage in Healthcare Data Protection*, Yale Journal of Health Policy, Law, and Ethics, Vol. 17, p. 143 (2017).

② 15 U. S. C. § 45(a) (2018) ("Affecting commerce.").

③ HIPAA 全称为:Health Insurance Portability and Accountability Act/1996, Public Law 104 - 191,尚没有确切的正式中文名称,国内文献一般直接称为 HIPAA 法案,有的称为健康保险携带和责任法案,也有取其意为医疗电子交换法案。

④ See Office for Civil Rights (OCR), Department of Health and Human Services, https://www.hhs.gov/ocr/index.html.

这些数据可能会受到HIPAA的调控。然而,如果个人在消费市场购买了相同或类似的技术(想象一下未来的“最佳机器人购买”大卖场),HIPAA就不太可能适用了。

考虑到这些不均衡的政策环境、对数据保护不必要的狭隘观点以及零碎的执行,人工智能和机器人提出的关键数据保护问题与移动医疗应用程序的可及性以及数据代理商处理医疗数据所产生的问题相类似——调控混乱和套利。这种破坏是由未满足的预期和不确定性所造成的。例如,隐私预期——医疗保健数据在没有任何情境异常的情况下仍然得到充分保护——由HIPAA隐私声明所产生,而不确定性是因HIPAA不适用的情况下识别调控或调控者面临的困难所导致的。套利由作为第三方的数据分析实体所推动,患者或前患者(pre-patient)与之没有任何直接的关系,因此也没有能力主张有限的数据保护权利;数据正在从另一个实体中获得(如前患者购买非处方药物的超市记录)。实现真正套利的途径在于,通过使用非HIPAA数据或“隐蔽来历的”HIPAA数据在HIPAA调控范围之外建立医疗保健数据资料。[①]

(四)偿付

在美国,医疗保健技术是否得到执行很大程度上取决于它的使用是否能得到偿付,这就如同它取决于其他更为直接的调控。一个典型的例证是远程医疗,在宣布对家庭健康远程患者监护实施医疗保险偿付后,它终于显示出强大的发展潜力。

当然,公共和私人付款人已经是复杂的人工智能数据挖掘系统的用户,该系统旨在发现欺诈,并以其他方式分析提供的性能,例如,美国《平价医疗法案》(Affordable Care Act)中医疗保险和医疗补助计划完整性条款授权的那些系统。[②] 然而,由于缺乏强有力的证据证明现有治疗

---

① See Nicolas Terry, *Big Data Proxies and Health Privacy Exceptionalism*, Health Matrix, Vol. 24, p. 65 (2014).

② See Patient Protection and Affordable Care Act, Pub. L. No. 111 - 148 § 6402 (codified as amended in 42 U. S. C. § 1320a - 7k).

的成本效益或相对效益,支付人可能对偿付智能医疗不太感兴趣。健康保险公司对智能医疗的热情也必须仔细审查,原因在于,它们会如何使用自己收集的"生活方式"数据(lifestyle data),尽管《平价医疗法案》禁止医疗承保,但人们还是担心这些数据正在被用来挑选更为健康的病患。[①]

一般来说,医疗上必要的护理可以得到偿付,但实验性治疗或设备不太可能被覆盖。除此之外,偿付是一个政策和激励措施问题。尤其值得关注的是,美国医疗保险和医疗补助服务中心(CMS)[②]在 2018 年 10 月宣布,承认"患者可能会感受到 FDA 批准一项技术和医疗保险支付这项技术之间不必要的差距",感受到地方保险范围确定程序正在经历的变化,以便使"保险范围的决定变得更加透明,更能回应那些为我们的医疗保险受益人带来新的医疗技术的创新者"[③]。CMS 在技术采用过程中的变化极为重要,因为私营保险公司通常遵循公共付款人确立的趋势。

(五)市场力量

与基于偿付进行调控密切关联的是普遍的市场力量。医疗保健技术市场可能相当残酷。例如,一直存在关于 IBM 沃森超级计算机的负面报道。尽管立志成为卓越的癌症治疗系统,但肿瘤沃森学系统似乎在能力和实施方面都在苦苦挣扎。得克萨斯大学安德森癌症中心与 IBM 之间曾在使用沃森平台进行癌症研究方面展开过深入合作,但这项合作最终因成本问题和未能实现目标而被搁置。据报道,肿瘤沃森软件经常推荐错误的癌症治疗方法。内部研究表明,人工智能并没有接受足够的

---

① See 42 U. S. C. § 300gg (2018).

② CMS 是美国政府卫生与公众服务部的一个部门,成立于 1965 年,原名为医疗服务财政管理部(Health Care Financing Administration,HCFA)。CMS 的成立就是为了管理刚刚成立的老年保险和救助保险。目前 CMS 主要管理老年保险,救助保险,以及各个州的儿童健康保险(children's health insurance program)。除了管理这些保险项目,CMS 还负责医疗机构的质量和患者满意度数据的收集和监管。

③ Seema Verma, *Modernizing Medicare to Take Advantage of the Latest Technologies*, CMS BLOG (2 October 2018), https://www.cms.gov/blog/modernizing-medicare-take-advantage-latest-technologies.

患者数据或治疗指南训练。最能说明问题的是,有报告得出结论,尽管对沃森系统有这样的论断,但系统并没有创造新的知识,它只是在最基本的意义上具有人工智能属性。还有报告称,IBM 正在缩减沃森健康系统的其他部分业务,比如帮助医院管理绩效报销的支付,而且,沃森系统部门正在裁员,因为它失去了那些"感到厌烦的"客户。[①] 在很大程度上,沃森系统似乎很难开发导入临床数据的技术,如那些使用自然语言处理并在病历中发现的数据。IBM 还成为一份特别严厉的报告的对象,这份报告来自一名分析师,他认为,沃森系统在深度学习领域正在落后于其他科技公司。[②]

智能医疗领域的其他主要参与者几乎不遵守市场规则,这是有争议的。例如,据报道,谷歌旗下的 DeepMind 公司在 2016 年亏损 1.64 亿美元,2017 年亏损 3.68 亿美元。从根本上说,大型科技公司的智能医疗项目正在得到亚马逊和谷歌其他业务部门的补贴。例如,亚马逊在医疗保健领域的足迹越来越大,如开发家用诊断产品,这与它从所有交易中获取利润的企业目标以及它在医疗保健领域的雄心抱负是一致的。[③] 同样,谷歌收集和处理临床数据的部分目的可能是改进其搜索工具,从而提高对广告商的价值,这可能是其决定直接管理 DMH 公司的原因之一。

当然,市场本身也可以成为政府调控的对象。这主要出现在市场失灵的情况下,在医疗保健技术领域有过几起例证。在这种情况下,政府将会干预,并试图补救市场的失灵。例如,在 20 世纪 90 年代末,CMS 要求医疗保健行业迁移到电子商务平台,以实现"行政简化"。将近 20 年后,2009 年颁布的《美国卫生信息技术促进经济与临床健康法案》试

---

① See Casey Ross & Ike Swetlitz, *IBM's Problems with Watson Health Run Deeper Than Recent Layoffs, Former Employees Say*, STAT(11 June 2018), https://www.statnews.com/2018/06/11/ibm-watson-health-problems-layoffs.

② See John Mannes, *Jefferies Gives IBM Watson a Wall Street Reality Check*, TECHCRUNCH(13 July 2017), https://techcrunch.com/2017/07/13/jefferies-gives-ibm-watson-a-wall-street- reality-check.

③ See Nicolas Terry, "*Prime Health*" *and the Regulation of Hybrid Healthcare*, The New York University Journal of Intellectual Property and Entertainment Law, Vol. 8, p. 42(2018).

图通过补贴模式来解决采用电子健康记录(EHRs)时明显出现的市场失灵。[①] 因此,除偿付之外,还有一些杠杆可以被用来建立一些伞状结构,以促进数据共享或者刺激数据采用,只要某些人工智能应用表现出降低公共卫生成本的巨大前景,但其糟糕的投资回报率对医院没有吸引力。

(六)诉讼

智能医疗几乎不可避免地会受到诉讼的影响。毫无疑问,受到侵害的病人会将国家法律责任原则应用于医疗保健专业人士、医疗保健机构以及智能医疗的开发人员。尽管涉及的是外科手术远程操作机器人而不是真正的智能医疗,但华盛顿最高法院在泰勒诉直觉外科公司一案中的判决对可能出现的问题类型具有指导意义。[②] 一名患者在机器人前列腺切除手术中受伤,后来因并发症死亡。尽管这位医生在进行开放性前列腺切除手术方面经验丰富,但他仅用机器人进行过两次手术,而且这两次手术都有医生监督。这次手术是他第一次没有安排医生进行监督的手术。在审判中,关于未经医生监督的手术前应该要求的训练水平、对身体质量指数偏高的人使用机器人是否合适的问题,以及医院在确保安全使用设备方面的作用,存在相互冲突的证据。上诉判决指向的是另一个更进一步的问题,法院认为,根据国家产品责任法,"博学中间人原则"(the learned intermediary doctrine)并没有免除制造商警告医院与其产品相关风险的责任。泰勒展示了未来的几个问题:分销链中的哪些成员将会面临责任问题?所依据的法律理论是什么?医院和开发人员在培训医生、制定或执行一般意义上的人工智能实施协议,或者在特定情况下使用人工智能等方面的相对职责何在?

还有一些其他更为详细的问题需要处理。第一,如果机器人被赋予某种程度的社会价值,可能出现的一个问题在于,它们是否与患者之间

---

① See Nicolas Terry, *Pit Crews With Computers: Can Health Information Technology Fix Fragmented Care?* Houston Journal of Health Law and Policy, Vol. 14:129, p. 160 – 164(2014).

② See Taylor v. Intuitive surgical, Inc., 187 Wash. 2d 743, 389 P. 3d 517 (2017).

存在一种类似于医患关系的直接关系。

第二,人类医生在与智能医疗互动时的责任范围将会发挥作用,并再次提出最终的决定者是临床医生还是人工智能这样的问题(至少在我们达到人工智能具有主导地位的临界点之前会这样)。

第三,随着医疗机构不断地寄希望于人工智能,它们自己的责任可能会发生变化。例如,从传统来看,医院认为,它们对在院内执业的独立承包医生(independent contractor physicians)的过失不负有直接责任。[①] 然而,随着这些医生被人工智能取代或补充,法院可能会将医疗保健视为由机构提供的服务,并由此适用所谓的直接责任或公司责任。[②] 此外,如果原告认为医院应该满足的护理标准需要执行诊断算法,那么诉讼本身可能是采用人工智能的推动因素。

第四,法院可能会面临一些非常棘手的教义学问题。例如,考虑到《美国侵权法重述》(第三版)对产品的界定是“为使用或消费而被商业化分配的个人有形财产”,智能医疗特别是纯软件算法是否会被视为严格责任目的的产品。[③] 这个问题非常复杂,暂不在此赘述。然而,造成物理损害的非定制软件要承担严格责任,这至少是有争议的。[④] 由于优先原则,设备领域的调控出现了更多的复杂情况。就一般意义上的术语而言,由 FDA 通过美国制药商协会(PMA)流程批准的第Ⅲ类医疗设备适用各州产品责任索赔具有明显的优先地位。[⑤] 然而,涉及 510(k)设备(那些上市前通知已获批准的设备)的各州法律诉讼通常不具有优先地位。[⑥] 当然,那些不是“设备”,因而不受 FDA 调控的产品(如一些监护机器人、护理机器人和陪伴机器人等)不属于优先权争论的范畴,其制

---

① See Sanchez v. Medicorp Health System, 270 Va. 299, 307 – 308 (2005).

② See Thompson v. Nason Hospital, 591 A. 2d 703, 707 – 708 (Pa. 1991).

③ See Restatement (Third) of Torts: Products Liability § 19(a).

④ See David Berke, *Products Liability in the Sharing Economy*, Yale Journal on Regulation, Vol. 33, p. 603, 609 – 618(2016).

⑤ See Riegel v. Medtronic, Inc., 552 U. S. 312 (2008), relying on 21 U. S. C. § 360k(a).

⑥ See Medtronic v. Lohr, 518 U. S. 470, 492 (1996).

造商将面临严格责任的挑战。

针对自动驾驶汽车制造商的诉讼,可能会成为智能医疗责任的预警。随着这类汽车数量激增,与质量和安全相关的问题也会增加。当责任被强加给制造商而不是司机的时候,不可避免的诉讼可能会建立一个新的重要标志。智能医疗诉讼甚至会更为有趣,因为它有可能将不良事件的成本从医生重新分配给医疗保健实体和开发人员。

三、欧盟智能医疗法律调控的框架与缺陷

智能医疗的应用对传统患者的权利和潜在价值构成了威胁。在欧洲,尽管智能医疗面临的挑战某种程度上得到了解决,但目前治理智能医疗的法律框架并不足以解决所有问题。这会导致欧盟干预医疗调控(包括基于人工智能的决策)与其参与患者权利保护之间的脱节。欧盟正在推动并促进人工智能在欧洲医疗领域的应用与可得性,但对作为终端用户的患者权利提供的保障极为有限。《人工智能法案》(AIA)的提出似乎并没有解决当前法律框架下患者权利不足的问题。当智能医疗成为普遍实践时,这种法律差距可能会导致欧洲出现对患者地位的忽视。

鉴于其对内部市场的调控居于核心地位,欧盟在医疗领域引入人工智能的法律治理框架中发挥着关键作用。然而,尽管保护人类健康是欧盟的一项目标,但欧盟在健康领域的立法权有限,几乎不可能在健康与公共卫生方面实现立法协调。根据立法的规定,《欧盟运行条约》(TFEU)第168条只允许调控质量与安全的协调措施,如属于共享能力的人类起源物质、药品和医疗设备。然而,尽管缺乏强有力的法律基础,但欧盟健康法律与政策的主体仍在不断增加。出现这种情形的原因是双重的。一方面,欧盟广泛基于其互补能力采取行动支持、协调或补充成员国的行动,这对成员国的健康政策与法律具有强大的影响。另一方面,欧盟经常援引TFEU第114条有关内部市场一体化的法律依据来证明人类健康调控具有的正当性。TFEU第114条为欧盟提供了采取措

施保护健康的机会,只要这些措施消除抑制内部市场发展的障碍。通过这种方式,欧盟内部市场层面的法律允许协调公共卫生和医疗保健领域的措施。同样,TFEU 关于服务自由流动的规则(第 56 ~ 62 条)——这些规则被欧盟法院(CJEU)解释可适用于医疗保健领域——导致通过了《跨境患者权利指令》。[①] 然而,内部市场的法律基础不允许以健康为名进行无限的立法协调。不可避免的是,欧盟的健康法律与政策高度分散在不同的法律、政策文书和机构中。

就欧盟当前有关人工智能驱动的自动化医疗决策所涉法律与政策而言,它们所体现出来的复杂性是显而易见的。目前,欧盟智能医疗的法律框架可分为多个层次,主要包括:(1)特定于健康技术的法规,如有关医疗设备的条例;(2)特定于健康技术相关问题的法规,如与数字化单一市场相关的立法;(3)涉及基本权利的法规,如 GDPR 和《欧盟基本权利宪章》(CFREU);(4)涉及消费者保护的法规,如关于产品责任和不公平商业行为的条例。拟提议的 AIA 将成为这种调控体系的一部分。虽然目前的欧盟框架可能会避免人工智能医疗决策的一些共同风险,但在医疗领域出现算法转向的情况下,它似乎不足以充分保护患者。那些确实适用于智能医疗背景下出现的患者权利问题的欧盟法律文件,如 GDPR 和《医疗设备条例》(MDR),可能会在智能医疗的法律框架中获得中心地位。然而,它们并不必然适应人工智能带来的挑战,也没有为患者权利的具体挑战提供完整的解决方案。

(一)《通用数据保护条例》(GDPR)

欧盟健康数据保护的主要法律文件是 GDPR。该条例制定了有关个人数据使用的规则。任何关于已识别或者可直接或可间接识别的自然人的信息都属于个人数据。GDPR 规定每一次个人数据的处理的基本前提是必须有法律依据。此外,为了增强控制,GDPR 不仅对数据处

---

① See Rieder A. , *Cross-border Movement of Patients in the EU: A Re-Appraisal*, European Journal of Health Law, Vol. 24, p. 390 – 413(2017).

理者和控制者强加了诸多义务，而且对数据主体赋予了诸多权利。数据主体的权利包括知情权、信息获取权、撤回同意权等。欧盟法院已经判定，当个人数据受到自动处理（智能医疗通常就是这种情形）时，就更加需要有效的保障措施来保护个人数据。① 然而，尽管在理论上，GDPR 似乎为智能医疗背景下的医疗数据提供了充分的保护，但在实践中，该条例并不能完全适用于人工智能给病人隐私带来的具体挑战。

一个问题是，在某些方面，GDPR 似乎与人工智能实践相矛盾。诸如数据最小化和储存限制等原则在人工智能情境下似乎毫无意义，因为算法训练需要大量的数据集。数据主体的权利（如透明权利）并不总是有用，因为患者很难理解这些算法，同时删除权实际上不可能得到保护，因为个人数据通常情况下都已经被聚合了。另一个问题是，GDPR 规定了大量禁止处理健康数据的例外情形。首要的是数据主体（患者）明确的知情同意。在实践中，这被证明是非常困难的，因为以患者能够提供有效知情同意的方式来联系特定患者或者解释个人数据的使用并不总是具有可能性。而且，知情同意在以下情形中是不必要的：数据主体公开其个人数据（如在线上医疗论坛上公开其医学影像）、出于公共卫生目的（如医疗接触追踪应用程序）或科学目的（如研究用于医疗诊断的人工智能应用程序）而必须要处理数据。在这些情况下，患者对其个人健康数据不享有实质意义的控制权，进而可能影响其医疗数据保护权和健康隐私权。②

通常而言，智能医疗至少以两种方式使用个人数据。其一，人工智能应用程序在训练阶段使用个人数据：用于训练算法的数据集通常包含大量的匿名个人数据。然而，匿名数据不受 GDPR 的保护，因为它无法追踪到某个具体的个人。这可能会在实践中带来一个问题：很多人工智

---

① See CJEU C－362/14 (Schrems), §91; ECtHR App. No. 16188/07 (Khelili v. Switzerland).

② Eee Forcier et al., *Integrating Artificial Intelligence into Health Care through Data Access: Can the GDPR Act as a Beacon for Policymakers*?, Journal of Law and the Biosciences, Vol. 6, p. 317－335 (2019).

能开发人员、研究人员和医疗专业人士都声称，他们包含医学影像在内的数据集是匿名的，因而不适用于 GDPR。尽管如此，由于不同的数据集可能在不同的情况下使用，如医院患者的医疗记录数据集和用于研究的患者胸片匿名数据集，当匿名数据与其他数据集交叉引用时，就会存在重新识别的风险。在这种情况下，训练数据也可能就是“个人数据”，因此，数据主体在使用这种数据方面享有多项权利。在智能医疗背景下，对健康数据匿名化的常见误解可能会威胁到患者的数据保护权。

其二，智能医疗在使用阶段处理个人数据。在这个阶段，算法模型被适用于一组特定的个人数据，以便对特定个人作出决定。GDPR 规定，数据主体必须始终被告知此类算法决策的使用。该条例禁止在没有人为干预的情况下作出产生法律效力或对个人产生类似重大影响的决策，除非这是履行合同所必需的、法律允许的或者基于数据主体的明确同意的。最有可能的情形是，当自动医疗决策对个人健康构成重大风险时，它就属于这种禁令的范围。这意味着，在这种情况下，病人有权要求进行人为干预，并有权对决定提出挑战。除此之外，患者应该被告知算法决定涉及的逻辑。然而，在实践中是否总能为患者提供个性化决定的解释是令人怀疑的。而且，值得注意的是，GDPR 既没有对使用人工智能应用程序的决定制定进一步的规则，这些决定涉及医疗专业人士，如人工智能驱动的临床决策辅助工具，也没有对不影响相关患者的重大决定制定进一步的规则，如生成定制饮食建议的健康应用程序。

（二）《医疗设备条例》（MDR）

在欧盟，医疗技术主要是通过 MDR 进行调控的。MDR 可被视为确保医疗设备质量的法律文书，而不是患者权利的法律文书。该条例旨在确保高水平健康与医疗设备安全，同时支持创新。在某些情况下，人工智能软件或技术可能符合 MDR 对医疗设备的界定：制造商打算单独或组合为人类用于以下一种或多种特定医疗目的——例如，诊断、预防、监测、预测、预后、治疗或缓解病情等——的仪器、器械、器具、软件、植入物、试剂、材料或其他物品。简言之，如果制造商打算将人工智能应用程序用于特定医疗目的,那么应用程序必须符合 MDR 的要求。MDR 特别排除了用于一般目的以及生活方式和福利目的的软件,即使用于治疗关系也是如此。可以被视为医疗设备的人工智能应用程序必须接受合格评估。确切的要求取决于风险等级:患者的风险越高,等级就越高,规则也就越严格。MDR 主要规定有关保护患者人身安全和健康的技术规则,很少关注保护患者的权利。然而,该条例确实要求用户适当获取信息,而且制造商有义务告知用户"可能的剩余风险",这会导致涉及人工智能透明度的相关问题。尽管如此,考虑到 MDR 的立法目的,这种要求似乎主要与物理风险相关。就隐私和数据保护而言,MDR 主要参照 GDPR 来保护医疗隐私,它本身并没有规定额外要求。由于对特定健康问题和患者权利保护的考虑有限,当前欧盟围绕智能医疗的法律框架似乎不足以应对自动化医疗决策给患者权利带来的新挑战。

（三）《人工智能法案》(AIA)

最近几年,欧盟在制定新的人工智能调控框架时对基本权利的保护寄予厚望。该框架的准备工作始于 2017 年 10 月,当时,欧洲理事会敦促欧盟委员会实施人工智能欧洲战略。2018 年,欧盟委员会发布了《人工智能的欧洲方案》,并首次表示希望让欧洲成为人工智能革命的世界领导者。与此同时,欧盟委员会还成立了"高级别人工智能专家组"(AI HLEG),旨在就新的人工智能政策向欧盟委员会提供建议。在高级别人工智能专家组和欧洲人工智能联盟的共同努力下,欧盟委员会于 2020 年 2 月发布了《人工智能白皮书》,并附有一份通讯和报告,欧盟委员会最后得出结论认为,当前的欧盟法律框架不足以应对人工智能带来的新挑战。欧盟理事会还呼吁制定更多的规范,以确保与基本权利相一致。2021 年 4 月 21 日,欧盟委员会公布了期待已久的人工智能立法提案 AIA。该提案的主要目的是在 TFEU 第 114 条的基础上通过制定开发、营销和使用规则,来改善人工智能内部市场的运作。AIA 旨在协调人工智能规则,并通过将人工智能的使用与欧洲价值观、基本权利和原则保持一致,进而创建一个信任人工智能的生态系统。在这种情况下,尤为值得注意的是，AIA 并非专门调控智能医疗，而是在总体意义上关注人工智能的发展。

1. 基于风险的人工智能调控方法

AIA 将“人工智能系统”界定为“使用附件Ⅰ中列出的一种或多种技术和方法开发的软件，可以针对一组人类定义的既定目标，生成对其交互环境产生影响的输出，如内容、预测、建议或决定”。AIA 附件Ⅰ列出了具体的技术与方法，其中包括机器学习。与 MDR 一样，该提案对人工智能调控采取了基于风险的方法：风险越高，规则越严格。它采用了三种风险等级：“不可接受的风险”、“高风险”和“有限风险”。总体而言，风险程度取决于两个因素：潜在危害或损害的严重程度以及危害或损害发生的概率。AIA 禁止了大量的用途，因为它们对人们的安全、生计和权利构成了“不可接受的风险”，并且算法社会信用系统基于行为对公民进行评级。“高风险”包括欧盟按照 AIA 附件Ⅱ所列清单调控产品的人工智能系统，如 MDR。这意味着，MDR 调控的所有医疗设备都被归类为“高风险”。在 AIA 附件Ⅲ所列领域中使用的人工智能系统也可能被视为“高风险”，比如关键的基础设施网络和法律执行。这里没有提到健康或医疗保健。被设计来与人类进行交互的人工智能系统属于“有限风险”，如聊天机器人。调控为“高风险”或“有限风险”的应用程序设定了规则，而风险最小的人工智能应用程序不在本调控范围之内。

2. 要求与监督

在人工智能系统的提供者被允许在欧盟内部市场引入他们的人工智能系统之前，必须要履行大量的义务。对于那些高风险的人工智能系统，必须要有适当的风险评估与缓解系统，必须要有高质量的数据集，系统运行对用户必须保持足够透明，而且必须承担提供信息的义务。同时，人工智能系统必须满足公认的技术发展最新水平所要求的适当的准确性、稳健性和网络安全性，并允许人类监督。为了能够实现符合性评估，系统内的所有信息必须被广泛记录，人工智能系统的活动必须被注册，系统必须被包含在一个欧洲数据集中。监督与执行是内部市场监管部门的职责。此外，欧盟委员会还成立了一个欧洲人工智能委员会。对于风险有限的人工智能应用程序，只有透明义务适用于AIA。为此目的，欧盟委员会致力于促进自愿的行为准则。

（四）《人工智能法案》：患者权利新的守护者？

被提议的AIA旨在为人工智能调控提供一种平衡方法，以确保在不妨碍社会经济利益的情况下有效保护基本权利。然而，这项提议受到人权组织的批评，原因恰恰在于它缺失对基本权利的保护。同样的论点适用于医疗领域部署的人工智能。AIA没有具体涉及，人工智能在医疗领域的应用及其对患者的影响。考虑到欧盟在医疗领域的权力有限，这并不令人感到奇怪。尽管如此，该法案对患者保护仍然具有影响，因为医疗保健是欧盟人工智能部署最受欢迎的领域之一。然而，不可否认的是，AIA似乎并没有为人工智能背景下患者面临的特定健康挑战提供直接的解决方案。AIA的主要缺点似乎是缺乏以人为中心的方法：该提案关注的中心是公司，而不是人。虽然它为高风险人工智能系统的开发人员设定了一些重要规则（如透明与信息义务），并允许公司自我评估其是否符合有关调控规定，但它没有提及终端用户或受到人工智能决定影响之人（如患者）的弱势地位。因此，被提议的法案忽视了“终端用户”的视角，就智能医疗而言，就是忽视了患者的视角。这与欧盟内部市场调控产品与服务的其他文书相矛盾，实际上，在内部市场，终端用户的地位要重要得多。例如，旨在推动服务自由流动的《跨境患者权利指令》（Cross-Border Patients' Rights Directive）和旨在推动货物自由流动的《一般产品安全指令》（General Product Safety Directive）都考虑到调控对终端用户的影响，如患者和消费者。AIA对人工智能的调控方法还忽视了人类暴露在人工智能算法下的脆弱性。这在临床环境中尤其有害，而且患者特别容易受到人工智能风险的影响，因为患者与医疗专业人士之间的关系存在固有的依赖性和信息不对称性。因此，它带来了将患者物化的风险，这可能对支撑所有欧盟患者权利的人类尊严价值构成了压力。

此外,AIA 未能赋予终端用户有效且可执行的权利。它主要为开发人员制定规则,并允许他们自我评估是否与这些规则保持一致,但并没有为终端用户提供资源来保护自己免受人工智能的不利影响。相比之下,GDPR 确实通过赋予公民广泛的权利(如删除个人数据的权利)来授权他们控制自己的个人信息如何被使用。而 AIA 缺乏控制个人数据流动的有效权利,威胁到患者的医疗数据保护权。而且,AIA 没有规定反对自动化决策的一般性权利,而 GDPR 在处理个人数据并产生重大影响时确实包含了这种权利。就智能医疗而言,这意味着,患者不能反对在治疗中使用人工智能。例如,全科医生使用人工智能驱动的诊断聊天机器人,实际上,这限制了患者拒绝治疗和知情同意的权利。此外,就像《跨境患者权利指令》对患者获取自己医疗数据的权利所做的那样,AIA 也没有将保护患者权利的责任推给各个成员国。这进一步加剧了欧盟在智能医疗背景下对患者权利保护的法律真空。

而且,AIA 中被提议的风险分类系统非常严格:通过设置系统必须(能够)造成身体或心理伤害的附加要求,"不可接受的人工智能"的门槛很高。然而,尽管诸如月经追踪器等人工智能应用程序的数据泄露可能不会直接造成身体或心理伤害,但它还是很可能对用户的私生活产生重大影响,并限制他们的医疗数据保护权利。AIA 不承认这种对患者严重的潜在伤害。就患者权利而言,AIA 的另一个缺陷在于,它对医疗保健领域使用人工智能的"高风险"保持沉默。AIA 主要是为"高风险"类别的人工智能系统设定规则。提案将用于特定领域(如关键基础设施、教育和执法)的人工智能系统视为"高风险"系统。尽管提案确实规定 MDR 规定的所有设备都被视为"高风险",但显而易见的是,医疗保健没有出现在"高风险"领域的清单之中。既然医疗保健是一个具有内在风险且异常敏感的市场,它应该引起立法者的关注,毕竟它涉及人的身体、生与死等问题。在实践中,这意味着,不属于 MDR 适用范围的智能医疗系统被认为构成了"有限风险",因此,在 AIA 中,它受到的是最低限度的调控。尽管欧盟委员会似乎认为健康领域使用的所有人工智能应用程序都包含在 MDR 之中,但事实并非如此。事实是,MDR 仅涵盖具有预期医疗目的的设备和软件,因此它排除了很多在医疗领域使用的人工智能应用程序,如很多健康应用程序和聊天机器人。然而,由于对人体的直接或间接影响以及敏感医疗数据的使用,这些应用程序仍可能给患者带来新的挑战和潜在风险。举例来说,提供人工智能建议的移动怀孕应用程序可能会影响用户的生殖健康,并处理有关健康和生命选择的敏感数据。这对患者的自主权造成了风险,因为获取导致知情同意的信息可能会受到限制,对个人数据的控制可能会受到限制,反过来,这又影响到知情同意权和医疗数据保护权。尽管如此,根据 AIA 的规定,它们并不被视为"高风险"。对于接触人工智能的患者具有的弱势地位而言,在"高风险"类别中遗漏医疗保健是不公平的。而且,很多被提议的规则规定了用于公共安全目的的例外情形。就患者权利而言,这提出了如下问题:欧盟委员会打算在多大程度上调控公共健康人工智能系统,特别是考虑到新冠疫情以来用于公共健康和安全目的的人工智能应用程序的兴起。如果公共健康领域的人工智能应用程序不受调控,这会对医疗数据保护权带来额外风险。在新冠疫情流行期间,为了公共健康利益,大量的敏感数据被处理,结果对患者控制其个人数据的使用造成了压力,并将用户暴露在人工智能系统的网络安全漏洞之中。AIA 似乎忽视了这些风险。

AIA 旨在补充现有的数据保护框架,但没有规定必要的额外保护。例如,就医疗专业人士的算法决定以及对相关人员没有造成"重大影响"的决定(如人工智能驱动的临床决策辅助工具和生成定制饮食建议的健康应用程序)而言,AIA 忽视了 GDPR 的局限性。在这些情况下,GDPR 和 AIA 都没有为数据主体提供"反对权",而这些应用程序仍然可能严重影响病人的知情同意权(在治疗过程中使用人工智能)和医疗数据保护权(对使用个人数据进行有意义的控制)。此外,该提案没有注意到更广泛的隐私背景下数据保护问题:尽可能更多地收集个人数据的倾向与 GDPR 规定的数据保护的目标和原则不相一致，实际上，这可能对患者造成不利。将患者视为数据来源，而不是具有内在价值的人这种观念对人的尊严造成压力，可能会破坏对医疗保健系统的信任，并限制医疗数据保护的权利。

而且，虽然欧盟委员会已经将"值得信赖的人工智能"作为欧盟人工智能调控的主要政策目标，但这种信任维度并不必然支持如下信任的概念化：与人的尊严和自主相关联并保障患者基本权利的那种信任。患者不信任智能医疗的原因之一在于，他们认为，人工智能系统会忽视患者独有的特征与症状。[①] AIA 并没有解决这个问题，因为它没有关注终端用户（如患者）及其个人偏好。例如，有些患者在使用智能医疗时可能会遇到额外的不利情形，如在数据集中存在偏见的风险或者数据素养存在差异。因此，每个人的平等和内在价值并不必然得到承认，这可能导致患者被物化的风险。而且，当算法决策被用于医疗情境时，它可能会在总体上影响患者对医疗专业人士或医疗保健的信任。此外，如果不将终端用户的个人需求集中在一起，知情同意权可能会受到压力。相较之下，在涉及跨境医疗保健时，欧盟确实考虑到患者的个人情况。最后，问题在于，欧盟委员会对人工智能的界定在多大程度上是面向未来的：通过将应用范围局限于特定的技术和方法，人工智能领域的未来创新可能会超出调控范围，智能医疗的开发人员也可能会规避间接保护患者的要求，如使用高质量数据集的要求。

自动化医疗决策对自主、人的尊严和信任等基本原则构成了挑战，对患者核心的信息权、知情同意权和医疗数据保护权带来了压力。尽管欧盟努力寻求创造一个环境，使其能够在建立欧盟价值观和基本权利的同时成长为人工智能领域的全球领导者，但目前的方法无法兑现这项承诺，因为它没有明确考虑特定的健康问题和患者的权利。而且，在智能

---

① See Yokoi et al., *Artificial Intelligence is Trusted Less than a Doctor in Medical Treatment Decisions: Influence of Perceived Care and Value Similarity*, International Journal of Human-Computer Interaction, Vol. 37, p. 981 – 990(2021).

医疗背景下，还出现了两个进一步的调控问题：(1)欧盟的医疗调控能力有限；(2)欧盟在保护患者权利方面处于边缘化地位。虽然欧盟在总体上有责任保护基本权利，但患者权利保护主要发生在国家层面。在欧盟层面，不存在对患者权利的全面调控，通过基本权利文件间接保护患者权利仍然取决于各个成员国的法律与实践。① 欧盟在内部市场之外的立法权有限所造成的这种宪法不对称在智能医疗背景下也是显而易见的。欧盟鼓励并促进将智能医疗引入内部市场，但对作为终端用户的患者的权利提供的保障有限，这导致欧盟的促进作用与保护作用之间不对称。这种调控不匹配影响到智能医疗治理的法律框架。为了在智能医疗背景下充分保护患者权利，欧盟必须确保对患者作为终端用户的直接义务，并赋予受人工智能系统影响的那些人享有有效且可执行的权利。这是欧洲能够充分从健康领域的算法转向中获益的唯一途径，因为保护患者权利对于维护患者与医疗专业人士之间的关系乃至对整个医学的信任都至关重要。

四、构建一种更具回应性的智能医疗调控模式

针对人工智能的新调控模式有几个标准。第一，它必须是统一的，而不是像如今医疗设备和医疗实践双头垄断那样碎片化。第二，它必须更具有整体性。任何调控系统都必须超越质量、安全和有效性范畴，进而在更广泛的意义上考虑输入(如透明度与数据保护)和输出(如成本效益和社会影响)。第三，人工智能调控应该具有普遍性，而不能专门局限于某个领域。支持医疗保健调控例外主义的理由很充分，既包括要对特别弱势群体提供保护，又包括医疗保健数据的敏感性。然而，人工智能的深远影响反对任何导致调控不确定性或套利的结构。此外，领域不可知论模式并不要求忽视医疗保健领域特定的伦

---

① See Hervey & McHale, *European Union Health Law: Themes and Implications*, Cambridge University Press, 2015, p. 160 – 164, 188.

理和法律要求，它只要求适用于特定领域的原则必须源自普遍原则，并与之保持一致。第四，欧盟委员会在2018年工作报告中的一条评论特别具有启发性。尽管承认有必要避免有害或意外的后果，或者确保人类对技术享有控制权，但该报告认为，这种外部主义和工具主义的观点倾向于将技术与人类相分离，并将技术仅仅视为缺乏价值的中性工具，而将人类视为界定参与条件的唯一主人。因此，未来的人工智能调控必须具有情境意识，并对人机关系中可能发生的重大变化作出回应。在极端情况下，如果机器人被赋予任何类型的社会价值，这种分析可能会发生根本性变化。第五，这些调控改革必须尽快落实。人们不需要相信未来人工智能完全的反乌托邦愿景进而急于求成；相反，只需要在人工智能占据主导地位之前作出这些改变，届时人工智能将全方位接管医疗决策的各个方面。

构建任何新的调控模式都必须以普遍接受的伦理和道德框架为基础。识别这些框架应该包括检查它们如何获得验证，并在技术层面融入人工智能。这些框架需要就一些更为广泛的问题达成一致意见。例如，人工智能训练的数据和人工智能生成的数据在多大程度上是公共产品，以及在多大程度上保护个人和社会利益不受监视和数据化。所有这些框架都是至关重要的。它们还有助于审议包括消除歧视、促进卫生公平与透明在内的最终框架。综合考虑这些因素，或许它们比任何其他东西都更能代表智能医疗的“灵魂”之战；就像如今大部分传统医疗保健一样，智能医疗的开发是否值得信赖并致力于慈善事业，或者它是否会加剧医疗保健技术官僚中最为糟糕的部分。

(一)规范性问题

建立一个具有回应性的调控系统首先要确定它的规范基础。提出医疗保健领域大家熟悉的规范基础供参考相对容易。当然，我们希望我们的人工智能是便宜的，能促进福祉，并以患者为中心的。同样，在医疗保健领域经常被错误归因的“任何情况下切勿伤害到病人”(*primum* non nocere)与阿西莫夫(Isaac Asimov)的“机器人三定律”[①]之间,存在足够多的相似性,以至于我们不会认真讨论诸如“机器人不会伤害人类”或者“机器人必须服从人类发出的命令,除非这些命令与第一定律相冲突”这样的硬编码指令。

医疗保健与人工智能都涉及更加复杂的规范性挑战。威廉姆·基西克(William Kissick)提出的“医疗铁三角”(获得机会、质量和成本控制)中固有的紧张关系在于:无论“三角形”的大小如何,权衡都是不可避免的。医疗保健政策以及实施这些政策的法律不断作出高水平的分配选择,这对群体和个人的福祉乃至生命产生了重大影响。它们所体现的价值往往不符合广泛持有的道德或伦理原则。例如,美国的医疗保健系统通常对大量人口而言是不可用的,太年轻的穷人无法享受医疗保险,不符合联邦贫困水平(FPL)限制要求的无法享受医疗补助。即使在被保险人中,虽然他们更容易获得医疗护理服务,但公共和私人政策制定者也会通过他们对牙科或眼科的护理保险、药物分级、髋关节或膝关节置换术的自费(OOP)费用、临终关怀保险等作出的选择来影响个人福祉。不是所有这些选择都是调控系统范围内的。又如,在美国,有些选择取决于地理位置,主要会对生活在南部各州的人们产生不利影响,这些州在医疗保健上的支出相对较少,而且拒绝推广医疗补助计划。其他的选择不是系统范围内的,而是系统内工作人员的一种功能;中层管理人员否认有效的索赔或者临床医生允许他们的内在偏见影响对有色人种患者的治疗。在智能医疗设计人员与在床边提供服务的护理人员之间也可能存在利益最大化等问题上的差异。[②]

智能医疗与它所替代的人类一样,将不得不应对医疗系统混乱的多

---

① 阿西莫夫在《我,机器人》中提出的“机器人三大定律”的内容分别如下:(1)机器人不得伤害人类个体,或者目睹人类个体将遭受危险而袖手旁观;(2)机器人必须服从人给予它的命令,当该命令与第一定律冲突时例外;(3)机器人在不违反第一、第二定律的情况下要尽可能保护自己的生存。

② See Danton S. Char et al. *Implementing Machine Learning in Health Care—Addressing Ethical Challenges*, New England Journal of Medicine, Vol. 378, p. 981(2018).

层次选择架构。一个旨在使基于价值的购买最大化的人工智能系统会作出权衡,就像一个护理机器人也会在两个慢性病患者中选择谁先洗澡一样。和人类一样,人工智能作出的决定也会影响医疗服务的获取机会或质量。因此,问题在于,我们如何对人工智能进行编程,以期获得最佳决策,即符合我们最佳道德和伦理原则的决策。

这个问题至少可以分为两个方面。一方面,我们从哪里找寻这样的道德和伦理原则?另一方面,在我们将这些人类的规范性价值转化为机器使用后,我们如何进行验证,以期让患者和其他非决策利害关系人信任我们新的医疗机器?

人工智能的伦理和道德原则不仅在无数的普遍适用性声明中作出规定,而且由具有特定卫生领域专门知识的利害关系人和研究人员予以推进。作为前者的一个例证,谷歌已经发布了一系列"人工智能应用目标",其中包括避免不公平的偏见与问责。IBM 研究院的人工智能伦理小组发布了基于问责、价值一致性、可解释性、公平和用户数据权利的人工智能原则。该公司还制定了人工智能部署的指导原则,具体如下:(1)目的,增强人类并为他们服务;(2)透明,如何培训它们以及使用哪些数据;(3)技能,与具有领域知识的人员合作开发人工智能,并培训该领域的人员使用工具。

在公共政策领域,欧盟委员会将人工智能挑战分为个人和社会两个层面。个人层面面临的挑战包括自主、身份、尊严和数据保护。社会层面面临的挑战包括公平与平等、人类集体身份、问责与透明、监管与数据化、民主与信任,以及被收集的知识在多大程度上应该被视为一种公共产品。欧盟委员会承认,从这些挑战发展到人工智能新的伦理框架已经落后于技术的发展,但它提出了两项新的"权利":选择有意义的人类接触,而不是机器人接触的权利,以及拒绝被描绘、跟踪、监测、分析、指导或操纵的权利。

2019 年 4 月,欧盟委员会的高级别人工智能专家组发布了《可信赖人工智能伦理准则》。该准则采取的立场是,"只有确保可信度,欧洲人才能充分获得人工智能系统带来的好处,并确保有措施防范他们的潜在风险"①。可信赖人工智能应该是合法的,追求一种伦理目标,在技术和社会层面都应该是强大的,以便更好地避免无意伤害。该准则将伦理目标概念和以人为中心的发展建立在以下四项原则或价值的基础之上:尊重人的自主性、预防伤害、公平与可解释性。②

在更狭义的医疗保健领域,美国医学会发布了一份关于智能医疗的政策指南。在某种程度上,它似乎不太关心人工智能医疗伦理,而是更关心该学会如何看待自己未来作为利害关系人的角色。例如,它试图寻找机会将执业医生的观点融入智能医疗的开发、设计、验证和实施中,并鼓励对患者、医生、医学院学生、其他医疗保健专业人士和健康管理人员进行教育,以促进该类人群对智能医疗的前景与局限有更好的理解。尽管如此,美国医学会的指南包含了一些更具有可操作性的原则,它们呼吁人工智能是透明的、可重复的,能克服偏见并避免引入或加剧医疗保健差距的,其中包括何时对弱势群体测试或部署新的人工智能工具。

生物伦理学家埃菲·维耶娜(Effy Vayena)及其同事提出人工智能必须满足三个伦理关切:使用的数据符合数据保护要求;人工智能开发尊重公平,避免有偏见的训练数据集;技术的部署应该满足透明要求并避免"黑箱"问题。③ 具体到最后一点,我们认为,向病人披露有关医疗的基本但有意义的细节(这是医疗伦理的基本原则)要求医生本人应该至少掌握其所使用设备的基本内在工作原理。

在智能医疗领域,诸如透明度以及相关的可重复性理念、在训练数据和算法中避免偏见、公平、成本效益、数据保护、设计中的隐私与安全等问题被经常提及。这些问题似乎是解决典型智能医疗问题的适当基础。然而,随着智能医疗领域变得更加专业化,额外且与情境相关的结

① European Commission, *Ethics Guidelines for Trustworthy AI*, at 5 (2019).

② See European Commission, *Ethics Guidelines for Trustworthy AI*, at 2 (2019).

③ See Effy Vayena et al., *Machine Learning in Medicine: Addressing Ethical Challenges*, PLOS medicine, Vol. 15, E1002689(2018).

构可能需要被添加到普遍的伦理和道德结构中或者从这些结构中派生出来,如解决与神经工程和人类增强相关的特定伦理问题。

随着人工智能医疗保健技术变得越来越自主,我们不得不解决将伦理框架或人工道德代理人编程融入人工智能中的可能性与可取性。在这种情况下,可以参考"电车难题"这一思想试验来探讨如下情形:当某项技术威胁到生命或者造成严重伤害时,行为人如何对人的相对价值作出回应。近年来,在编程人工智能以改善伦理和其他艰难选择方面取得了进展。例如,安德鲁·洛雷贾(Andrea Loreggia)及其同事们开发了一些算法,旨在根据伦理原则检查人工智能的优先性,而其他的 IBM 研究人员则设计了通用目标算法来审计系统偏见。[①]

尽管如此,我们在人工智能中嵌入的任何规范都存在重要的元问题。它们是谁的规范或价值?例如,向不同的政府、行业和学术领域的利害关系人询问机器应该如何编程是否足够?欧盟委员会在这个问题上已经明确表示,符合伦理且设计安全的算法对于建立对这种创新性技术的信任至关重要,但我们也需要社会更广泛地参与人工智能被嵌入的价值观和未来发展方向。

同样,埃德蒙·阿瓦德(Edmond Awad)及其同事们争辩到,即使伦理学家对自动驾驶汽车应该如何解决道德困境取得一致意见,但是,如果人们不同意他们的解决方案,从而选择放弃自动驾驶汽车所承诺的未来,并更愿意维持现状,那么,他们的工作注定是徒劳的。[②] 阿瓦德和其同事们共同建立了一个"道德机器",以评估社会对自动驾驶汽车伦理规划的预期。人们设想了各种各样的场景,如优先保护更多的生命而不是更少的生命、年轻人而不是老年人、男人而不是女人等。这项试验吸引了来自 200 多个国家的近 4000 万份反馈。收集到的一些偏好与调控

---

① See Rachel K. E. Bellamy et al., *AI Fairness* 360: *An Extensible Toolkit for Detecting, Understanding, and Mitigating Unwanted Algorithmic Bias*, ARXIV (3 October 2018), https://arxiv.org/abs/1810.01943.

② See Edmond Awad et al., *The Moral Machine Experiment*, Nature, Vol. 563, p. 59 (2018).

者采取的伦理立场截然不同。例如,那些接受访谈的人明显倾向于拯救年轻人,而调控者往往广泛采取包括年龄在内的非歧视性措施。

在某种程度上,通过编程嵌入智能医疗的伦理选择也将需要研究和普遍验证。有些问题可能会与自动驾驶汽车的“道德机器”问题类似,如基本的歧视/非歧视规范。然而,其他健康情况似乎比富有挑战性的自动驾驶汽车问题更为复杂。例如,就像碧翠斯·霍夫曼(Beatrice Hoffman)指出的那样,美国的医疗保健系统是按价格配给的,因而歧视穷人。医疗保健行业的利害关系人几乎没有改变这种模式的任何动力,但是,这种可悲的现状应该被允许来影响智能医疗吗?当人工智能的决定可能影响临终关怀时,它应该如何被编程?也许最具挑战的是,以下情形至少是有争议的:人工智能诊断将远胜于我们目前的系统;用未经证实的假定来辩论它们的敏感性是否应该被拒绝,原因在于我们缺乏医疗资源来治疗所有这些新诊断的疾病。这可能是一种令人不安的新的医疗配给形式。

(二)社会公益与公共产品

美国关于智能医疗调控的任何辩论是否可以扩大到包括社会公益和公共产品在内,这是一个悬而未决的问题。在那些追求普及医疗服务和卫生公平的国家,决策者正日益将这些问题视为关键问题。在那里,私人主体对医疗保健系统数据的使用可能意味着秘密私有化。然而,在美国这样一个以私人医疗供给和公私混合融资模式为基础的体系中,社会公益和公共产品的论点不太可能获得支持。

尽管有些报告会提到这些问题,但社会公益的道德责任以及公共产品带来的所有权或排他性问题值得关注。坦率地说,这些都不是那么明确的伦理问题,而是更明显的政治问题。它们既涉及用于训练人工智能的临床数据的所有权,也涉及人工智能随后生成数据的所有权。英国上议院人工智能特别委员会认为,英国国家医疗服务系统持有的数据可以被视为国家的独特价值来源。它不应该被轻易分享,但当它确实被分享时,它应该以一种允许那种价值得到补偿的方式进行。与此相关的是,欧盟的 GDPR 规定,“个人数据的处理应旨在为人类服务。保护个人数据的权利不是一种绝对权利;它必须根据比例原则,充分考虑其在社会中的作用,并与其他基本权利相平衡”①。在美国,这些都是非常具有挑战性的问题,因为与很多西方工业化国家不同的是,美国并不信奉医疗保健的团结,而这种团结通常支持有关社会公益或医疗数据所有权的讨论。

在私人领域,谷歌母公司 Alphabet、亚马逊和苹果都表示有兴趣将其技术与临床数据更为紧密地结合在一起,其中大部分数据来自公共资源。例如,Alphabet 旗下的 DeepMind 公司与一家英国医院信托机构存在争议关系,该信托机构授权 DeepMind 广泛获取电子病历数据,当 Alphabet 决定将 DeepMind 融入其谷歌部门时,这种争议关系引发了人们的额外担忧。亚马逊发布了以“云”为基础的软件,它可以解析电子病历,从而为分析软件提供数据。据报道,苹果公司正在与退伍军人事务部讨论在苹果设备上获得个人记录。对这些公私关系的担忧通常体现在数据保护问题上,如谷歌是否将健康记录与 Gmail 的电子邮件相匹配。然而,它们也应该被视为公共产品问题,因为我们的临床数据正在被用于产生私人利润。赫丹 · 沙(Hetan Shah)的观点是正确的,他认为,除了透明度和其他调控要求,从长远来看,数据将是垄断资产,公共部门应该对其与人工智能公司的谈判能力更有信心。②

在未来,人工智能可能会成为典型的公共健康工具,为我们筹划需要做的工作,从而减少健康的社会决定因素并提升健康公平。然而,如今的医疗保健利害关系人更有可能将这些工具用于更平淡的创收目的,如减少再入院,否则的话,会导致医疗保险再入院惩罚;或者用于避免公共政策(如挖掘数据),以回避《平价医疗法案》(ACA)中的医疗公平条款。那些参与最高水平智能医疗研究的人可能会反对这种描述。例如,他们可能会提及人工智能在癌症早期的诊断和个性化治疗方面的前景。

---

① Commission Regulation 2016/679, Preamble 4, 2016 O. J. (L 119) 1.

② See Hetan Shah, *Algorithmic Accountability*, Philosophical Transactions of the Royal Society, Vol. 376, p. 3(2018).

虽然从科学的角度看确实如此，但其动机可能更为复杂：涉及癌症的业务是一项大业务，它为医院和制药公司创造了主要利润来源。

当然，并非一切都显得前景不妙。例如，谷歌将“对社会有益”视为其“人工智能应用目标”的首要目标。它还发起了一项名为“为了社会公益的人工智能”的竞赛，全球呼吁来自世界各地的非营利组织、学术界和社会企业就如何使用人工智能来帮助解决世界上最大的社会、人道主义和环境问题提供意见和建议。当然，在祖博夫发表的论文《监视资本主义》（Surveillance Capitalism）中，我们可以发现对谷歌所采取政策的一种更加反乌托邦式的解释。该论文断言，私人行为者将免费提供先进的医疗保健服务，以换取我们所有的健康数据，然后再将这些数据用于训练人工智能并生产有利可图的预测产品。

（三）人工智能调控设计目标

为人工智能建立新的调控标准与流程是一项严肃的任务。为了让这项任务更有价值，必须要有一些明确的设计目标。而且，框架必须具有灵活性，因为人工智能的好处与风险涉及从不可预见到不可知的方方面面。例如，人工智能的发展速度可能会超越人类的调控能力。反乌托邦的观点在于，这不仅标志着一种调控终结点，而且用尼克·博斯特罗姆（Nick Bostrom）的话说，标志着“一个技术高度发达的社会……然而，该社会缺乏任何类型的有意识的存在或者其福利具有道德意义……一个没有孩子的迪斯尼乐园”①。希望在这一终结点出现之前，调控机构要么扭转方向，要么允许人工智能在人类编程的护栏内自我调控。

就更平凡的层面而言，放弃我们现有的一些模式有助于更好地服务智能医疗的未来调控。诸如“医疗设备”之类的网络无法捕捉智能医疗的认知广度，而其过程则可能延续相关性下降的技术类比。同样重要的是，我们应该避免通过类比医生或护士从业人员的执业范围而重复使用路径依赖式语言，如“医疗实践”。调控不应该追求二元标签（如安全还

① Nick Bostrom, *Superintelligence: Paths, Dangers, Strategies*, 2016 (ebook), p. 173.

是不安全),而是要明确进行全面的多层次调查,其中包括质量、安全、数据保护、透明度等。

最后,我们必须关注调控者的身份与结构。已经有人质疑,如果FDA成为美国卫生与公众服务部之外的一个独立机构,那它是否还能更好地避免政治压力。同样,一个独立的人工智能调控机构可能是更好的解决方案。例如,桑德拉·瓦赫特(Sandra Wachter)及其同事主张建立一个可信赖的第三方来审计人工智能是否符合欧盟的解释权,或者建立一个调控机构“专门负责在算法部署之前认证和/或之后对算法展开审计”[①]。当然,我们可能会发现自己被这个所谓的“超级调控者”的争论所带偏,实际上,我们的精力本可以更好地用于完善实质性规则。如果某个超级调控者最终受到青睐,那么就像数据保护的情形一样,首选的解决方案应该是拥有一个单独的人工智能调控机构,而不是一个仅针对医疗保健领域的特定调控机构。设置单独的调控机构有助于避免调控例外主义、不确定性或套利。

(四)调控命令

以下调控模式在观念上不适合调控未来的人工智能技术:将判断医疗保健的安全性(如通过当下FDA的设备审查予以判断)与监督那些与智能医疗存在交互的医疗专业人士的行为(如医疗实践)相分离。我们认为,更好的处理办法是采用一种全面的方法,该方法对技术和人类领域如何在根本上交织在一起具有敏感性。最近,欧盟委员会有关人工智能伦理的报告提出如下调控要求:人的能动性与监督;技术稳健性与安全;隐私与数据治理;透明;多样性、非歧视和公平;环境与社会福祉;问责。[②]

这是一份可行的调控优先事项清单。它们应该以一种非二元方式

---

① Sandra Wachter et al., *Why a Right to Explanation of Automated Decision-making Does Not Exist in the General Data Protection Regulation*, International Data Privacy Law, Vol. 7, p. 76 (2017).

② See European Commission, *Ethics Guidelines for Trustworthy AI*, at 2 (2019).

予以实现，并且似乎非常适合反映不同产品和服务中的不同权衡，如某个人工智能可能要求更高的安全性，而另一个人工智能则要求更高水平的透明度。尽管所有事项之间是相互联系和相互依赖的，但显然有些事项（如隐私和透明度）更加紧密地交织在一起。我们不打算全面考察每个调控命令。相反，我们在智能医疗背景下选择讨论某些命令，以及某些额外的调控重点建议。

1. 质量与安全

总的来说，质量与安全命令被众所周知且没有争议。安全命令极有可能通过类似于FDA的风险模式予以适当解决。例如，FDA曾发布一封警告信称，尽管它收到了关于外科医生在乳房切除手术中使用机器人辅助手术设备的报告，但这些设备在此类手术中的安全性与有效性都尚未得到证实。[①] 因此，接下来只是粗略地介绍智能医疗带来的质量与安全问题。

在很多高风险领域，自动化要么被接受（如商用飞机更多地由自动驾驶仪而不是机组人员驾驶），要么被迫切期待（如使用自动驾驶汽车来避免因驾驶员失误引起的事故）。在不重申智能医疗所有潜在有益用途的情况下，可以想象在很多方面能够立即作出改善，如从解除医生的行政事务以便他们能够在许可的最高水平上执业，到患者能够自我管理自己的慢性疾病，再到更早和更准确的诊断。

这些技术的优势被两个核心的质量和安全问题所抵消。一是人工智能已经超越人类的理解范围，而且会不断发展，进而导致产生“完全不透明”或“如此复杂以至于难以理解”的算法。[②] 二是当机器人看起来像可爱的海豹或者便利的数字助手（这些助手会提醒你按处方补药）时，它们似乎相对温和，但用莱恩·卡罗（Ryan Calo）的话来说，它们的

---

① See *Caution When Using Robotically-Assisted Surgical Devices in Women's Health Including Mastectomy and Other Cancer-related Surgeries*: *FDA Safety Communication*, U. S. FOOD & DRUG ADMIN (28 February 2019), https://www.fda.gov/MedicalDevices/Safety/AlertsandNotices/ucm632142.htm.

② See W. Nicholson Price Ⅱ, *Regulating Black-Box Medicine*, Michigan Law Review, Vol. 116:421, p. 435 (2017).

后代可能会将数据的生成性混乱与造成身体伤害的能力结合在一起。①

尽管人工智能带来的质量和安全问题与传统上提交给 FDA(或其他基于风险的机构)审批的设备所带来的问题之间存在相似之处并不难理解,但强调一些不同之处是很重要的。一方面,质量和安全不仅取决于硬件和软件行为,而且越来越多地取决于训练人工智能所使用的数据。根据欧盟委员会的说法,虽然机器学习是一种从数据中学习的通用算法,但它们的准确性在很大程度上取决于训练数据集的质量,以及它们的结构如何安排,它们在语义上如何被贴上标签,它们如何被人类清理进而使其代表所要解决的问题并减少数据中的参数数量。实际上,正如某个智能医疗研究团队指出的那样,训练集的数量和质量在最先进的深度学习的发展中至关重要。②

另一方面,随着技术的进步,涉及智能医疗独特的安全和质量问题的清单将会增加。例如,罗伯特·查伦(Robert Challen)及其同事提出了一个对此类问题进行分类的总体框架。首先,他们确定了一些短期问题,如分配转移、对影响力反应迟钝、"黑箱"决策、不安全的失败模式等。其次,他们将中期问题归类为自动化自满、过时实践的增强、自我实现的预测。最后,他们给长期问题也贴上了标签,如负面效应、奖励黑客、不安全的探索、不可扩展的监督。③ 这种类型学方法可能被证明是正确的,也可能无法证明是正确的,但似乎无可争辩的是,这种风险识别研究必须加快推进,以便为智能医疗设计最佳实践模式提供信息,并生成调控检查清单。

2. 功效与成本效益

除了安全事项,调控机构还检查设备功效,也就是说,它对某种特定

---

① See Ryan Calo, *Robotics and the Lessons of Cyberlaw*, California Law Review, Vol. 103: 513, p. 534(2015).

② See Carolina Lugo-Fagundo et al., *Deep Learning in Radiology: Now the Real Work Begins*, Journal of the American College of Radiology, Vol. 15, p. 364(2018).

③ See Robert Challen et al., *Artificial Intelligence, Bias and Clinical Safety*, BMJ Quality & Safety, Vol. 28: 231, p. 234(2019).

用途的有效性。例如,美国联邦贸易委员会对设备表现的审查可能包括科学功效,因为它可能需要随机和对照的人类临床试验来证实制造商的销售声明。

然而,这些机构没有解决比较效果问题,以及某个设备的效果如何与现有设备或某种其他的临床干预相比较。设备也不受成本效益分析(CEA)或基准测试的约束。在这方面,美国的调控系统不同于很多其他工业化国家使用的“新技术评估”,并以此来确定一种产品是否应该被包含在国家的处方一览表中或者以什么样的价格被收入其中。

至少,我们对质量、安全和数据保护的观念应该体现比较效果,最好是体现成本效益分析。关于自动驾驶汽车的争论再次说明了问题。支持这种车辆的主要论证在于,考虑到绝大多数严重交通事故涉及人为失误,它们将消除几乎所有的高速公路死亡事故。然而,对这些事故的原因和自动驾驶汽车的局限性进行更为深入的研究,我们会发现,能够被挽救的生命数量要少得多。同样,甚至在直觉上更为准确的是,涉及智能医疗安全性的索赔很可能会出现,这表明我们需要强大的数据来帮助我们作出调控决定。

尽管确切的时间表尚不清楚,但人工智能似乎很可能对我们的医疗系统产生巨大影响,其中包括物理(劳动力)和知识(包括诊断在内的分析)替代。考虑到这将如何改变公共和私人机构的投资优先顺序,私人和公共资金可能的再投资、可能出现的总体经济混乱、诸如比较效果研究和成本效益分析等基准工具都应该表现得非常突出。它们应该在宏观与微观的基础上应用,批判性分析整个行业和设备之间的替代。就整个行业而言,人工智能和机器人被认为能够自动完成繁重的工作,正如凯文·凯利(Kevin Kelly)指出的那样,很多工作“是我们无法完成的”。[①] 然而,一个人的苦差事是另一个人有限的就业机会。医疗保健是美国主要

---

① See Kevin Kelly, *Better Than Human: Why Robots Will-And Must-Take Our Jobs*, WIRED (24 December 2012), https://www.wired.com/2012/12/ff-robots-will-take-our-jobs.

的经济引擎,医疗保健工作的增长率大约为非医疗保健经济领域工作增长率的7倍。尽管有些工作是为受过专业训练的临床医生准备的,但绝大多数工作是为低技能的管理人员和医院或家庭护理人员准备的。如果这些工作被人工智能或机器人取代,这对医疗保健经济的负面影响是巨大的。

并不令人感到奇怪的是,有人提议用税收来为那些经济上被逐出现有岗位的人接受再教育提供资金。因此,微软联合创始人比尔·盖茨(Bill Gates)争辩到,在某些情况下,税收应该被用来延缓自动化的速度,而政策制定者则要"管理那种取代"。① 在此,可靠的比较效果研究和成本效益分析数据应该能够指导政策制定者作出任何此类决定。例如,那些贡献微不足道却具有巨大替代影响力的新技术可能要比那些具有同样替代作用但大幅度降低医疗成本的高度创新性人工智能技术应缴纳更多的税。

3. 现代数据保护架构

数据保护和不受监视的自由与社会公益问题应并驾齐驱。它们涉及非常重要的个人与社会问题。同样,这些问题在欧洲表现得相当成熟,欧盟已经实施的GDPR就是明证。与之相比,在美国,有关加强数据保护的辩论才刚刚开始。尽管如此,高度现代化的数据保护架构是智能医疗实现可信度的必要条件。

如上所述,当下美国数据保护的弱点在于其采用了部门做法、过时且主要是下游的数据保护模式,以及特定领域调控机构的激增。一般来说,非HIPAA涵盖实体或其业务伙伴的医疗保健数据保管人受到的调控不足。尽管用于训练人工智能的数据以及人工智能生成的数据都是医疗保健数据,但数据保管人或处理者(如应用程序和可穿戴设备开发人员或者大型人工智能公司)不太可能是HIPAA的涵盖实体或其业务

① See Kevin J. Delaney, *The Robot That Takes Your Job Should Pay Taxes, Says Bill Gates*, QUARTZ(17 February 2017), https://qz. com/911968/bill-gates-the-robot-that-takes-your-job-should-pay-taxes.

伙伴。首先,数据可能由数据主体本人提供,而不是由第三方提供(很多可穿戴设备都是这样)。其次,数据可能来自传统的医疗保健领域之外。例如,当数据代理人收集受到医学影响的数据时就是如此。最后,即使人工智能公司与医疗保健实体建立直接关系,它们也可能通过只收集未识别的数据来避免 HIPAA 调控,尽管这些公司可能在技术层面最适合通过“数据三角测定”重新识别数据。

目前,如果数据保管人公然采用糟糕的安全措施或者未能遵守自己的隐私政策,那么,调控者很可能会对数据保护表现出兴趣。作为实践中的一个问题,这些受调控不足的企业采用了一种通知和同意(或选择)的隐私保护模式。罗伯特·斯隆(Robert Sloan)和里查德·华纳(Richard Warner)等学者批评通知和同意“既非自由同意,也非知情同意,它也没有产生一种可接受的平衡关系”[①]。而且,数据代理人获取医疗保健数据的方式(通常是间接获取而不是从数据主体处直接获取)使得任何通知和同意过程都是虚幻的。正如麦克尔·弗鲁姆金(Michael Froomkin)所言,尽管是在人类主体研究的背景之下,但大数据扼杀了真正知情同意的可能性,因为从本质上说,大数据分析的目的之一就是在数据中发现意想不到的模式。[②] 这一点只会因人工智能应用于这些数据而得以放大;这不仅会发现意想不到的模式,而且人工智能可能生成“新的”意料之外的数据。例如,人工智能使用诸如高斯过程这样的概率技术就是如此。

应用程序平台、数据分析和物联网等新兴技术对数据的隐私与安全及其用途提出了前所未有的挑战。例如,用于导航或者在医疗保健领域用于健康跟踪的位置服务为大量未经同意的监视活动提供了机会。这里讨论的新兴技术为医疗保健机器人在收集数据过程中涉及的敏感数

① Robert H. Sloan & Richard Warner, *Beyond Notice and Choice*: *Privacy*, *Norms*, *and Consent*, Journal of High Technology Law, Vol. 14:370, p. 390(2014).

② See A. Michael Froomkin, *Big Data*: *Destroyer of Informed Consent*, Yale Journal of Health Policy, Law and Ethics, Vol. 18 :27, p. 32(2019).

据收集提供了更多机会,并基于所收集的数据提供了不可估量且更为强大的见解,其中包括重新识别。同移动医疗应用程序相类似的是,不受 HIPAA 实体约束的人工智能和机器人在如何与第三方共享数据以及它们应该提供的安全级别等方面几乎或者根本没有受到调控。[①]

曾任苹果公司首席执行官的蒂姆·库克(Tim Cook)警告说:"我们自己的信息(从日常生活的信息到非常私人化的信息)正在以军事效率被制成武器来对付我们。"[②]2019 年发布的《欧盟人工智能伦理指南》对人工智能为公共和私人实体提供更有效的方式,并在未经同意的情况下识别个人信息的潜力表示强烈关注。其他公认的威胁包括对人的广泛监视、数据化或商品化,以及一些更为微观的担忧,如使用大数据促进药物分级,从而破坏《美国平价医疗法案》对医疗保险的保护,或者更为间接地说,雇主使用健康评分使其员工对健康保险公司而言更具有吸引力。

人工智能和机器人可以"永远开机"。人工智能需要不断输入数据,并通过其训练有素的算法进行处理,而护理机器人的传感器(摄像头、人脸识别、语音识别、雷达、激光雷达、近距离传感器、加速度计、湿度计等)将持续处理环境与患者数据。人们已经开始担心亚马逊的智能音箱(Echo)和谷歌的家居设备(Google Home)等"永远开机"的个人数字助理的监视风险。这种与人工智能和机器人相关的风险处于完全不同的水平。它们更类似于那些具有高水平监视能力的国家采用的面部和步态识别。

要理解数据保护在人工智能调控中的作用,有两个问题特别具有相关性:一是关于人工智能数据保护审查程度的程序性问题,这与其他的调控标准相分离;二是关于应该采用的保护模式涉及的实体性问题。

---

① See Nicolas Terry, *Appification, AI, and Healthcare's New Iron Triangle*, Journal of Health Care Law and Policy, Vol. 20 :117, p. 137(2018).

② Natasha Lomas, *Apple's Tim Cook Makes Blistering Attack on the "Data Industrial Complex"*, TECHCRUNCH(24 October 2018), https://techcrunch.com/2018/10/24/apples-tim-cook-makes-blistering-attack-on-the-data-industrial-complex.

就第一个问题而言,有可能将人工智能特有的数据保护模式嵌入新设想的人工智能调控系统。这样的模式可以鼓励领域专长来审查人工智能数据保护问题。然而,同样的情形是,在一般数据保护调控系统之外运行的数据保护模式可能会鼓励例外主义和碎片化。对人工智能调控者而言,更好的回应是要求遵守一般数据保护规则。这种模式与上述为单一人工智能调控者提出的论点相一致。

就第二个问题而言,一般数据保护制度必须包括实体权利和调控程序,它们对现有调控格局进行重大升级。具体言之,保护个人和社会利益免受监视和数据化的影响需要一个非特定领域的现代化系统,该系统使用体现《公平信息实践原则》(FIPPs)的多种保护模式。用《华盛顿邮报》曾经一篇社论的话说,"是时候做点新的事情了。立法者必须建立对公司的期望,而不仅仅是告诉消费者它们将利用他们的个人信息……为了避免被巨头踩在脚下,不应该由用户来承担相应的负担。相反,巨头们应该注意自己的前进方向"[①]。尽管美国国会和科技公司似乎正在慢慢走向一部它们都能接受的美国联邦隐私法,但隐私倡导者们越来越担心,任何联邦立法都相对较弱,而且旨在预先制止更为强硬的美国各州新兴法律。

尽管如此,数据改革者将欧盟的 GDPR 视为调控典范。该条例将"与健康有关的数据"界定为"与自然人的身体或精神健康有关的个人数据,包括提供医疗保健服务,这些数据透露了他或她健康状况的信息"[②]。基于《公平信息实践原则》获得启示的保护包括问责制、透明度、目的和时间限制,以及数据最小化。可以说,这些要求与人工智能的训练、"黑箱"算法、人工智能与大数据公司的商业模式是对立的。然而,尊重隐私的新兴技术(包括联合学习、差异隐私和同态加密等)能够在保护底层数据主体的同时保留人工智能的很多好处。

---

① *Our Privacy Regime Is Broken and Congress Needs to Create New Norms for a Digital Age*, The Washington Post, 5 January 2019.

② Commission Regulation 2016/679, art. 4(15), 2016 O. J. (L 119) 1, 34.

然而,寻求美国模式来改进数据保护之人都在密切关注加利福尼亚州 2018 年的《消费者隐私法案》。该法案主要依赖一种透明模式,要求数据保管人披露他们所持有的关于数据主体的信息,以及这些信息是否正在出售或以其他方式披露。数据主体可以停止出售信息,并在接受服务或行使权利时不受歧视。不幸的是,这部法案对 HIPAA 实体和人类主体研究数据有一些保留例外主义的领域划分。①

4. 社交暗示、形式、社会效价与同理心

从历史上看,有效沟通一直被视为医患关系的中心。它还被认为是建立同理心与信任的关键所在。尽管所处的情境不同,但卡洛·佩莱格里尼(Carlos Pellegrini)的话抓住了"在一个由商业和标准化驱动的环境,以及关注人群健康而不是单个患者健康的大型护理系统中维持与患者的人际关系"所面临的困难。② 有关先进医疗保健技术的缺点,一个极端但具有教育意义的例证是 2019 年的一篇报道:一位偏远地区的医生使用远程机器人告诉病人及其家属病人即将死亡的消息。③

沟通、同理心和信任涉及的不仅仅是让医疗体验成为一种更容易忍受且以病人为中心的体验,这种体验与脆弱性相一致。对病人的具体情形与需要表示关注与理解可能导致诊断洞察力的提高。智能医疗的这些伦理和工具属性在多大程度上可以被预期,并且适合考虑作为调控要求?

就短期而言,为了克服患者与人工智能互动中的难关,人类很可能会发挥一种转化作用,同时临床医生会注入他们的沟通技巧、同理心与同情心。在某些情况下,形式可以成为同情的替代者。例如,第一代护理或伴侣机器人要么被设计成人形机器人(humanoid),要么被设计成能产生积极社交暗示的其他形式的代表,如可爱的玩具或小狗。在更遥远的未来,可能会出现这样的问题:人工智能的物理形式(或未来的人

---

① See Cal. Civ. Code § 1798. 145(c).

② See Carlos A. Pellegrini, *Trust: The Keystone of the Patient-Physician Relationship*, Journal of the American College of Surgeons, Vol. 224, p. 95(2017).

③ See Dakin Andone & Artemis Moshtaghian, *A Doctor in California Appeared Via Video Link to Tell a Patient He Was Going to Die. The Man's Family is Upset*. CNN, 11 March 2019.

工智能全息表达)或者其他的社交暗示是否需要调控。如今,我们知道,诸如护士性别这样的物理暗示可能会形成刻板印象,结果导致男性护士可能被认为不太有能力提供亲密和敏感护理。有些这样的问题可能会与如下决定交织在一起:人工智能应该被赋予哪些类似于人类的权利和义务。正如伊格纳西奥·科菲(Ignacio Cofone)争辩的那样,这些决定很可能来自一个相对体验、涌现和社会效价的框架。[①] 其中固有的主观性尤其是社会效价表明,广泛可接受的决定将会缓慢演变。

除了沟通与社交暗示,同理心与医疗互动涉及的其他行为、心理或社会心理方面也可能会影响信任、自主与同情。因此,如下问题应运而生:我们是否调控人工智能如何与其照顾的人相关联。同理心可以被视为预测替代的一个标准。例如,人们通常认为,包括咨询师或精神病学等医学学科在内的具有同理心的工作最不可能面临替代。然而,存在的一个正交问题是,智能医疗和机器人能够或者应该在多大程度上对患者具有同理心。

医疗保健信息技术已经在临床医生和患者之间产生了人际关系的隔阂。具体例证包括由电子健康记录和临床决策支持系统弹出警告引起的视觉疲劳,以及医生往往更专注于计算机界面,而不是同一检查室的患者。如前所述,人工智能自然语言处理和其他数字助手应该取代笔记记录,从而让医生更专注于病人,而不是技术。然而,在某些情况下,人工智能可能会把技术入侵推向另一个极端,比如检查室里的"人"只有病人和机器人。对有些人而言,这会被证明是无法接受的。例如,迈克尔·米特尔曼(Michael Mittleman)及其同事认为,病人需要由人照顾,在我们生病和最脆弱的时候尤其如此。机器人永远无法向我们提供真正的舒适。充分理解"人的境况"之能力对于健康管理始终是至关重要的。[②]

---

① See Ignacio N. Cofone, *Servers and Waiters*: *What Matters in the Law of AI*, Stanford Technology Law Review, Vol. 21, p. 167, 176(2018).

② See Michael Mittelman et al., *Patient Commentary*: *Stop Hyping Artificial Intelligence—Patients Will Always Need Human Doctors*, British Medical Journal, Vol. 363, p. k4669(2018).

同理心在诊断、治疗与康复过程中是如此重要,以至于不能被放弃。打个比方,能够烤肉、切西红柿、炒菜甚至拉伸披萨面团的机器人使快餐变得更快,但你会信任一个从未亲自尝过自己所创造食谱的厨师吗?

同理心不仅是一种关心命令,更是一种保护命令。根据佩莱格里尼的说法,"在这种人际关系中,考虑患者的脆弱性至关重要。医生为了履行自己对信任的承诺,他们必须保护而不是利用这种脆弱性"①。当我们设计和调控智能医疗时,我们必须解决如下问题:我们认为人工智能应该遵守道德规则的程度以及在多大程度上融入人类价值观。

这既是一个技术问题,也是一个规范问题。技术问题指的是,我们的护理人员和其他医疗保健技术是否能够被有效地编程,进而实现类似于患者的同理需求或期望。越来越多的人工智能个人助理正在被调整,以更好地理解它们与人类互动的背景。在某种程度上说,这是通过分析非语言声音,而不是仅仅集中于语言解析得以实现的。现有产品开始引入初步例证。亚马逊的语音助理 Alexa 有一个新的"耳语模式",它知道有人在低声说自己的指令(或许是在熟睡的婴儿面前),因此它会低声回答。随着这些技术的不断发展,可能会出现强行限制人工同理心的问题,这个问题与护理机器人甚至是临终关怀机器人具有特别的关联性。

一个相关的问题是,随着人工智能越来越接近通过图灵测试,它是否应该宣布自己不明显的人工性(artificiality)。例如,谷歌的 Duplex 是一种神经网络人工智能,它使用自然语音向人们拨出听起来完全像人类的"自然对话"电话(如要求预订餐厅的电话)。当这项技术首次向媒体公开时,有人质疑这项技术是否具有欺骗性,因为它没有宣布自己是"机器人"。随后,有人对其数据收集的作用提出了问题。这些问题在医疗保健情境中尤为重要,例如,诊断聊天机器人中的算法通过分析语音和语音模式来识别抑郁症。《欧盟人工智能伦理指南》认为,"人工智

---

① Carlos A. Pellegrini, *Trust: The Keystone of the Patient-Physician Relationship*, Journal of the American College of Surgeons, Vol. 224, p. 95(2017).

能系统不应该向用户展示自己是人类;人类有权被告知他们正在与人工智能系统进行交互"[①]。

5. 消除歧视、促进健康公平与透明

或许,与其他任何调控命令相比,消除歧视、促进健康公平与透明之间相互交织的要求更能代表智能医疗的"灵魂"之战:它是否值得信任及其对慈善的承诺。

智能医疗的歧视尤其令人不安,因为医疗系统本身仍在与隐性偏见作斗争。美国各州在某种程度上是推动《平价医疗法案》纳入医疗非歧视条款的因素之一。[②] 在医疗系统的上端对智能医疗进行分层会增加此类问题,因为用于训练的非代表性数据集导致偏见放大,如主要从浅色皮肤的人身上捕获的黑色素瘤图像。众所周知,人工智能软件已经被证明具有性别偏见和种族偏见,而这些偏见很可能会使刻板印象延续下去。

人工智能和大数据尤其擅长人群细分。例如,如果人工智能被用于将服务导向最需要的地方,旨在提升人口健康或者提供准确或个性化的医疗保健,这很可能会产生重要的积极影响。然而,这样的细分可以用于"技术红线",进而影响获得护理的机会,如拒绝向病人提供医疗保险,或者基于性偏好、年龄或种族相关的疾病征收更好的保费或分级用药。在后一种情况下,人工智能将违反作为包容性医疗系统之基础的医疗保健团结原则。

同其他健康信息技术(HIT)一样,智能医疗预计将增加获取机会、降低成本和提高质量。健康平等(非歧视)问题是,这些改善是惠及全部人口,还是只惠及一部分人口;健康公平问题更为广泛,它要求我们不仅能够缩小健康差距,而且能够简化其决定因素。根据奥巴马政府时期 CMS 主任安迪·斯拉韦特(Andy Slavitt)——如今,他是一家风险投资

① European Commission, *Ethics Guidelines for Trustworthy AI*, at 18 (2019).

② See Patient Protection and Affordable Care Act, Pub. L. No. 111-148 § 1557 (2010) (codified at 42 U. S. C. § 18116).

公司的负责人——的说法，"我们需要停止为50岁的上流社会人士投资第三代Fitbit公司，相反，要鼓励为那些患有常见疾病和表现常见症状，但生活在医疗服务水平较低社区的人进行创新"①。

除了公共和私人支付方在制定偿付政策时作出的决定，健康公平问题还可能在产品和服务营销中体现出来。例如，智能医疗是否会像如今的医疗礼宾服务模式一样被定位为优质服务？或者事情是否会朝着相反的方向发展，即人工智能将成为一种为大多数人提供低成本替代医疗保健的系统，而少数人将从"真正的"医生那儿获得医疗保健？不管出现哪种情况，一个基本的问题必须是，智能医疗是增加还是减少医疗保健差距。明显的例证之一是护理机器人。随着我们的出生率不断下降、依然强劲的预期寿命（尽管"绝望病"猖獗），以及本土保护主义对移民的控制问题的加剧，谁来照顾我们的老龄化人口呢？换句话说，我们会大规模拥有负担得起的护理机器人吗？如果我们继续在政治和经济层面进行斗争，全民医疗保健问题就会变成人工智能是否可以积极干预的问题，就像谷歌的Cityblock子公司在服务不足的城市地区创建以社区为基础的诊所（"社区中心"）一样。或者，如普莱斯所言，人工智能驱动的民主化医疗专业知识的想法注定会失败吗？因为高资源训练环境与低资源部署环境之间的脱节很可能导致可预见的算法护理建议质量下降，从而限制智能医疗真正实现卓越民主化的前景。②

在智能医疗背景下，透明度至少有两个含义：一是治理的透明度，它与上述一些数据保护和调控者的讨论相交叉；二是技术透明度问题。如果我们不能理解智能医疗如何作出决定，我们又如何能够评估临床医生是应该依赖技术，还是应该依赖他们的专业培训并忽视技术？人工智能的不透明性也极大地增加了识别和治理隐性偏见的难度。

---

① Christina Farr, *The Guy Who Battled Republicans over Obamacare is Investing in Health Tech for the* 99 *Percent*, CNBC, 4 March 2018.

② See W. Nicholson Price Ⅱ, *Medical AI and Contextual Bias*, Harvard Journal of Law and Technology, Vol. 33(2019).

杰伊·卡茨(Jay Katz)在其《沉默的世界》结尾写到,医生和病人都必须被信任,但只有在他们首先学会相互信任的情况下,他们才能被信任。卡茨只是不得不面对信息不对称以及建立在家长主义基础上的医生交流的缺陷。智能医疗提出的问题具有完全不同的难度级别,最明显的问题是,如果通过程序员的仁慈,人工智能决定打破沉默,那么完全不清楚的是,它是否能够或者愿意对患者甚至是附近的医生说一些远程易懂的话。

首选的解决方案是算法问责,这也是调控的当务之急。《欧盟人工智能伦理指南》认为"应该向公民提供一个完全透明的程序,其中包括评分过程、目的与方法的信息……理想情况下,应该提供如下可能性:只要没有损害发生,就可以选择退出评分机制,否则的话,就必须提供挑战和纠正评分的机制"[①]。

我们以西奈山医院(Mount Sinai Hospital)的人工智能项目"深度患者"(Deep Patient)为例,在该医院,人工智能可以访问 70 万份病人病历,然后负责评估新患者的图表。事实表明,该系统在预测疾病方面非常出色。但是,如果失败了怎么办?为了了解它的错误,包括提供者与患者在内的利害关系人能够对它质疑吗?同样,如果患者不理解或者只是非常笼统地理解,那么有关他们的健康决定是如何作出的?又如何能对所提供的医疗保健作出知情决定呢?对这些问题的"透明"回答是,我们应该能够质疑决定算法。这个问题包含了一个更为实际的二分法:要么相信技术,要么放弃它。

一个相关的透明度问题(更类似于利益冲突)涉及的是分析人工智能服务提供商与数据保管人之间产生的双边数据关系。主要例证之一是谷歌旗下的 DeepMind 与英国国家医疗服务系统下辖的皇家自由信托基金会(NHS Royal Free)之间的关系。另一个例证是,以人工智能为基础的招聘公司也会提供人力资源软件,该软件将员工数据上传到招聘

① European Commission, *Ethics Guidelines for Trustworthy AI*, at 34 (2019).

公司。从技术上讲，这就是它应该如何工作的方式，使用反馈环路来持续改进数据和增强算法。然而，尽管这些反馈环路可能会让雇主、招聘公司或者英国信托公司和谷歌从中受益，但对数据主体而言，他们可能并不是一个明显的胜利者。

综上所述，对可适用于智能医疗的规范性期望和调控模式的审查尚处于起步阶段。有些读者可能会从医疗保健行业传统上滞后的技术采用中得到安慰，也许其他行业将不得不更快地解决这些问题，而且政策制定者将提出适当校准的调控措施。尽管如此，如果医疗保健所涉利害关系人能够参与调控谈判，并对各方之间的对话作出应有贡献，那就有可能产生更好的结果。这些问题对医疗保健和人口健康的未来至关重要，并会影响未来几代人关于医疗保健的获取、质量和成本控制等问题。至少，任何调控模式都必须是广泛的、多方面的，而不能仅仅依赖对设备安全或医生执照的狭隘技术官僚式评估。

第四章　智能医疗的人权保障与救济

真正的问题是，
我们什么时候才能起草
一份人工智能权利法案？
它由什么组成？
谁来决定？
——Gray Scott

在20世纪40年代，人们坚信，人权将是世界和平与人类繁荣的核心，它不仅是保护人类免受灾难的关键，而且是享受日常生活的基础。当时的人权捍卫者也会惊讶地发现，在如今有关医疗人工智能的辩论中，人权却相对缺席。

一、智能医疗需要人权的缘由

（一）人权在智能医疗治理中被忽视

从哲学、人权法、科学与技术研究、社会学、统计学、多样化的影响评估与审计实践，以及利益相关者理论等多学科（或许是跨学科）方法中，人工智能治理可以获益良多。然而，除了一些例外情形，人权框架作为智能医疗治理现有的一种灵活基准一直被忽视。

人工智能治理计划通常被称为人工智能伦理、负责任的人工智能或者价值敏感设计等。有些计划,如《阿西洛玛人工智能原则》(*Asilomar AI Principles*),主要是来自哲学伦理学学科的主张。很多主张是跨学科的原则性要求,因此,人权法也可以作为伦理的一个方面。例如,联合国教科文组织(UNESCO)的《人工智能伦理问题建议书》将“尊重、保护和促进人权、基本自由和人类尊严”列为人工智能系统生命周期中所有参与者都应该尊重的首要价值。[①] 而且,电气与电子工程师协会(IEEE)的《系统设计中解决伦理问题的标准模型过程》将“人权应该受到保护”列为其首要的伦理原则。[②]

很多由企业、政府和国际组织设定的人工智能治理原则根本没有提及人权。在确实提到人权的那些原则中,也只有很少一部分将人权作为一种框架。大多数国家的人工智能战略没有深入涉及人权问题。

那么,为什么人权问题没有成为人工智能治理的核心呢?事实上,在很多领域涉及人工智能治理的讨论时都有意无意地忽略人权议题。软件开发人员和人工智能行业的其他人通常不会让人权领域的任何人参与有关负责任的人工智能的讨论。即使在最大规模的有关负责任的人工智能的国际会议上,也明显缺失以人权为重点的论文和小组讨论。企业层面有关人工智能伦理及其实施的讨论,往往也不会涉及人权问题。例如,企业人工智能伦理专家的招聘广告通常不会包含人权要求。关注人工智能伦理的政府往往会拖至政策制定的后期才会让人权律师参与。相比之下,与企业和公共部门制定人工智能治理决定不同的是,人权往往是社会和学术界在不同场合下由不同参与者讨论的焦点。值得注意的例外情形是,在由联合国和欧洲委员会等国际组织主办的讨论中,人权法成为一个稳定的共享词汇;而且,欧盟还在《人工智能法案》中将人权置于核心地位。

---

① See *Recommendation on the Ethics of Artificial Intelligence*, UNESCO, https://unesdoc.unesco.org/ark:/48223/pf0000381137.

② See Institute of Electrical and Electronics Engineers (IEEE), *Standard Model Process for Addressing Ethical Concerns during System Design*, IEEE Std 7000 – 2021, Annex H.

(二)人权在智能医疗治理中被谬见

有关人权的某些谬见往往导致那些参与人工智能治理讨论的人会忽视人权问题。它们通常体现但不限于以下情形。

1. 伦理是所有问题的答案

伦理与人权属于截然不同的学科,它们在人工智能治理中发挥着宝贵的互补作用。伦理与人权有一个共同的原理:它们作为个人利益的堡垒来抑制国家和企业权力。但是,它们为实现这一目的采取的手段不同,并且具有互补性。我们不能用伦理替代或排斥人权,反之亦然。伦理和人权必须综合在一起考虑。

在调控人工智能之前以及增补人工智能调控期间,伦理都发挥着重要作用。它已经成为人工智能治理领域许多开创性研究与实施的主题。然而,伦理学属于哲学的一个分支,它不是一套规范体系,因此,出现多个伦理版本是可能的;而且,尽管人们努力设定多套人工智能治理原则,但目前针对人工智能伦理究竟需要什么尚未达成国际共识。这些原则在实质内容和术语等方面存在巨大差异,这使企业和公共机构难以理解它们的责任,个人也难以知道自己应该期望什么样的标准。

伦理的易变性意味着很难让其他行为人承担责任。有些科技公司面临所谓的"伦理洗白"的批评,它们为了自己公司的声誉,通过资助对一些伦理研究人员施加了不当影响。法院或法庭不为遵守伦理规范提供补救措施。而且,尽管伦理原则旨在确保技术能够体现道德价值,但对伦理问题的过度关注可能会减少对法律调控的兴趣。

在某些情况下,出于政治原因,尽管伦理标签可能比人权标签更容易接受,但最为重要的是,人权是否被考虑在内,而不管标签是什么。为了避免概念上的混淆,人权应该被视为与伦理道德处于平行地位,而不仅仅是伦理道德的一个组成部分。任何伦理原则与程序都应增补现有的人权法律制度,而不是与之竞争。规范之间的冲突具有破坏性,因为它们破坏了国家、企业和个人所依赖的调控行为具有的法律上的确定性与可预测性。

目前,对人工智能伦理原则上存在普遍支持,但实践中对人工智能伦理的含义是什么没有形成共同理解，这与20世纪40年代对人权的支持有相似之处。当时，为了防止第二次世界大战的暴行重演，为了结束统治与镇压，人权概念得到了广泛支持。然而，对于人权究竟是什么，人们没有具体的理解或共识。要想对《世界人权宣言》以及后来的《公民权利和政治权利国际公约》(ICCPR)、《经济、社会及文化权利国际公约》(ICESCR)的内容达成一致，就需要在全世界范围内开展游说、专家输入、谈判和政治妥协。没有证据表明，在不参考已经达成共识的人权框架的情况下，对人工智能伦理达成普遍共识会比20世纪的那些辩论更容易或者政治色彩更少。

2. 人权过于个人主义

人权表达的理念在于，每个人都是绝对的、独特的，本质上就应该受到保护，这种特征描述通常以人的尊严理念为基础。强调个人尊严与个性有时会被认为，是在(受人权保护的)个人利益与(个人因人权而受到保护的)国家或整个社会利益之间制造对立。毫无疑问，个人利益与社会利益并不总是一致的，在某些情况下，优先保护个人权利可能会以牺牲社会利益为代价。例如，这种紧张关系可能会在以下两者之间出现：一方面是个人有权保护自己的医疗数据；另一方面是使用这些数据(以及许多其他人的数据)有可能会推动人工智能系统的发展，从而更为准确地发现疾病并选择适当的治疗。在个人利益与环境之间也可能会出现类似情形，众所周知，这两者之间也并不总是一致的，这取决于人们所采取的不同视角。因此，如果认为人权主要以个人为中心，这可能会导致这样一种说法，即人权不足以应对这些冲突性利益所引发的紧张关系，进而不足以在一个信奉社群主义和环境价值的社会中发挥有目的的作用。

首先，对人权的这种解读忽视了各种社会权利，它们也是人权立法的重要组成部分，如受教育权、住房权或健康权等。其次，它忽略了一个基本事实，即更多的个人权利也有存在的社会理由。事实上，个人拥有私人空间进行思考、行动和表达的社会不仅能培养个人利益，而且能培养社会利益。因此，在一个特定社会中保护这些权利既能增强特定权利持有者的利益，也能增加所有人的福利。因此，人权正在越来越多地被用来寻求对各种环境损害的补救，这一点并不足为奇，因为毫不夸张地说，清洁和健康的环境是享有很多权利的先决条件。

此外，这样的解读忽视了人权不是绝对的这一事实。例如，《欧盟基本权利宪章》全面规定了其所承认的权利可以受到限制的条件：(1)限制必须由法律规定；(2)必须尊重相关权利的本质；(3)受比例原则约束必须是必要的，而且必须真正符合欧盟所承认的普遍利益之目标或者保护他人权利和自由之需要。在《欧洲人权公约》(ECHR)和《世界人权宣言》中也有概念上的类似表达。换句话说，以人权为基础的框架明确承认，执行一个人的权利可能会妨碍其他人的权利，这些不同的利益需要平衡。这种平衡不仅发生在利害攸关的不同个人利益与社会利益之间，而且发生在特定情况下可能适用且具有潜在冲突的不同权利之间。负责执行人权的那些人承担的任务恰恰就是，根据具体情况在这些权利之间达到适当的平衡，从而确保正义得以伸张。

除此之外，为了做到这一点，执行者可以利用先前采纳过的平衡方法，这有助于提高可预测性和法律的确定性。事实上，长达几十年的制度化人权执行形成了一种丰富的人权法理，它可以指导执行者处理人工智能系统对个人和社会的影响，以及应对由此产生的紧张关系，即使在冲突性的权利、原则和利益方面都是如此。尽管这些紧张关系不能被简单地消解，但人权框架的力量在于如下事实：它允许以一种符合特定情境的方式承认、明确、理性反思这些紧张关系，并使其具有可挑战性。如果我们希望推进的治理框架使“好的人工智能”(good AI)成为可能，这些正是需要我们确保的步骤。当然，我们此时要面对一个困难但无法避免的问题，即“好的”受益人应该是谁。

3. 人权过于激进与狭隘

有一种谬见认为，人权是激进的，它主要涉及两个方面：一是与流行的新闻报道相一致，人权只与极端情形有关，比如，如何对待犯罪、移民或恐怖分子。显然，这种观点是完全错误的。实际上，人权涉及每个成年人和儿童每天免受伤害和歧视,生活不受国家干预,并享有基本权利。在民主国家,大多数人有一个普遍的、不言而喻的假设,即他们的人权会得到尊重。例如,如果被捕,他们会受到有尊严的对待;如果被起诉,他们将以自己能够理解的语言接受公正审判;如果参与选举的话,他们的投票将是秘密的,并且会被公平计票。从数据保护到社会住房和社会保障,人权经常为新的立法和政策提供信息。它们通常不会引起政治争议。它们只有在极少数情况下才有新闻价值,比如,它们被否定,或者被视为受欢迎政策的障碍。人权法框架不是一种激进哲学,而是在政策制定中对歧视或侮辱行为的一种牵制与平衡。

二是人权本质上是绝对的。例如,它们禁止诸如面部识别技术这样的发展。在当今世界,对简短政治引述的渴望助长了可能对人权造成损害的专制立场。人权的现实更加微妙。例如,很多社会组织目前声称,所有面部识别技术都违反了人权法。但这只是如下主张的一种简略表达方式:常规配置的面部识别技术——涉及大规模捕获和保留个人数据,以及不考虑人权因素的潜在歧视性判断等技术——违反了人权法。事实上,人权法无法得出这样的结论,即在有充分理由保障安全使用的情况下,经由适当配置和限制的面部识别技术也应该被禁止。相反,在这种情况下,就像在其他情况下一样,人权法会在权利和利益之间权衡,以作出微妙的细致判断。

此外,另一个可能的反对意见涉及人权的范围较为狭隘。从传统上看,人权仅是纵向适用,而非横向适用。个人可以对国家提出人权主张,但不能对另一个私人主体提出人权主张,无论该主体是个人还是公司。然而,在某种程度上,很多(如果不是大多数)人工智能系统都是由私营公司而不是国家开发和部署的,这可能会使人权框架变得不那么相关,或者甚至不具有可适用性,因为可能受到损害的个人不能直接依赖人工智能系统的私人生产者。尽管如此,出于诸多原因,这种反对意见不应该被视为依赖人权建立适当人工智能治理框架的障碍。

首先,人工智能系统最有问题的一些应用领域涉及国家在行使重要公共职能时部署的应用程序。例如,警方应用自动面部识别技术,或者司法部门部署预测性人工智能系统。鉴于政府对合法使用强制力具有垄断性,这些背景将显得尤为敏感。因此,政府部署人工智能系统——无论这些系统是由公共机构开发,还是由私人主体开发——必须遵守可执行的人权立法,这一点至关重要。在这方面,需要指出的是,国家还可以通过确保人工智能系统的(私人)开发人员满足人权标准(无论这些系统最终是部署在公共环境或是私人环境中),从而发挥一种催化作用来促进符合人权要求的人工智能。

其次,即使在某种程度上,人权主要是对国家而不是私人实体产生义务,但国家仍有责任确保在其管辖范围内,个人可以在不受任何干预(包括来自私人主体的干预)的情况下享有这些权利。因此,如果国家履行自己的职责,人权至少会对私人行为者产生间接义务,其中包括那些人工智能系统的开发者和部署者。

最后,传统意义上的人权非横向性不断受到压力,而且肯定遭受缓慢的侵蚀。在越来越多的案例中,人们见证了人权被成功用来对抗企业,采取的方式可能包括对"国家"概念进行广义解读或者援引国际习惯法等。[①] 此外,欧洲法院的判例法阐明,《欧盟基本权利宪章》也可以有一种横向维度。经过一系列的案件之后,此事仍未有定论,此时,欧洲法院的大审判庭在鲍尔(Bauer)等人的联合案件中判定,欧洲各国国内法院和欧盟法院可以直接援引具有强制性,且符合欧盟法律所有其他直接生效条件(其表述清晰、准确和无条件)的人权,而不管争议是发生在个人与国家之间还是两个私人主体之间。[②]

---

① See Baughen, S., *Customary International Law and its Horizontal Effect? Human Rights Litigation Between Non-state Actors*, Rutgers University Law Review, Vol. 67: 1, p. 89 – 126 (2015).

② See Frantziou, E. (2018), Joined cases C – 569/16 and C – 570/16 Bauer et al., *Most of the Charter of Fundamental Rights is Horizontally Applicable*, https://europeanlawblog.eu/2018/11/19/joined-cases-c – 569 – 16 – and-c – 570 – 16 – bauer-et-al-most-of-the-charter-of-fundamental-rights-is-horizontally-applicable/, accessed 20 May 2020.

尽管如此,即使不能针对某个私人主体直接援引一项特定人权(或者该人权根本就不能被援引,例如,它涉及的是一个缺乏法律可执行性的管辖权),这仍然不会削弱人权在确保适当的人工智能治理框架方面可以发挥的作用。即使是不可执行的人权,也可以为创建具有法律执行力的调控提供信息与激励,从而保护个人免受人工智能系统的不利影响,或者引导人工智能的应用朝好的方向发展。

4. 人权过于抽象与模糊

人权能够在各种情况下提供保护,这在很大程度上要归功于它们的抽象表达。根据产生保护需求的具体情况来适用和解释人权,这样的话,即便人权在以前从未遇到的情况也可能具有相关性。人权的抽象表达还允许在不同的社会和文化背景下对其进行有针对性的解释。然而,这些不同解释的可能性——包括提供不均衡保护水平的解释——也指出了人权广泛性质的缺点,并被质疑人权是否因过于抽象而没有意义。如果一切都取决于对特定案件的具体解释,那么人权执行者如何能够确保充分的保护标准?

这一问题并非人权所独有的,而是所有与"原则"而非"规则"相对应的规范都存在类似问题,罗纳德·德沃金(Ronald Dworkin)对这种概念化差异作出了最为显著的贡献。尽管德沃金的概念化(至少在部分程度上)是为了反驳法律实证主义的观点而设计的,但如今的大部分法律实证主义者都会同意,法律体系不仅包括而且需要规则和原则。尽管一方的优势可以被视为另一方的劣势(从原则的过于广泛与灵活到规则的过于描述与僵硬),但规则和原则还是以互补的方式运作。

一般而言,原则——包括大部分(如果不是全部的话)关于人权的表述——比规则更为抽象,而且旨在适应无限多的不同情境。它们提供了一种总体性规范,并在一个方向上讨论,同时需要情境解释,而不是必然需要特定的决定。相反,规则更为具体地规定了特定情况下的法律后果,因此通常会限制出现明显不同解释的可能性。特别是从自然主义的观点考虑法律时，大多数规则可以被理解为一个或多个原则的具体化。[①] 这种具体化尤其会出现在如下情形：随着时间推移，如通过持续的法律实践，对某个原则的具体解释就会被巩固进而成为规则的一部分。随后，这种解释可能（但并不必然）被融入某项法律文件。尽管不是所有的原则都通过规定性规则实现具体化，但很多原则（包括人权）最终或部分程度上是通过这种方式具体化。就此而言，一个著名的例证是《欧盟基本权利宪章》第 8 条规定的欧洲个人数据保护的基本权利，该权利尤其通过 GDPR 实现具体化。

由此可见，如果一项具体的人权被认为过于抽象，以至于无法提供足够明确或统一的解释来保护人们免受人工智能的不利影响，那么通过建立立法规则对该权利进行一种理想的具体化解释总是一种选择。因此，调控者应该与所有涉及的利益相关者共同确定，人权的抽象性质在哪些领域对人工智能系统提出的新问题具有受欢迎的适应性，以及它在哪些领域又产生了太多的不确定性或不精确性，以至于无法提供充分的保护。虽然有些人权属于前一类，而有些人权属于后一类，但两者的相关性都没有减弱。两者都提供了需要适用于特定情形的相关原则，这些原则可以从道德层面指导人工智能系统的开发与使用，无论是通过编撰的规则还是特别的解释都是如此。

此外，还有一种看法认为，人权规范过于模糊，无法指导人工智能。例如，一些伦理捍卫者主张，当价值发生冲突时，人权无法提供指导。这些反对意见在很大程度上是没有根据的。人权法的优势之一是其权衡相互竞争的权利和利益的系统，而不管这种权衡是在相互竞争的个人权利之间，还是在个人权利与其他集体或社会利益的竞争中获得的。

很多人权框架都明确体现了这种平衡。例如，《公民权利和政治权利国际公约》第 21 条规定，和平集会的权利不应该受到任何限制，那些

---

① See Verheij B. et al. , *An Integrated View on Rules and Principles*, Artificial Intelligence and Law, Vol. 6:1, p. 3 – 26(1998).

符合法律规定的限制以及民主社会为了保护国家安全或公共安全、公共秩序、公共健康或道德、他人权利和自由的利益所必需的限制除外。在考虑这项权利是否受到侵犯时,联合国人权理事会(HRC)将首先考虑是否存在某种干预,如果存在,那么这种干预是否合法,是否与前述所列的一个或多个正当限制理由“必要且相称”。联合国人权机构、国家或地区法院在适当平衡权利与利益、平衡灵活性与可预测性方面形成了广泛的判例。这些得以巩固并被充分理解的制度一再证明,它们能够适应新的政策工具和情势变化。例如,欧洲人权法院最近确立了新的测试标准,用以评估为情报目的而大规模拦截在线通信的行为。

正如新兴判例已经证明的那样,人工智能的影响是一项新颖但并非不可克服的挑战。的确,国际人权法的优点之一在于,它能够随着社会标准的进步和面对新的事实情形而不断发展。

5. 人权过于复杂与僵硬

尽管人权问题对非专业人士而言似乎很复杂,但诸如联合国的 B-tech 项目等计划充分阐释了技术行业与投资者如何能够履行其人权责任。在计算机科学与编码训练中,按常规融入人权内容可以减少复杂性感知。实际上,人权并不比同等的规则或原则体系更为复杂,它们包括明确的规则,以及执行这些规则需要遵循的步骤。尽管新的情形仍会构成挑战,但人权已经发展多年,其内在的灵活性足以适应这些挑战。这样的话,人权为很多情形提供了答案,包括要遵循的步骤或欲达到的结果。

为了有效建立伦理信誉,企业需要获得法律咨询,无论其遵循的规则来源是什么,情形都是如此。遵守人权标准意味着遵守相对明确的现有规则,并最大限度地降低因不遵守规则而遭到公众谴责或诉讼的可能性。

有人可能认为,人权保护了错误的价值,采用了错误的保护方式,或者说,人权过于僵硬,以至于不能适用于技术或社会发展。例如,一些政策制定者和学者建议,在适当处理对少数群体利益敏感的数据时,应该以集体利益的概念取代或增强个人隐私权。群体隐私可能是一个有用的政治概念，用以评估因大量收集和处理数据而产生的国家或企业权力的适当限制。但它不能取代人权法。这些主张低估了人权及其程序的灵活性，其中包括通过尽职调查和人权影响评估，以确保所有人的人权得到保护，而不仅仅是保护那些声称权利受到侵犯之人。隐私权能够根据竞争性利益而演变，能够在隐私与数据共享和可访问性涉及的公共利益之间取得平衡；同时，通过坚持不受歧视的自由以及决策中的公平与正当程序，来维护被人工智能归类的群体利益。考虑对数据主体更大的授权和/或权利的群体执行可能是有余地的，但是，放弃多年来的司法解释和学术研究将是一个轻率的举动，其中包括对个人权利被集体权利取代的担忧，取代的方式是增加新的法律制度或者用新的法律制度替代个人权利。

6. 人权关乎的对象是政府

人权通常不在人工智能开发人员和企业伦理顾问的词汇中，在欧盟之外的国家和地区，情形尤其如此，因为它们被认为调控的是政府活动，而不是企业活动。

根据国际人权法的要求，虽然国家是国际人权义务的主要承担者，但所有企业都有责任尊重人权。2011 年由联合国人权理事会与联合国大会（UNGA）一致通过的联合国人权事务高级专员办事处（OHCHR）提议的《工商业与人权指导原则》指出，各国政府有义务采取合理步骤，确保企业和其他非国家行为主体尊重人权，而且，企业有责任在全球范围内的活动中尊重人权，其中包括尽职调查（due diligence）和影响评估（impact assessment）。[①] 因此，考虑人权的影响应该成为企业活动的一个标准部分。

尽管如此，人们对企业责任的范围知之甚少。这种情形正在缓慢且

---

① See *Guiding Principles on Business and Human Rights*, UN Office of the High Commissioner on Human Rights, https://www.ohchr.org/sites/default/files/Documents/Publications/GuidingPrinciplesBusiness HR_EN.pdf.

逐步发生改变，因为企业发现考虑人权影响符合它们的利益。国家法律与投资者的环境、社会和公司治理（ESG）框架或其他同等框架，再加上社会与公众压力，不断地迫使企业对人权给予应有的重视。欧盟委员会拟议的指令要求总部位于欧盟或者业务范围集中在欧盟的大型企业对人权与环境进行强制性尽职调查，这将是一项变革性举措，它预示着欧盟内部的做法保持一致。

总而言之，尽管人权义务主要是一国政府对该国领土或管辖范围内的人民所承担的义务，但这些管辖限制面临诸多压力。例如，联合国大会强调，任意监视和收集个人数据可能侵犯各种人权，即使在域外从事这些行为也是如此。[①] 就企业而言，尊重人权的企业责任适用于受企业业务影响的所有人，而不管企业的地点在何处。实际上，在任何国家，企业都应该考虑承担对那些受其工作影响的人的人权责任。

7. 人权阻碍创新

人权不会妨碍创新，也不会破坏"快速行动和打破陈规"（move fast and break things）的精神，除非它们要求遵守最低标准，并因此禁止某些过分的活动。大多数创新者都希望有一个公平的竞争环境，避免被标准更低的参与者所削弱，或者与不择手段的竞争对手陷入一种"竞次"（race to the bottom）之中。创新者想知道他们如何才能达到共同的标准，并激发人们对其产品表示信任。人权为国际标准与程序提供了适当基础。对企业而言，从人工智能开发与部署阶段开始就考虑人权问题可能有助于培养客户信任，并最大限度地减少后期诉讼的潜在成本和时间。

（三）人权能为智能医疗治理提供什么？

人权法提供了一种手段来界定人工智能应该避免的伤害。它关注每个人的利益，解决社会对人工智能最紧迫的担忧，其中包括非歧视、公

---

① See UN General Assembly Resolution (2020), *The Right to Privacy in the Digital Age*, A/RES/75/176, 28 December 2020, preambular para. 24.

平与隐私。它为评估人工智能是否以及在多大程度上“行善”（for good）提供了一个绝佳起点。经济和社会权利为人工智能潜在利益的社会分配提供了基础。

人权为调控人工智能提供了一个框架，它是一个现有的国际、地区和国内法体系，具有国际合法性，是全世界的共同语言。人工智能的调控应该采用人权框架，这不仅是因为它的内在价值，而且是因为目前的政治因素可能会阻碍在新的规范框架内进行有效的多边合作。讨论的重点不应该在于人权是否能够或应该适用于人工智能，也不应该在于潜在的替代方案，而应该在于现有的人权框架如何确实应用于人工智能领域。这已经成为区域性和全球性国际组织的重点。

人权将一套伦理价值具体化为国际规范。这个系统并不完美，也不是为人工智能而创建的，但它是一个普遍认可的保护人类价值与共同利益的蓝图，它已经证明自己能够适应新的环境。它避免了就不同方法的相对优点展开新的理论辩论的需要。作为一套规范，人权避免了含混不清、异变性强、足以满足企业利益等指控，而这些指控往往针对的是伦理标准。

人权相对明确。全面列举适用于世界各国、具有法律约束力的国际、地区和国内人权义务是可能的。这些义务的含义相对容易理解。

事实证明，自《世界人权宣言》颁布后的70多年来，人权方法取得了相对成功，并在世界很多地区几代人的学术努力、政府谈判、社会投入和法院判决的帮助下不断发展。它与社会发展保持同步，其影响力逐步增强，但没有满足放弃或彻底改变的普遍要求。

1. 人权提供明确且广泛的法定基础

人权框架已经被证明是永恒和灵活的，可以应对当代挑战。将人权适用于当代挑战的一个例证可见于数字权利，[①]即允许我们访问、使用、

---

① See United Nations Human Rights Council, *The Promotion, Protection and Enjoyment of Human Rights on the Internet*, Resolution 20/8, 16 July 2012.

创建和发布数字媒体的权利，访问和使用计算机和通信网络的权利，规定哪些数据构成个人数据进而保护隐私的权利等。数字化进程的快速发展以及信息和通信技术的进步给个人权利和自由带来了不可预见的后果，但保护数字权利的新的国际框架却没有建立起来。相反，数字权利律师和人权律师只能依赖现有的公约和条约，并据此主张人权必须得到在线和离线保护。然而，这是一场持续的斗争。为了阐明数字权利的范围，并确保权利和自由——无论是通过如今的技术亲自行使，还是通过未来发明的技术亲自行使[①]——都将受到国际法保护，我们仍然需要做大量的工作。这些保护措施对于指导人工智能的发展至关重要。

以人权标准发展人工智能，并让人工智能承担保护个人基本权利和自由的责任，这样可以克服很多伦理上的局限性。就人权问题而言，我们已经达成了广泛的国际共识，我们可以借此继续努力。尽管人权框架不具有完全的普适性，但它仍是当下最为广泛的国际法律框架之一，联合国的成员国都要受到几十年来所制定公约和条约的约束。人权法是明确的，不仅具有法律依据和先例，而且具有国际约束力。这些特征对人工智能的发展极为有利，特别是在最近几年，当人工智能造成的伤害与不可逆转的损害越来越多时更是如此。

签署国不仅要承担相应的国际义务，而且很多国家还将这些公约的规定纳入本国宪法。一经批准，各国就承诺通过将人权纳入国内法以及在其管辖范围内保护、尊重和实现个人的权利和自由，进而捍卫所有人的权利和自由，其中包括保护人们免受第三方可能造成的伤害。国家必须审查国内私营企业内部权力积累的合法性。然而，事实证明这很困难。随着大型科技公司每年越来越多地围绕人工智能开展国内活动，它们的政治、社会和经济实力可能在持续增强。国家应该让它们在国内和国际层面承担相应的责任。此外，这些私人主体创造的技术可能会导致

---

① See United Nations Human Rights Council, *Right to Freedom of Peaceful Assembly and of Association*, Report of the Special Rapporteur, A/HRC/41/41, 17 May 2019.

国家以侵犯公民基本权利的方式进行治理。同样,国际社会也应该让国家承担相应的责任。由于人权被纳入国际法并被国际机构所接受,它们可以提供一个框架,以支持人工智能技术涉及的责任与问责,目前的伦理对话尚未足够有效地做到这一点。

2. 人权提供程序、责任和原则

与人权法相伴而生的还有大量伦理道德在实践中所缺失的执行工具、政治监督和法律责任。惩治侵犯人权的行为包括法律和政治救济途径。国际人权框架包括一系列具有实际效果的救济机制,其范围涉及从社会通过国内和国际法院提出倡议,到联合国机构与其他国家展开审查。在世界很多地方,政府侵犯权利的行为可以在法院受到挑战,而且具有法律上的约束力,这是对国家权力的重要约束。

由于企业和政府都已经作出人权承诺,它们在任何情况下使用人工智能都应该接受人权机制的审查,其中包括在涉嫌违约的情况下向国内法院提出索赔。人权已经成为一些备受瞩目的判决的基础,如有关图像数据库和使用面部识别技术的判决。

3. 人权具有国际认可度与合法性

国际人权法比任何其他价值体系获得更高程度的国际认可度与合法性。各国政府都知道并理解那些核心人权条约。每个国家都是其中某些条约的缔约国,有些条约甚至几乎得到普遍批准。尽管有些国家在言辞中对人权普遍性的承诺明显减弱,但这并没有从根本上改变上述情形。人权或多或少在影响世界各国政府的政策和活动中发挥作用。

影响所有国家的联合国程序——如人权理事会的普遍定期审议(UPR)程序和联合国条约机构对各国遵守情况的定期审查——要求联合国每个成员国都参与国际人权架构。得到当地强力支持的地区性条约在世界某些地区巩固了这些联合国文件。在很多国家尤其是在欧洲,国际人权法具有宪法或准宪法地位,它们深深嵌入治理体系之中。

这种国际合法性使人权在国际层面协商制定人工智能治理原则方面发挥着至关重要的作用。例如,经济合作与发展组织(OECD)制定的人工智能原则,呼吁所有参与者在人工智能系统的整个生命周期内尊重法治、人权和民主价值。如前文所述,联合国教科文组织在制定《人工智能伦理问题建议书》时将人权和基本自由列为首要价值。欧洲理事会人工智能委员会(CAI)基于人权、民主与法治标准为人工智能的开发、设计与应用制定潜在的法律框架。尽管人权的普遍性不断被质疑,但在很大程度上,全球仍就长期约定的人权承诺的持续相关性达成了共识。

4. 人权实现普遍性与国情敏感性之间的平衡

国际人权法赋予各国政府享有一定程度的自由裁量权,以决定它们如何在某种范围内实现每一项权利。这种灵活性在欧洲被称为"裁量余地",如今已被载入《欧洲人权公约》的序言,它在联合国人权体系中也具有类似效果。这种灵活性因涉及的具体权利和任何干预造成的影响的不同而有所不同。例如,在执行酷刑或奴隶制的禁令时,人权法没有赋予政府任何自由裁量权;欧洲人权法在普遍禁止抗议活动方面赋予政府的裁量余地也很窄,而政府在是否选择制裁那些故意扰乱正常生活的抗议者方面享有更广泛的裁量余地。[①]

5. 人工智能可以依赖数字权利的法律先例

联合国有一套框架和程序来保护世界各地人们的个人权利和自由,它们可以适用于类似其他数字问题的人工智能。诸如机器学习应用程序等新兴技术往往不仅威胁到《公民权利和政治权利国际公约》保护的公民权利和政治权利,如控制或操纵社交媒体网站的内容从而侵犯言论自由,而且威胁到《经济、社会及文化权利国际公约》保护的社会和经济权利,如在审前释放听证会中增加使用人工智能风险评估工具从而侵犯不受歧视的权利。由于全球连通性不断增强,人工智能应用程序有可能在任何地区和经济部门都比比皆是。个人在日常生活中与人工智能技

① See *Guide on Article* 11 *of the European Convention on Human Rights*, European Court of Human Rights, https://echr.coe.int/Documents/Guide_Art_11_ENG.pdf.

术的互动可能会增加,这种互动既可能是有意为之,也可能是不知情而为之,这使侵犯人权的行为更加难以打击。

人工智能对人权的威胁是多方面的。具体的例证包括:算法歧视;用于资料收集、智能驱动式广告和定位的人工智能(这侵犯了不受歧视的自由);使用面部识别软件加大监控力度;边缘社区的数据化,不断增加的数字足迹、数据融合以及生物特征数据的可用性(这侵犯了隐私权);用于内容删除的人工智能;等等。尽管对个人权利和自由的这些挑战是新颖的,尽管这些侵权行为的规模与影响因机器学习技术的普遍、快速发展而变得更大,但它们仍然属于传统侵权行为的迭代。为什么不采取数字权利律师的策略,并在人工智能技术的背景下为在线和离线人权而战呢?

如果人工智能技术在国际舞台因侵犯人权而受到审查,而不仅仅是有害的和不道德的,那么就会有更多的执行机制来调控关键的创新者与侵权者。除了道德的、负责任的、值得信赖的设计和使用框架,人工智能还需要一个以人权为基础的开发与使用框架。人权专家需要与技术专家合作,机器学习技术需要受到人权律师、国家和国际机构的更多审查。负责机器学习技术开发、部署和管理的行业与私营部门主体也必须受到这个国际框架的约束。联合国人权事务高级专员办事处的《工商业与人权指导原则》作为与人权相关的框架,它对如下辩论具有深远影响:如何根据主权国家对国际人权的承诺让私营部门承担相应的责任。联合国这种让私人主体对侵犯人权行为负责的框架规定,尽管国家不对其管辖范围内的私人主体造成的侵犯人权行为直接负责,但如果它们没有尽其所能预防、惩罚和救济私人部门侵犯人权的行为,它们就要承担相应的责任。联合国人权理事会关于人权和跨国公司的一份报告重申了以下内容:在描述有关人工智能的会议议程时,这份报告阐释了《工商业与人权指导原则》的三大支柱(保护、尊重和救济)对新兴技术的影响,并强调"负责设计新产品的科技公司与在业务中部署新产品的公司都需要审慎履责,同时考虑它们的行为可能对人权产生的影响”①。

6. 全球化技术需要承担国际义务

在人工智能对话中,促进人权承诺也可以推动国际合作。依赖地方调控只是为了解燃眉之急。例如,在个别城市禁止面部识别可能是为了重新界定人工智能无处不在的合法性,但与全球范围内的国家主体采购面部识别软件以及这种行为侵犯了哪些人权相比,它的范围要窄得多。如果国际机构存在,为什么不利用它们呢?各国应侧重追求私营部门的主体责任,并仅以尊重国内宪法义务和国际普遍人权义务的方式应用人工智能。将国际人权置于辩论的中心还可以鼓励国际合作,并将志同道合的国家和地区的努力结合在一起。特别是对欧洲来说,将该地区联合起来并利用这种集体力量作为一种方式让其他国家承担责任,要比相信单一的国内立法机构单独行动更有前途。重新关注诸如人权法这样的全球框架可以成为一种统一力量,将所有地区的国家团结起来,共同敦促行为主体对人工智能技术的开发与部署负责。

将人工智能话语固定在人权之中,为利用联合国机构实现这一目标敞开了大门。通过各个机构、多边组织、地区条约等,各国有充分的机会来召集会议,规划共同的前进道路。各国需要利用国际论坛,不仅要在全球范围内充分认识人工智能对人权的影响,而且要协同努力防止侵权、保护公民,并为权利遭到国家或私人主体侵犯的个人提供有效的司法或非司法救济。

例如,在联合国层面参与联合国人权理事会——这是围绕人权问题进行政府对话的唯一论坛——将是迈出的可喜一步。联合国人权理事会会发起寻找事实真相任务,调查某些案件,并配有一个轮流定期审查机制对不同国家进行调查。这些工具可能有助于提高人们对人工智能技术造成的侵犯人权行为的认识,并呼吁让国家和私人主体承担更多的

① UN Human Rights Council, *Report of the Working Group on the Issue of Human Rights and Transnational Corporations and other Business Enterprises on the Seventh Forum on Business and Human Rights*, A/HRC/41/49, May 2019.

责任。尽管如此，该机构也受到了不少批评。2018 年，美国特朗普政府宣布退出联合国人权理事会。尽管联合国人权理事会是联合国以《联合国宪章》为基础并关注人权问题最为突出的机构，但联合国内部还有其他促进和保护人权的机构。可以利用联合国大会、经济和社会理事会、国际法院等机构来召集各种力量，提高人们对人工智能的认识，并开展围绕人工智能的国际合作。

尽管发展势头正在积聚，但付出的努力很少，而且远远不够精炼与全面。国家和企业都需要重申和强调它们对国际人权法的承诺，并接受现行国际公约，以避免因人工智能的开发与使用而对基本权利和自由造成更大范围的侵害。人们必须接受人权是一项最低要求，因为这是一个明确且具体的信号，从而表明应该如何利用人权并将其应用于解决当代问题。围绕人工智能系统快速的竞争性发展造成的全球紧张局势以及将人工智能用作一种权威手段，都对个人及其权利和自由极为有害。重要的是，我们要促进国际合作，而不是竞争。各国致力于接受，国际公约和宣言对国际人权法律框架的支持是促进这种合作的途径之一。

7. 人权是智能医疗治理的必要而非充分条件

目前，国际人权法可能无法解决人工智能对人类造成的所有潜在危害，但它是可以适应新的环境和不断变化的社会规范。例如，《欧洲人权公约》是“一个活的文件，它必须根据当下实际情况予以解释”[①]。联合国秘书长数字合作高级别小组呼吁紧急审查人权框架如何适用于数字时代。[②]

人权法可以通过对现有权利的重新关注而得到发展。例如，思想和意见自由的权利是绝对的。尽管如此，它们的参数相对而言仍不明确，因为它们在很大程度上被认为是理所当然的，直到出现了具有影响力的

---

① Tyrer v. United Kingdom, ECtHR App No 5856/72, judgment of 25 April 1978, Series A No 26, para. 31.

② See *The Age of Digital Interdependence*, UN Secretary-General's High-Level Panel on Digital Cooperation, https://www.un.org/en/pdfs/DigitalCooperation-report-for%20web.pdf.

技术支持行业为止。此外，新的背景可能导致对权利有新的理解和阐释。例如，可解释性和人类参与（它们通常是人工智能伦理讨论的要素）通常不被认为是人权要素，但可能会在现有要求中被发现，即向个人提供针对他们所作决定的理由，以及对这些决定提出异议并获得充分救济的可能性。正如人权诉讼已经开始做的那样，欧洲委员会开展的工作可能会澄清人工智能中的人权应用。

人权法的发展及其后续解释需要时间，但技术发展非常迅速。尽管目前的人权形式至关重要，但不足以作为人工智能伦理管理系统的全部。相反，人权应该成为对人工智能进行规范性约束的起点，并在此基础上适当增加新的权利或进一步的伦理"护栏"，其中包括企业或其他实体可以选择采用的任何伦理原则。

提高人们对这些技术的伦理影响的认识是私营部门、公共部门和第三部门行为者的重大贡献。这些努力是有价值且重要的。然而，专注伦理也有其局限性。赞美伦理辩论的一种方式是让人权成为其支柱。伦理准则、原则和价值可能是徒劳的，因为它们的确切含义以及如何执行仍不明朗。尽管它们是在正确方向迈出的重要一步，但它们缺乏执行能力。当涉及国际人权时，伦理就是一块导致有罪不罚的"遮羞布"。领导力不应该由那些提出最新伦理框架的人来定义，而应该由那些设定有关人工智能具体义务的人来界定，这些义务植根于，并源自人权视角。

二、智能医疗治理的人权贡献

人工智能治理有三个维度：一是人工智能开发者和实施者应该满足的实质性标准或原则；二是确保达到实质性标准的程序；三是对任何违反这些标准的行为的问责与救济。就每个维度而言，人工智能治理都是不成熟的，因为技术及其应用的发展速度远远快于约束它们的规则。就智能医疗而言，人权法为所有三个维度提供了基准标准。

（一）智能医疗治理的人权原则

近年来，来自企业、社会和政府间组织的人工智能伦理原则激增，结果因其性质、数量和多样性的重叠导致更多的混乱，而不是清晰。虽然存在一些共同主题，如数据保护、可理解性、问责透明、消除偏见，但这些术语的确切含义各不相同。一些被确定的伦理原则（如行善与不作恶）是如此抽象，以至于它们很难在治理过程中被转化为实际应用。对立的伦理原则之间没有统一主题，有关这些原则的代表性存在争论，因为大多数原则主要来自欧洲和北美，来自不同的公司和国家背景，甚至来自男性。

有人断言，如果对伦理的含义没有达成一致，那么伦理提供的就只是一个词典，它可以被用来给任何企业活动披上体面的外衣。用菲利普·奥尔斯顿（Philip Alston）的话来说，"只要你专注于伦理，那就是我与你的对立。我将界定公平，什么是透明，什么是问责。没有统一的普遍标准"①。

迄今为止，还没有任何一部国际人权条约专门应对人工智能的影响，但是，现有的人权法适用于人工智能的应用。前联合国人权事务高级专员米歇尔·巴切莱特（Michelle Bachelet）指出，人工智能可以对很多人权的实施产生重大影响，其中包括隐私、健康、教育、行动自由、集会和结社自由，以及言论自由。巴切莱特注意到，人工智能对个人的推断和预测可能不仅深刻影响这些个人的隐私，而且可能严重影响他们的自主，进而可能引发有关思想和意见自由、表达自由、公平审判权和其他相关权利等的问题。② 使用错误的数据可能导致偏见或歧视，错误的人工智能工具也可能如此。在刑事司法程序中使用人工智能可能会导致侵犯隐私权、公平审判权、不受任意逮捕和拘留的自由，甚至是生命权。

尽管所有权利都是相关的，但接下来的讨论概述了构成智能医疗发

① UN Special Rapporteur on Extreme Poverty (2019), *Report on Use of Digital Technologies in the Welfare State*, A/74/493, UN Digital Library, https://digitallibrary.un.org/record/3834146? ln = en#record-files-collapse-header.

② See United Nations High Commissioner for Human Rights (2021), *The Right to Privacy in the Digital Age*, A/HRC/48/31, UN Official Document System, https://documents-dds-ny.un.org/doc/UNDOC/GEN/G21/249/21/PDF/G2124921.pdf.

展任何保障措施之基础的关键权利。

1. 隐私

人工智能正在对隐私和数据保护产生巨大影响。如今,被整理、检点的个人信息比以往任何时候都要多得多,从而增加了它们被利用的可能性。在个人数据对人工智能的价值与个人隐私之间需要有一个新的平衡。这里有两个并行的挑战亟待克服:一是人工智能正在导致或者说促成对隐私和数据保护的重大侵犯;二是在人工智能决策和影响中广泛使用个人数据正在促成国家和企业权力的增加。

侵犯隐私和数据保护的例证主要包括但不限于:(1)人工智能对数据集的要求,可能会激励企业和公共机构在违反隐私要求的情况下共享个人数据。例如,在 2017 年,英国一家健康信托基金被发现在没有获得相关患者充分同意的情况下,与谷歌旗下的 DeepMind 公司共享了 160 万名患者的数据。[①] (2)人工智能可能在未经充分同意的情况下协助收集个人资料。在 2013 年至 2018 年,剑桥分析公司(Cambridge Analytica)在当事人不知情或不同意的情况下整理检点了多达 8700 万份脸书用户的个人数据,并用于政治广告。[②] (3)使用公开可得的图像创建人工智能面部识别数据库的做法,引发了重大的隐私关切。诸如"Exposing.ai"这样的项目旨在强调现有大型面部识别数据集的隐私影响。包括微软和脸书在内的一些大公司已经关闭了它们的面部识别业务。人脸识别初创公司(Clearview AI)为执法目的提供的面部识别技术(主要是通过从互联网收集的 100 亿张图像的数据库)在很多国家已经被认为违反了隐私法,如澳大利亚、加拿大、法国和英国等。[③] (4)人工智能还有助

① See *Google DeepMind NHS App Test Broke UK Privacy Law*, BBC News(3 July 2017), https://www.bbc.co.uk/news/technology-40483202.

② See *Investigation into the Use of Data Analytics in Political Campaigns*, Information Commissioner's Office, https://ico.org.uk/media/action-were-taken/2260271/investigation-into-the-use-of-data-analytics-in-political-campaigns-final-20181105.pdf.

③ See Lomas, N., *France Latest to Slap Clearview AI with Order to Delete Data*, Tech Crunch (16 December 2021), https://techcrunch.com/2021/12/16/clearview-gdpr-breaches-france.

于大规模拦截和评估在线通信。2021 年,欧洲人权法院发现,英国以前使用数字和自动化方法进行大规模拦截的制度对尊重隐私权缺乏必要的端对端保护措施。[①] (5)一些智能设备(如冰箱或汽车)不仅可以整理检点用户数据用以提高性能,而且可以出售给第三方。如果安全保障措施不到位,此类设备还可能让用户暴露在黑客的监视之下。例如,在 2017 年,德国政府因担心孩子们的谈话可能被蓝牙窃听而将“我的朋友凯拉”(My Friend Cayla)玩偶下架。[②]

人工智能对隐私的影响体现在以下几个方面:(1)其对数据的渴望为增加收集与共享数据(包括个人数据)创造了令人信服的理由,也可以说,这样做的目的是改进技术运行。(2)为了监控,人工智能可能被用来整理检点数据(包括敏感的个人数据)。(3)人工智能可能被用来建立个人档案,这些档案后来就成为针对其生活基本事项(从医疗保健到社会福利,再到就业和保险等)作出决定的基础。作为这种建档的一部分,人工智能可能会在个人不知情或不同意的情况下进一步推断出潜在的敏感信息,如关于他们的性取向、关系状态或健康状况的结论。(4)人工智能可能会利用个人数据进行对象精准的广告投放和政治信息传递,进而操纵和利用个人信息,甚至为身份盗窃等犯罪提供便利。

目前,隐私权要求对个人数据的任何处理都应该是公平、合法与透明的,并以自由同意或者其他的合法规定为基础。数据只应在有限时间内为特定目的而持有,并且这些目的不可轻易更改。数据应被妥善保存,敏感的个人数据应加强保护。隐私权意味着,个人应该知道自己的个人数据被保留和处理,他们有权纠正或删除自己的个人数据,并限制这些数据的使用方式。隐私权还进一步要求,个人不得暴露于大规模监视或无限制建档之下。个人数据不应该被转让,尤其是在海外转让,除非该数据的接收者将遵守类似标准。

---

① See Big Brother Watch and others v. UK (ECtHR App no 58170/13).

② See *German Parents Told to Destroy Cayla Toys over Hacking Fears*, BBC News (17 February 2017), https://www.bbc.co.uk/news/world-europe-39002142.

人权法已经被广泛接受,并成为大多数隐私保护立法的基础。例如,欧盟的 GDPR 就是以 CFREU 第 8(1)条中的个人数据保护权为基础的,这是早期人权条约中关于隐私权的一个规定。隐私和数据保护是欧盟委员会“值得信赖的人工智能七项原则”之一,而且,大多数人工智能原则的声明都包括对隐私的承诺。

随着人工智能的发展,隐私权的框架显然需要作出改变。人们越来越意识到以下两者之间的紧张关系:一方面是隐私要求限制个人数据的流动;另一方面是支持个人数据自由流动的经济和商业观点。改善数据可访问性有很多合理理由,如在人工智能创新中促进发展,促进人工智能的更多应用,防止数据限制会扭曲市场或者成为竞争与创新的障碍。

隐私不应该被视为静态的:它具有足够的灵活性,并根据迅速变化的技术和社会条件,通过新的立法或司法解释进行相应调整与发展。个人隐私对于确保个人不生活在被监视状态,确保个人对自己的数据、谁来看到和使用这些数据,以及如何看到和使用这些数据保留控制权仍然是至关重要的。当隐私价值在不知不觉中被逐渐淡化时,这一点将显得尤为重要。

在人工智能主导的世界里,隐私权应该被用来解决相互竞争的利益,不管它们是商业利益、个人利益还是技术利益。例如,隐私不会妨碍匿名数据转移在人工智能数据集中的应用,相反,我们可以利用隐私权所允许的权利和利益之间的平衡对数据归档和精准投放设置适当的限制。

2. 平等

第一,平等体现为消除歧视与偏见。由于人工智能通常是通过应用规则来对待人类,而不是通过评估每个人的优点进行运作,因此,它具有嵌入歧视的重大风险。而且它应用的规则可能会直接或间接参照受保护的特征对人与人进行区分。事实上,在人工智能的使用中,这种偏见和歧视的例证比比皆是。

例如,2015 年研究人员发现,女性求职者在谷歌上看到高薪工作广告的可能性比男性低得多。[①] 2016年研究人员发现,一种用于确定罪犯再次犯罪风险的算法往往高估黑人被告再犯的风险,却低估白人被告再犯的风险。[②] 2017年,亚马逊放弃了其自动招聘平台,该平台的建立以观察过去几年申请人简历模式为基础,它无法阻止基于性别的歧视或者作出其他不适当的推荐。[③] 2018年,新西兰移民局暂停使用数据归档的方法,该方法一直在根据年龄、性别和种族等人口统计数据预测移民可能的医疗成本和犯罪行为。[④] 2019年,研究人员发现,在美国医院广泛用于分配医疗保健资源的人工智能对黑人有系统性歧视,它将黑人转到专业护理项目的频率远低于白人。该算法使用类似情况下个人过去的成本来预测未来的医疗成本,显然,这没有考虑到如下事实:历史上花费在照顾黑人病人上的钱本来就很少。在2020年,奥地利公共就业服务机构(AMS)开始使用一种算法,它根据求职者成功再就业的可能性对他们进行分类。该算法因基于性别、残疾等因素进行歧视以及交叉歧视而受到批评。

人工智能使评估是否出现歧视变得很难。一个人往往是通过将自己的待遇或结果与其他人进行比较,从而意识到自己受到了歧视。但是,当复杂的人工智能被用来为每个人提供个性化报价(如关于社会保障金的支付)或者决定(如关于学校或大学的入学)时,该当事人可能无法知道使用了什么标准,也无法知道自己的结果与其他人有什么不同。因此,个人可能不知道或者没有任何办法查明自己是否或如何处于不利

---

① See Gibbs S. ,*Women Less Likely to be Shown Ads for High-paid Jobs on Google,Study Shows*,Guardian(8 July 2015),https://www. theguardian. com/technology/2015/jul/08/women-less-likely-ads-high-paid-jobs-google-study.

② See Wisconsin v. Eric L Loomis (2016) WI 68,881 N. W. 2d 749.

③ See Dastin J. ,*Amazon Scraps Secret AI Recruiting Tool that Showed Bias Against Women*,Reuters(11 October 2018),https://www. reuters. com/article/world/insight-amazon-scraps-secret-ai-recruiting-tool-that-should-bias-against-women-idUSKCNIMKOAG.

④ See Bonnett G. ,*Immigration NZ Using Data System to Predict Likely Troublemakers*,RNZ News(5 April 2018),https://www. rnz. co. nz/news/national/354135/immigration-nz-using-data-system-to-predict-likely-troublemakers.

地位。

人工智能开发人员已经吸取了过去的经验教训,并花费相当大的精力来设计与人类决策同等程度或者比其更多地促进平等的系统。尽管如此,人工智能系统的一些特征可能会导致它们作出有偏见的决定。首先,人工智能系统依赖训练数据来训练决策算法。那些训练数据中的任何不平衡或偏见都可能被复制,并在人工智能系统中被夸大。如果训练数据来自真实世界,而不是人工生成,那么人工智能可能会复制和夸大社会中已经存在的任何偏见。其次,人工智能系统依赖给予它们的指令以及它们自己的自我学习。设计人员部署的任何歧视或偏见都有可能在人工智能系统中被复制或夸大。最后,人工智能系统的运行需要某种环境:如果人工智能系统被部署在破坏某些群体享有权利的社会条件下,它就会导致偏见。在没有人类参与的情况下,人工智能目前无法复制公平的语境观念。

人权法提供了评估人工智能的平等和非歧视标准。它要求尊重和保障所有人的权利,不分种族、肤色、性别、语言、宗教、政治或其他见解、民族或社会出身、财产、出生或其他地位。法律不仅禁止直接歧视(如基于禁止性理由对人们区别对待),而且禁止间接歧视(如以同样方式对待人们,但在没有客观理由的情况下使受保护群体中的个人处于不利地位)和结构性歧视(如在社会中创造结构性条件,阻止所有群体获得同等机会)。尽管承认平等并不总是意味着对每个人一视同仁,但反歧视法还是提供了结构性测试来评估和预防非法对待。

在公共和私人部门禁止歧视的规定为人们充分理解歧视及其法理奠定了基础。人权法要求各国政府既要确保公共部门的决策不存在歧视,又要保护个人在私人部门不受歧视。人权法不禁止因受保护特征之外的因素而产生的差别对待,但这种对待必须满足决策中的公平和正当程序标准。

人权捍卫者习惯于参照公认的标准来审议禁止歧视问题,习惯于解决不歧视与言论自由等其他权利之间的紧张关系。采用人权法中已经确立并得到国际认可的标准，可以最大限度地减少针对伦理学中极具争议的概念进行新的辩论的必要性，如什么是正义？什么是公平？此外，它还避免了在人工智能领域强加类似的非人权歧视标准而造成混淆的风险。

国际人权法并不只是简单地要求政府禁止人工智能领域的歧视。正如联合国当代种族主义问题特别报告员注意到的那样，人权法还要求政府对人工智能带来的歧视风险作出结构性理解。为了消除潜在偏见，科技部门将受益于人工智能开发人员的多样化，受益于在偏见检测与缓解以及收集与使用数据监测偏见方面的更多指导，受益于公共部门发挥更多的表率领导作用。人工智能开发人员与实施人员必须全面考虑所有算法对个人和群体的影响，而不仅仅是单独考虑每个算法对每项权利的影响。算法应该定期接受审查，以确保其结果不具有歧视性，即使获得用于比较目的的数据可能具有挑战性。我们需要保持警惕，以确保其他因素不被用作受保护特征的指标，如邮政编码不应该被用作种族起源的指标。

立法者、调控机构（如英国的平等与人权委员会）和法院都需要慎重考虑如何确保和监督人工智能采用遵守不歧视权利的方法。可能需要有新的工具来查明人工智能是否存在歧视，因为人工智能系统的运行方式不同，而且通常比非人工智能决策程序更不透明。为了能够有效审查人工智能的运行，法律和法院可能不得不更多地考虑统计方法和情境，并在可能与适当的情况下采取更标准化的阈值。与此同时，人工智能开发人员需要提高能力，充分考虑与个人情形相关且丰富的复杂因素，从而确保自动化决策与人类决策相匹配。法律人士与技术专家应该共同努力，找到适当的方法来减少算法系统中的歧视，包括嵌入透明度和情境方法。

第二，平等体现为经济与社会权利的实现。国际人权法保护广泛的经济和社会权利，为可持续发展提供支撑。正如人工智能为实现联合国可持续发展目标提供机会那样，它也为促进教育、医疗、社会保障和工作等权利的实现提供巨大潜力。平等是实现这股潜力的关键:不仅要避免歧视,而且要依赖人工智能造福所有社会,并通过为所有人提供平等机会来获取利益。但是,如果无法认识到这样的机会带来的风险不仅会加深,而且会加剧当前的社会分化。

在理想的情况下,提供这些机会首先要研究有助于实现可持续发展目标的人工智能技术,并为这些技术的开发和推广提供资金。面临的挑战在于,如何激励让整个社会从中受益的发展,如何激励那些最有利可图的发展,以及确保任何人工智能系统的运行不会损害弱势群体的利益。

3. 自主

人工智能对自主权带来两个主要风险:一是共情人工智能(empathic AI)正在发展识别和测量人类通过行为、表情、肢体语言、声音等表达情感的能力。二是它对人类情感的反应和模拟能力越来越强,旨在从人类用户中产生同理心。共情人工智能开始出现在众多设备和设置中,其范围包括从游戏和手机,到汽车、家庭和玩具,而且横跨教育、保险和零售等不同行业。有关人工智能如何监测雇员的心理和身体健康状况的研究正在进行中。

有些共情人工智能有明显的好处。从2022年起,欧盟法律规定,新车辆应该配备遥测技术,以检测司机的困倦和注意力分散程度。[①] 除对司机和机器操作人员有明显的安全好处之外,共情人工智能还提供了辅助潜力(特别是对残疾人)和改善心理健康的前景。对日常生活其他可能的改进之处,包括从治疗疾病的建议到策划音乐流媒体等。

尽管如此,共情人工智能也存在重大风险。情绪检测与识别的科学仍处于发展阶段,这意味着,目前任何选定的情绪标签或评分既不是最权威的,也不必然是准确的。除了这些担忧,共情人工智能还会带来被

① See General Safety Regulation, *Regulation (EU) 2019/2144 of the European Parliament and of the Council*, European Union Law, https://eur-lex.europa.eu/eli/reg/2019/2144/oj.

监视和操纵的重大风险。使用情感识别技术进行监视很可能会侵犯隐私权和其他权利。例如,当该技术被用于监控雇员或学生的参与度或者被用于识别犯罪嫌疑人时就是如此。从更广泛的意义上说,对情绪的监控,就像对行为一样,很可能会影响人们的行为方式,可能会对言论自由、结社自由、集会自由,甚至是思想自由产生寒蝉效应。

就操纵而言,共情人工智能模糊了建议与指导之间的界限。算法可能会影响个人的情绪和思想以及他们所作的决定,而他们自己对此却浑然不觉。长期以来,可接受的影响与不可接受的操纵之间的界限一直很模糊。一方面,量身定制的广告和促销订阅等助推策略被普遍接受为营销工具。另一方面,虚假陈述和使用虚假评论被认为是不可接受的,并会产生法律后果。在这两个极端之间,界限也不明确。

零售和其他商业部门越来越多地采用共情人工智能技术。例如,就像广告长期以来一直试图利用情绪和感觉来促进销售一样,精准投放也可以通过将情绪检测作为一种参数而更进一步,其目的在于说服个人预定假期或报名参加治疗课程等。目前,还没有具体参数来评估可接受的影响限度,即使劝说战术会进一步走向操纵。

在社交媒体中,人工智能也提供了情绪操纵的可能性,尤其是在政治方面。特别需要强调的是,对共情人工智能的利用加剧了政治虚假信息和操纵活动带来的威胁。人工智能利用情感来达到政治目的已经被广泛报道。这包括部署虚假或扭曲的材料(通常会精准投放),以模拟同理心和煽动情绪。调控和其他政策正在指向极端形式的网络影响,但政治行动者实施的可接受行为的参数仍不清楚。

共情人工智能可能对生活的各个方面产生重大影响。例如,让我们想象一下改变儿童情绪发展的技术,或者以一种情感共情的方式(该方式看似扩大,但实际上具有限制选择的效果)为年轻人量身定制职业规划的技术。包括未成年人和残疾成年人在内的弱势群体尤其处于危险之中。研究人员争辩道,应该更多地考虑人类模仿的风险以及他们所造成的同理心滥用。欧盟的《人工智能法案》禁止内在于人工智能中最明显的潜在操纵,采取的方式是禁止人工智能部署隐性技术来扭曲人们的行为,从而可能对他们造成身体或心理伤害。该法案还限制个人"可信度"分析的使用。由于大多数共情人工智能涉及生物识别数据的使用,它很可能会受到该法案对"高风险"人工智能实施的强化审查。尽管如此,在匿名基础上运行的共情人工智能可能不包括在内。

除了隐私,人权法还保护自主。它保护思想自由权和不受干涉的持有意见的权利,以及更为人所熟知和理解的言论自由、集会和结社自由、良心和宗教自由。《欧盟基本权利宪章》还保护"精神完整"的权利。在最近的技术发展之前,思想和意见自由的权利没有得到充分探索。进一步的指导正在出现,如联合国宗教和信仰自由问题特别报告员曾发布了有关思想自由的指导方针。

在这方面,儿童权利值得特别考虑。除了有关隐私和未成年人在提供个人数据时有能力表示同意等问题,联合国儿童权利委员会还呼吁禁止依赖神经营销和情感分析的做法直接或间接与儿童接触,同时呼吁各国禁止通过情感分析和干预来操纵或干涉儿童的思想和信仰自由权。[①]

人们对情感识别、捕捉和模拟可能侵犯人权的程度表示莫大担忧,这些侵犯人权的方式与所感知的利益无关或不成比例。

目前,人们通常从隐私和数据保护的角度来看待自主面临的挑战。虽然这可以考虑监视的影响,但不是一个考虑操纵问题的充分框架。共情人工智能在不捕捉个人数据的情况下仍然可以有效。例如,根据路人反应调整广告的广告牌,实时捕捉购物者反应后调整广告和营销的商店,或者体现匿名用户的情绪以影响他们决策的机器人。

对模拟同理心设定限制的举措,如 IEEE 制定的技术标准,应该考虑到言论自由和思想自由权利以及精神完整权和儿童权利的绝对性质。我们需要进一步考虑立法和司法因素,来明确人权法对人工智能的潜在

---

① See UN Committee on the Rights of the Child (2021), *General Comment No. 25 on Children's Rights in Relation to the Digital Environment*, CRC/C/GC/25, 2 March 2021, para. 42.

操纵性使用施加哪些限制，同时需要明确的是，人权法为防止自主权受到侵蚀而采取了哪些保障措施。

与此同时，一些人对共情人工智能正在得出自己的结论。例如，一个由著名社会组织组成的联盟认为，欧盟的《人工智能法案》应该禁止所有的情感识别人工智能，但健康、研究和辅助技术除外。2022 年 6 月，微软宣布将逐步淘汰 Azure Face API 面部识别服务中的情感识别。在声明中，微软公司注意到以下问题：对"情感"的定义缺乏科学共识，不同的人群面临泛论挑战、隐私关切，以及意识到有可能滥用技术产生成见、歧视或不公平地拒绝服务。

4. 决策中的公平与正当程序

人工智能决策带来的风险之一在于，在涉及重大的生命决定时，"计算机说不"，而且没有审查或挑战的可能性。除了歧视，这也使人工智能系统决策过程的公平性以及决策质量被质疑。它既涉及使用人工智能来作出决定是否公平，也涉及人工智能在特定情形下是否作出或促成公平决定，如果不是，可能的救济权是什么。

在作出决定时，人工智能可能会参考广泛的因素对人进行细分，而不考虑这种细分在特定情况下是否合适。这些因素可能与所讨论的决定无关，但与其他人相比，不公平对待某些人的决定仍然可能产生。例如，如果一家旅游保险公司向那些选择不接受主动营销材料的人增加一倍的保费，这不是一种基于受保护特征的歧视。然而，它的决策过程将会对那些选择退出的游客产生偏见。

如果一个人的人权受到公共机构所作决定的影响，他们应该能够寻求救济，而且通常可以在公法中对该决定提出挑战，如通过司法审查提出挑战。决策过程需要足够透明，以便能够进行这样的审查。个人应该知道谁是决策者，作出决定依赖的因素，并能够验证决策过程中所使用个人数据的准确性。此外，在决策过程中应该有充分的人类参与或监督，同时承认这种参与并非在每种情况下都必不可少，也不必然是一种失效保护。

国际人权法规定了法律程序公平的要求。对决策提出挑战的公法与私法基础通常会体现这些要求,它们通过对所有人工智能活动实施审查的可能性,为透明度、人类控制和问责制的最低标准提供指导奠定基础。

(二)智能医疗治理过程中的人权法

1. 智能医疗治理过程

政府和企业为满足智能医疗治理标准而应该遵循的过程正在迅速演变。

(1)调控

各国政府越来越多地考虑对人工智能进行跨部门调控,这样做的支撑理由在于,法定义务有助于为安全且道德的人工智能创造一个公平的竞争环境,并增强消费者信任,同时降低前人工智能调控(pre-AI regulation)以随意方式适用于人工智能的风险。欧盟在这一进程中走得最远,其《人工智能法案》禁止最高风险形式的人工智能,并对其他"高风险"人工智能进行符合性评估(conformity assessments)。在美国,国会曾于2022年考虑一项《算法问责法案》(Algorithmic Accountability Act)草案。[①] 同年,英国政府在考虑整合性人工智能调控的基础上宣布了一项计划,该计划采取非法定的、针对具体情况的方法,旨在鼓励创新,并主要关注高风险问题。[②]

尽管英国政府和其他一些国家对人工智能的全面调控可能会遏制创新表示担忧,但很多研究人员和专家提出了相反的观点。针对特定部门的调控可能无法解决跨部门的人工智能风险,如人工智能对工作场所

---

① See H. R. 6580 – Algorithmic Accountability Act of 2022, https://www.congress.gov/bill/117th-congress/ house-bill/6580/text.

② See UK Government, *Establishing a pro-innovation approach to regulating AI*, Policy Paper (20 July 2022), https://www.gov.uk/government/publications/establishing-a-pro-innovation-approach-to-regulating-ai/establishing-a-pro innovation-approach-to-regulating-ai-policy-statement.

的影响。精心设计的调控只应该约束不受欢迎的行为,并在其参数范围内提供不承担责任的实验空间。而且,有人认为,负责任的商人宁愿在一个受高标准行为调控、有明确规则、竞争环境公平和随之而来的消费者信任的市场中经营,也不愿意在一个不受调控的环境中经营,在该环境中,他们不得不为自己决定伦理行为的界限。行业内的大多数决策者都希望以正确的方式做事,并需要诸多工具来实现相应目标。

除了调控人工智能本身,人们还呼吁通过调控来确保相关产品被适当地用于公共利益。例如,英国艾达·洛芙莱斯研究所(Ada Lovelace Institute)呼吁制定新的立法来治理生物识别技术。[①] 同样,还有人讨论了对"数字双胞胎"(digital twins)——例如,计算机生成的物理对象或系统的数字复制品——的调控,以确保它们产生的大量有价值的数据用于公共利益,而不是用于商业开发甚至是公共控制。[②]

随着人工智能的不断发展,一些特定部门的法律已经在更新。例如,欧盟委员会关于取代现行《消费者信贷指令》(Consumer Credit Directive)的提案,旨在禁止歧视,确保信用等级评估的准确、透明和使用适当数据,并有权对自动化决策进行人工审查。一项对 25 个国家立法的分析发现,包含"人工智能"一词的主要立法从 2016 年的 1 项增加到 2021 年的 18 项,其中许多立法是针对某个部门或某个问题的。[③] 各国政府还在考虑修订现有的跨部门法规。

(2)影响评估与审计

发展最快的领域涉及算法影响评估(AIAs)和审计,它们试图评估和管理算法系统运行中的伦理风险。尽管术语的使用不尽一致,但算法

---

① See M. Chang, *Countermeasures*: *The Need for New Legislation to Govern Biometric Technologies in the UK*, Ada Lovelace Institute(29 June 2022), https://www.adalovelaceinstitute.org/report/countermeasures-biometric-technologies.

② See Centre for Digital Built Britain (2018), *The Gemini Principles*, University of Cambridge, https://www.cdbb.cam.ac.uk/system/files/documents/TheGeminiPrinciples.pdf.

③ See *Artificial Intelligence Index Report* 2022, Stanford University, https://aiindex.stanford.edu/ wp-content/uploads/2022/03/2022 - AI-Index-Report_Chapter - 5.pdf, chap. 5.

影响评估往往是前瞻性的评估影响(如在系统使用之前进行评估),而审计则是回顾性的(如回头看过去的使用期间)。

一些机构目前正在开发风险评估模板,供人工智能系统的创建者或部署者使用。例如,美国国家标准与技术研究院(NIST)发布了一份《人工智能风险管理框架》草案。[①] 新加坡政府正在试行一个名为 AIVerify 的治理框架和工具包。[②] 欧盟的《人工智能法案》鼓励基于技术标准对"高风险"人工智能进行符合性评估。英国政府渴望看到在英国建立一个人工智能保险服务的新市场,通过该市场,保险公司将证明人工智能系统符合它们的标准,因而是值得信赖的。[③] 英国的阿兰·图灵研究所提出一个名为 HUDERIA 的保障框架。技术标准机构也在开发一些框架,例如,美国电气与电子工程师协会的标准模型过程。此外,有一些学术版本,如 capAI(一个由牛津大学伦理学家组成的联盟设计的符合性评估程序)以及欧洲法研究所的《影响评估示范规则》(Model Rules on Impact Assessment),还有一些诸如 Z-inspection 这样初具雏形的外部审查过程。[④]

与此同时,规模较大的企业已经建立了自己的评估程序。例如,谷歌对其计划推出的人工智能应用程序进行伦理审查。IBM 有一个人工智能伦理委员会提供集中治理、审查和决策。劳斯莱斯的《阿勒西亚框架》(Aletheia Framework)包括一个由 32 步组成的实用数据包,用于组织开发和部署人工智能。

---

① See National Institute of Standards and Technology, *AI Risk Management Framework: Initial Draft*, NIST (17 March 2022), https://www.nist.gov/system/files/documents/2022/03/17/AI-RMF-1stdraft.pdf.

② See Infocomm Media Development Authority, *Invitation to Pilot AI Verify AI Governance Testing Framework and Toolkit*, GO (25 May 2022), https://file.go.gov.sg/aiverify.pdf.

③ See UK Centre for Data Ethics and Innovation (2021), *The Roadmap to an Effective AI Assurance Ecosystem*, https://www.gov.uk/government/publications/the-roadmap-to-an-effective-ai-assurance-ecosystem/the-roadmap-to-an-effective-ai-assurance-ecosystem.

④ See R. Zicari et al., *Z-Inspection ©: A Process to Assess Trustworthy AI*, IEEE Transactions on Technology and Society, Vol. 2:2, p. 83-97 (2021).

通常,算法影响评估邀请人工智能开发人员、供应商和用户来共同探求其系统所涉及的伦理价值,并完善这些价值;然后根据这些价值来评估他们提议的或实际的人工智能产品和系统(既包括数据,也包括模型),从而识别和降低风险。有些模型对伦理持限制性观点,主要关注数据治理、公平和程序方面,而不是所有权利。为数据治理提出的另一个工具是数据表或"营养标签"(nutrition labels),它们总结了数据集的特征和预期用途,以降低数据集不当转让和使用的风险。

有些政府正在引入影响评估,这些评估要么是强制性的,要么为符合性提供强有力的激励。例如,加拿大的《自动化决策指令》(Directive on Automated Decision-Making)要求加拿大政府部门在生产任何自动化决策系统之前完成并发布算法影响评估。[①] 美国国会于 2019 年首次提出,并于 2022 年再次提出的《算法问责法案》草案要求对大型实体作出的重大自动化决策进行影响评估。[②] 在英国,艾达·洛芙莱斯研究所发布了一份详细的提议,要求任何寻求专业访问英国国家医疗服务系统提议的国家医学成像平台的组织都必须完成算法影响评估,这是医疗保健领域首个已知的数据访问算法影响评估。[③]

尽管识别和克服伦理风险迈出了积极的一步,但这些过程也伴随挑战。人工智能的风险评估可能意味着识别和减轻对个人与社会的广泛影响,这是一项极为困难、耗时且资源密集型的任务。识别和减轻伦理风险并不简单,特别对那些先前的专业知识是技术型而不是社会学的团队而言尤为如此。与利益相关者的广泛接触是必要的,旨在对风险状况获得一种平衡性把握。对规模较小的公司而言,资源方面的挑战会被夸大。

---

① See Government of Canada (2021), *Directive on Automated Decision-Making*, https://www.tbs-sct.canada.ca/pol/doc-eng.aspx?id=32592.

② See H. R. 6580 – Algorithmic Accountability Act of 2022, https://www.congress.gov/bill/117th-congress/house-bill/6580/text.

③ See *Algorithmic Impact Assessment: A Case Study in Healthcare*, Ada Lovelace Institute (3 February 2022), https://www.adalovelaceinstitute.org/report/algorithmic-impact-assessment-case-study-healthcare.

在人工智能系统投入使用之前,甚至可能无法完全识别风险,因为有些风险只有在部署阶段才会显现出来。因此,持续审查尤其是在设计阶段的审查显得至关重要。然而,一旦决定继续使用某项技术,很多公司就没有任何词汇与结构来持续讨论风险问题。在人工智能系统由一个组织开发并由另一个组织实施的情况下,可能不存在任何系统能将初始风险评估转移到接收组织并由其实施持续风险管理。

一旦风险被识别,这些模型就会对如何平衡竞争性优先事项提供有限指导,其中包括如何在伦理因素与商业优势之间进行权衡。微妙的计算不会轻易转化成公司董事会通常要求的"停止"或"前进"那样简单的建议。

同样,审计过程中会提出挑战。审计人员可能需要获得广泛信息,其中包括有关算法运作及其情境影响的信息。识别或衡量被审计因素(如偏见)的基准是缺失的,而审计可能不考虑具体的情境挑战。

英国的调控者已经发现,目前的算法影响评估和审计领域存在各种各样的问题,其中包括缺乏统一的规则和标准,导致审计重点不一致,无法到访被审计系统,审计后无法采取足够的行动。利益相关者群体的融入程度往往不够,外部核查机制缺失,而且,这些新兴过程与调控制度或立法之间几乎没有联系。最近,英国的一项研究得出结论,公共部门决策者应该整合能够定期监测和评估政策的做法,具体采用的方式包括:制度激励和有约束力的法律框架,明确的算法问责政策和算法适用范围,适当的公共参与,以及跨部门和各级治理的制度协调。

很多在设计阶段不考虑人权的算法可能会在算法影响评估或审计中败下阵来。随着人权意识的增强,当前的人工智能可能需要调整。荷兰审计法院开发了一个审计框架,最近审计了荷兰政府使用的 9 种算法。该法院发现,有 6 种算法未能在隐私保护、无偏见和治理过程等事项上满足审计框架的要求。①

---

① See *An Audit of 9 Algorithms Used by the Dutch Government*, Netherlands Court of Audit (18 May 2022), https://english.rekenkamer.nl/publications/reports/2022/05/18/an-audit-of-9-algorithms-used-by-the-dutch-government.

总而言之，如果不严格执行明确的标准和外部参与或者问责制，就会存在“伦理洗白”的风险，而不是真正降低风险。

（3）禁令

政府和企业开始禁止那些引发最严重伦理问题的人工智能形式。然而，这些禁令并不一致，其背后的理由往往没有被公开承认。例如，美国有些州已经禁止某些面部识别技术的使用，而在其他州，这种技术仍在广泛使用。欧盟的《人工智能法案》将禁止某些操纵人工智能的做法，同时禁止在公共场所出于执法目的而使用生物识别系统。例如，推特决定在 2019 年禁止政治广告。①

（4）透明度

政府通过注册、发布源代码或算法逻辑而采取公开透明措施，如在法国，必须要符合《共和国数字法》（Digital Republic Law）的规定。2021 年 11 月，英国政府启动了算法透明标准试行，据此，公共部门组织以标准化格式提供有关其使用算法工具的信息，并在线公布。结果，一些政府算法自此以后被公之于众。

（5）采购条件

在出售算法系统时附加强制性条件的情况可能会迅速增加，特别是在政府和地方当局等购买者寻求为公共利益而使用这些系统时更是如此。当局可能会强加合同条件，要求该系统在偏见和透明度等问题上遵守规定的标准。例如，荷兰阿姆斯特丹市制定了合同条款，要求人工智能和算法系统的供应商达到可解释性与透明度的标准，其中包括使用哪些数据以及如何消除偏见。② 公共部门强加的这些条件可能会在更大范围内提高标准。

---

① See *Political Content*, Twitter, https://business.twitter.com/en/help/ads-policies/ads-content-policies/political-content.html.

② See *Contractual Terms for Algorithms*, Gemeente Amsterdam, https://www.amsterdam.nl/innovatie/digitalisering-technologie/algoritmen-ai/contractual-terms-for-algorithms.

2. 智能医疗治理过程与人权法

(1)政府保护人权不受侵犯的义务

政府不仅有义务在其采纳的人工智能所涉任何用途中(如公共决策)遵守人权要求,而且有义务保护个人不受企业和其他非国家行为人对人权的侵犯。各国必须采取适当步骤,通过有效的政策、立法、调控和裁决来预防、调查、惩罚和纠正这种侵权行为。

各国政府被期望能找到适当的法律、政策和激励措施的组合,以保护人权不受侵害。国内与国际、强制与自愿措施的"巧妙组合"有助于促进企业对人权的尊重。这包括要求企业拥有适当的企业结构,以持续识别和应对人权风险,并将与外部利益相关者的适当接触作为人权评估的一部分。如果企业是国有的或者与公共部门保持密切合作,政府应该采取额外措施并通过管理或合同控制来保护人权免受侵犯。

政府的人权义务意味着,它们不能在参与治理活动之前简单地等待并观察人工智能会如何发展。它们有义务采取行动,包括通过调控和/或实施算法影响评估与审计,以确保人工智能不会侵犯人权。政府还应该确保其理解人权对人工智能治理的意义,并部署专门的能力建设工作,或者在有差距的地方增强技术支持或成立人权办公室。

各国政府迫切需要实施有效的调控,既能确保企业在设计和实施人工智能系统时不会侵犯个人权利,又能在发生此类侵权行为时提供有效救济措施。考虑到伦理承诺的模糊性和抗衡性商业因素的力量,纯粹自愿的做法不可能充分保护个人的权利。事实上,有些人认为,鉴于人工智能系统带来的挑战,各国有义务制定具有法律约束力的规范来保护人权。[①] 政府应该进行调控,或者禁止,或者要求限制人工智能的应用(如生物识别技术),因为这些应用可能会以明显与任何抗衡性合法利益不相称的方式干涉人权。

---

① See Bello y Villarino J. M. & Vijeyarasa R., *International Human Rights, Artificial Intelligence, and the Challenge for the Pondering State: Time to Regulate?*, Nordic Journal of Human Rights, Vol. 40:1, p. 194 – 215(2022).

政府不仅应该确保系统地执行算法影响评估和审计过程,并采用严格的标准和正当程序,而且应该确保这些过程审慎考虑人工智能对人权的潜在影响,如将人权风险评估视为此类过程的明确特征。为了激励企业的良好做法、证明对人权的尊重并促进救济,各国还应该考虑要求企业公开报告所履行的尽职调查以及所识别和克服的人权影响。

调控机构和行政当局的监督是应对对不履行人权责任进行问责,以及因侵权行为而承担法律责任的重要因素。随着一些欧洲国家和欧盟开始要求大型企业履行强制性人权义务和环境尽职调查义务,人权专家正在探讨对企业义务的行政监督,并在法院将其视为损害责任的补充。

政府在提供人工智能辅助系统时承担不侵犯人权的法定义务。任何参与政府采购人工智能的当事人都应该掌握足够的知识和信息,以了解他们所购买技术的能力和潜在影响,并确信它符合平等、隐私和其他权利所要求的标准,如英国的《公共部门平等义务》(Public Sector Equality Duty)。政府应就公私合同条款进行协商,并部署采购条件,从而确保来自私人供应商的人工智能的实施符合人权价值。它们还应该采取措施来满足自己的要求。公共采购是鼓励在整个人工智能行业改进人权标准的一种手段。同样重要的是,要确保已经采用的人工智能系统符合人权标准。然而,荷兰的经验表明,迄今为止被采用的系统可能都存在问题。

(2)尊重人权的企业责任

联合国的《工商业与人权指导原则》明确指出,商业企业应该尊重人权。换句话说,企业(尤其是大型企业)应该避免侵犯人权,并克服因其活动而对人权造成任何不利的影响。企业应该制定一项政策承诺,以履行其人权责任,该承诺需要得到企业高层批准,向公众公开,并嵌入企业文化之中。企业还必须具有持续的人权影响评估尽职调查程序,跟踪其响应情况并向外部报告,进而使其能够识别、减轻和补救人权影响。通过制定负责任的商业议程以及识别和降低风险,企业可以预先解决问题,为自己节省时间和费用,并避免诉讼争端。

在人工智能背景下,尽职调查因其具有两个明显特征而尤其具有挑战性:一是人工智能的自我改进能力可能会导致人们难以预测其后果;二是人工智能对人权的影响不仅取决于技术本身,而且取决于其被部署的环境。鉴于这两个因素,对可能影响人权的人工智能应用展开尽职调查必须是广泛的,而且尽可能多地包括可能受到人工智能影响的利益相关方。此外,考虑到意外后果的风险,人工智能在运行后必须定期接受审查。因此,前联合国人权事务高级专员呼吁,不仅要在获得、开发、部署和运行人工智能系统时进行全面的人权尽职调查,而且要在人工智能系统的整个生命周期中继续开展尽职调查,并包括与利益相关方的协商和专家的参与。目前,很多企业缺乏持续发现人权问题并就此采取行动的结构和程序。前联合国人权事务高级专员还呼吁将尽职调查的结果公布于众。①

有些企业的算法影响评估被贴上了人权评估的标签,比如,威瑞森(Verizon)持续开展的人权尽职调查。② 其他人工智能伦理评估——如IEEE 采用的评估,以及为英国国家医学成像平台拟议的算法影响评估——看上去类似于人权尽职调查,但没有被贴上这样的标签。谷歌参考其人工智能原则审查有关新的人工智能部署建议,这一过程可以包括与人权专家进行协商。③

不管标签是什么,人权影响评估的某些特征通常在企业流程中被忽略,主要涉及四个方面:①透明。有关企业意图与活动的一般性声明要比通过尽职调查程序实际查明和减轻人权风险的公开声明更容易找到。②范围。有些企业程序仅涉及特定的问题(如偏见和隐私),而不是全面的人权,或者只是简单提及其他权利。③效果。人权影响评估对企业

---

① See United Nations High Commissioner for Human Rights (2021), *The Right to Privacy in the Digital Age*, A/HRC/48/31, UN Official Document System, https://documents-dds-ny.un.org/doc/UNDOC/GEN/G21/249/21/PDF/G2124921.pdf, para. 48 – 50.

② See *Human Rights at Verizon*, Verizon, https://www.verizon.com/about/investors/human-rights-at-verizon.

③ See *AI Principles Reviews and Operations*, Google AI, https://ai.google/responsibilities/review-process.

活动产生什么样的效果，这一点通常是不清楚的。人权尽职调查要求减轻人权风险，而有些企业程序似乎需要平衡风险与预期收益。[①] ④持续时间。人权尽职调查包括在实施后进行持续审查，而很多企业的审查似乎只关注产品开发。鉴于人工智能随着时间推移而具有自我改进能力，持续审查显得尤为重要。否则的话，可能会出现如下风险：评估给算法过程披上一层合法性外衣，而不是真正对活动产生影响。而且，如果过程、结果或影响不透明，这种风险甚至会被放大。

除了从人权角度确保其影响评估过程的充分性，企业还应该在其整个组织内培养一种支持人权的文化。这意味着，要确保人工智能团队代表了社会的多样性和目标消费者的多样性，这样的话，平等就会被融入系统设计之中。它也意味着，要吸引充分的内部和外部专业知识来开展人权尽职调查和影响评估，其中包括通过利益相关者的参与，以及在董事会层面承诺解决所识别的人权影响。它还意味着，要公开报告所发现的任何人权风险与影响以及所采取的措施。这可能表明，要为所有从事人工智能工作的人提供人权培训，其中包括技术专家、工程师和技术标准的设计者等。它必须包括随着时间推移而持续监测人权影响，并为解决可能出现的新问题做好准备。

（三）智能医疗治理救济中的人权法

1. 人工智能与救济

很少有人关注开发一套人工智能出错时的救济方案。责任需要明确，而且需要评估人工智能是否出错以及如何出错需要透明。

尽管人工智能治理原则总是包括问责原则在内，但这通常指的是影响评估、审计或监督，而不是在出现伤害时的救济要求。实际上，很多人工智能治理原则没有提供补救措施。正如联合国当代种族主义问题特别报告员指出的那样，“如果伦理承诺不直接与工作场所的问责制度联

---

① See *Artificial Intelligence at Google: Our Principles*, Google AI, https://ai.google/principles.

系在一起,那么,它们对软件开发实践的可衡量影响将会微乎其微"[①]。

从某种程度上说,侵权法(过失)和行政法已经对因人工智能应用造成的错误提供法律救济,特别是当这些错误涉及公共当局时更是如此。然而,法律及其程序需要制定指标来评估人工智能。例如,英国行政法通常会关注决策者在作出决定时是否考虑了正确的因素。但是,人工智能依赖统计推断(inferences),而不是统计推理(reasoning)。人工智能系统的不透明、企业与用户之间的信息与知识不平衡、错误的可扩展性以及决策的刚性等因素都可能构成挑战。迄今为止,对于那些因人工智能运行而遭受人权侵犯的人而言,还没有明确的救济路径。

受人工智能伤害风险最大的那些人很可能是社会中最边缘化和最弱势的群体,如移民和刑事司法系统中的犯罪嫌疑人。因此,更加重要的是,要确保所有人不论其处境如何都能获得救济途径。

已经出现了一些通过参考人权法或同等地位的地方法律来挑战人工智能应用的案例,值得注意的案例包括:

(1)2016 年,美国威斯康星州诉埃里克·卢米斯案被质疑在刑事案件中使用人工智能 COMPAS 系统风险评估对被告进行宣判。COMPAS 系统风险评估是对再次犯罪风险的评估,它以与其他有类似犯罪历史的个人之比较为基础。美国威斯康星州最高法院判定,只要 COMPAS 系统风险评估与其他因素并行使用且对被告的宣判不具有决定意义,那么法院对该风险评估的考虑与被告的正当程序权利是一致的。[②]

(2)2017 年 5 月,美国休斯敦的教师成功挑战了一种名为 EVAAS 的算法运用,该算法由一家私人公司开发,用于衡量教师的工作效率。这款算法的目的在于,让休斯敦独立学区(HISD)能够终止雇佣那些工作表现不佳的教师。美国地区法院驳回了休斯敦独立学区对教师索赔

① Report of the UN Special Rapporteur on Contemporary Forms of Racism, Racial Discrimination, Xenophobia and Related Intolerance, Racial Discrimination and Emerging Digital Technologies: A Human Rights Analysis, A/HRC/44/57, 18 June 2020, para. 62.

② See State of Wisconsin v. Eric L. Loomis WI 68, 881 N. W. 2d 749(2016).

的简易判决申请。法院认为,教师们被不公平地错误剥夺了受宪法保护的工作财产性利益,这违反了美国宪法第十四修正案规定的正当程序条款,因为他们没有有效办法来确保自己分数的计算是正确的,也没有机会独立核实或复制那些分数。在判决之后,案件得以解决,休斯敦独立学区放弃使用 EVAAS 系统。①

(3)2020 年 2 月,海牙地区法院命令荷兰政府停止使用 SyRI,这是一款自动化程序,可以审查社会保障申请人的个人数据,以预测人们谋取福利或税收欺诈的可能性。荷兰政府拒绝透露 SyRI 程序如何使用个人数据,因此,个人很难质疑政府调查他们欺诈的决定或者文件中储存的有关他们的风险评分。法院认为,调控 SyRI 程序的立法不符合《欧洲人权公约》第 8 条规定的尊重私生活的权利,因为它未能充分平衡以下两者之间的关系:一是 SyRI 程序给社会带来的利益,二是该程序评估个人数据所造成的对数据主体私生活的必要侵犯。法院还认为,这项制度具有歧视性,因为 SyRI 程序仅用于那些所谓的"问题社区",这是基于社会经济背景和移民身份的歧视代理。②

(4)布里奇斯诉南威尔士警察署案是援引英国人权法挑战人工智能的第一案。③ 南威尔士警方正在试验使用实时自动面部识别技术(AFR),将公共活动参加者的闭路电视图像与数据库中的人员图像进行比较。如果没有匹配,就立即从自动面部识别系统中删除闭路电视图像。申诉人援引《欧洲人权公约》第 8 条和《英国数据保护法案》的规定,认为自动面部识别系统对其图像的瞬间捕捉,并将其与观察名单数据库进行对比,侵犯了他的隐私权。上诉法院认为,使用自动面部识别技术没有适当的法律依据。因此,该技术的使用违反了《英国数据保护

① See Houston Federation of Teachers v. Houston Independent School District 251 F. Supp. 3d 1168 (SD Tex 2017).

② See Toh A., *Dutch Ruling a Victory for Rights of the Poor*, *Human Rights Watch Dispatches*, HRW (6 February 2020), https://www.hrw.org/news/2020/02/06/dutch-ruling-victory-rights-poor.

③ See R (Bridges) v. Chief Constable of South Wales Police, EWCA Civ 1058 (2020).

法案》。法院拒绝认定警方使用自动面部识别技术在个人权利和社会利益之间取得了平衡。法院认为,南威尔士警方未能履行法定的公共部门平等义务,因为在从一家私人企业购买并部署自动面部识别软件时,他们没有采取所有合理的步骤来确保软件不存在种族或性别偏见(尽管没有证据支持软件有偏见的论点)。因此,本案暂时停止了南威尔士警方使用自动面部识别技术,但允许未来重新引入该技术的可能性,前提是基于适当的法律基础并充分考虑公共部门平等义务。①

(5)意大利法院在2019年判定,基于算法的行政决定是非法的,但在2021年又推翻了这一观点。法院对算法决策的速度和效率表示欢迎,但又澄清说,它必须遵守意大利法律中行政审查的一般原则,其中包括透明、有效、比例、合理与非歧视。公共决策的投诉人有权要求公开算法和相关源代码,以便对决策提出有效挑战。②

(6)2022年7月,英国非政府组织"老大哥观察"(Big Brother Watch)向英国信息专员办公室提起法律投诉,指控Facewatch有限公司和连锁超市Southern Co-op使用面部识别技术扫描、保留和评估所有超市游客的资料,这侵犯了数据保护和隐私的权利。

2. 智能医疗救济与人权法

人权法要求政府和企业在违反义务和责任的情况下提供适当的救济途径。救济途径包括有效的赔偿、对责任人的适当问责、防止侵权行为再次发生的措施等。要想使人权和伦理原则在面对与之抗衡的商业考虑时产生真正的影响,救济措施的提供显得至关重要。

这意味着,在智能医疗设计与部署的各个阶段,我们必须要明确谁对智能医疗的运行负责,尤其是要明确智能医疗系统的开发人员与该系统的购买者和部署者之间的责任分工,其中涉及购买者是否适应

---

① See *Facial Recognition Technology*, South Wales Police, https://www. south-wales. police. uk/police-forces/south-wales-police/areas/about-us/about-us/facial-recognition-technology.

② See Liguori L. & Vittoria La Rosa, *Law and Policy of the Media in a Comparative Perspective*, Filodiritto blog (20 May 2021), https://www. filodiritto. com/law-and-policy-media-comparative-perspective.

智能医疗或者以非预期的方式使用智能医疗。因此,智能医疗系统的购买者将需要充分了解或确信这些系统是如何工作的,这一点为上文讨论的布里奇斯案涉及的公共部门所证明。在该案中,法院还认为,围绕人工智能技术的商业秘密并不会破坏或降低遵守公共部门平等义务的要求。①

投诉者需要知道如何投诉,向谁投诉,并确信自己的投诉会及时得到处理。救济依赖透明与可解释性,投诉人应该有足够的信息来了解涉及他们的决定是如何作出的,以及智能医疗在决策过程中的作用和运行。他们需要获得有关智能医疗是如何被设计与测试、它被预期如何运行,以及它在特定情况下实际是如何运行数据的,此外,他们还需要获得人类决策或监督在这一过程中所起作用的信息。

救济可以由法院、政府机制(如调控机构、监察员和申诉程序),以及非政府机制(如企业救济程序)来提供。联合国《工商业与人权指导原则》建议,所有商业组织都应该建立或参与有效操作层面的申诉机制。这些机制应该是合法的(如授权信任)、可理解的、可预测的、公平的、透明的,以及与权利相容的。它们是持续学习的源泉,并以利益相关者的参与和对话为基础。②

设计适当的申诉机制以解决智能医疗造成的损害面临诸多挑战。依赖个人投诉的救济系统往往能更好地解决少数人遭受的重大损害,而不是多数人遭受的损害。但是,人工智能具有大规模运行能力,这就可能大量侵犯人们的权利,如使用个人数据侵犯隐私权或者进行广泛的歧视性对待。很多受到影响的人可能处于弱势或边缘地位,包括寻求庇护者和刑事司法系统中的那些人。因此,不仅要有针对个人投诉的规定,而且要有针对整个系统而不是单一决定的集体或代表投诉的规定。检

① See R (Bridges) v. Chief Constable of South Wales Police, EWCA Civ 1058 (2020), para. 199.

② See UN Office of the High Commissioner on Human Rights (2011), *Guiding Principles on Business and Human Rights*, principle 29 – 31.

察员、国家人权机构和民间社会组织都应该具备足够的能力来支持受害者投诉,并挑战那些全面造成伤害的人工智能系统。救济措施既应该包括对受害者的充分救济,又应该包括要求改进或停止使用人工智能系统,以防止任何已确定的伤害再次发生。

同样,如果其他公司因人工智能而损害本企业的运营,那么,本企业应该能够追究其责任。这可能是因为企业购买的人工智能系统没有按预期运行,或者是因为另一家公司的人工智能在某种程度上干扰了本企业运营。

未来几年,这一领域将面临诸多挑战。联合国《工商业与人权指导原则》应该提供有效的救济权利,其中包括违反人权责任的救济权利。

三、智能医疗与个人数据

人工智能技术越来越多地实现了从互联网搜索到语音和面部识别、智能家电,甚至是无人驾驶汽车的创新。在过去,人工智能的主要局限是无法获得训练算法所需要的足够数据,而且,人工智能系统也不能以自然形式管理数据。如今,随着有关人类及其活动的数字化数据无处不在,深度学习算法越来越能够利用大数据库存来增强学习模型的性能,并扩展人工智能应用程序的复杂性和范围。

人工智能创新在健康和医疗保健服务领域尤其具有广阔前景。从为每个人的生理习性量身定制的个性化医疗保健到对医疗保健提供系统的改进,人工智能创新预计将彻底改变个人和医疗保健系统的结果。对这些潜在创新至关重要的是深度学习模型需要的大量个人健康数据。如今,个人健康信息(PHI)数据储存——比如,常规就医记录、医学成像、行走步数的自我监测、睡眠和心跳以及 DNA 储存库——正在迅速积累,并随着时间推移(尤其考虑到数据质量和标准化急需改进)被用来在日益增加的智能医疗应用程序中训练深度学习算法。

人工智能、深度学习和数字化个人健康信息的结合被视为医疗保健的重大变革。意识到医疗保健市场具有高利润潜力,诸如谷歌母公司

Alphabet、微软、苹果和 IBM 等信息技术巨头，以及数十家科技初创公司正在与医疗保健系统保持密切合作，并投资与健康相关的移动设备、医疗保健应用程序和人工智能技术。仅在欧洲和美国，智能医疗市场的估值已达数亿欧元；而且，预计到 2027 年，欧洲将增长到 70 亿欧元以上，美国则增长到 140 亿欧元以上。[①]

与智能医疗的预期利益相比，这些发展对个人和社会可能产生的意外后果或者不良后果没有给予充分考虑。很多问题仍未解决，而且这些问题变得越来越重要。例如，谁来为与健康相关的人工智能创新支付成本，谁又将从中受益？昂贵的个性化医疗进步（就像艾滋病治疗药物那样）仅局限于富裕国家，甚至是这些国家的少数富人吗？个人健康信息是否会通过人工智能或机器学习方法与无害的追踪活动数据相联系，并根据个人被预测的健康状况来限制他们获得社会和经济机会？在高度不确定的复杂系统中，我们如何最好地治理算法以降低风险？当政府、医疗系统以及全球信息技术公司都在医疗保健领域积极寻求人工智能投资时，这些问题仅是需要公开或辩论的伦理或社会问题中的一小部分。

在此，我们可以引用这样的隐喻，将现代无情的科学进步比作一个主宰者，也就是说，一股难以驾驭的强大且危险的力量，它将集中关注可能正在发展的智能医疗主宰力量的一个关键方面：治理个人健康信息数据要应对的挑战，这对推进医疗领域人工智能和机器学习的发展至关重要。个人健康信息数据治理解决的问题包括隐私、安全、所有权、健康数据的使用与重用，以及构成数据治理结构的潜在价值和利益。我们强调人工智能深度学习的两个属性，一是深度学习算法所消耗数据的规模与范围；二是在数据如何被利用以及新的数据或结果如何产生方面算法的不透明性。虽然这两个属性不是医疗保健领域所独有的，但它们对个人健康信息数据治理提出了重大且崭新的挑战。然后，我们认为，现有的

---

① See *Global AI in Healthcare Market Report for* 2016 – 2027, PR Newswire (3 January 2018), https://www.prnewswire.com/news-releases/global-ai-in-healthcare-market-report-for-2016-2027-300576951.html.

数据治理结构并不足以解决深度学习技术带来的对个人健康信息数据的极端使用和重用,我们将重点关注两种常见的治理方法:先发制人的隐私调控和知情同意。最后,我们考虑的是数据治理的新方法,以期在人工智能创新中实现个人健康信息的可及性,同时保留个人控制自己个人健康信息的自主与权利,并将人工智能和机器学习的力量引向有利于社会的医疗保健转型。

个人健康信息数据治理涉及以下两者之间的平衡:一是个人隐私、个人健康信息的授权访问和数据安全;二是利用数据对医疗系统进行改进与创新带来的好处。政府调控机构和研究人员一直倡导医疗数据共享,并提倡制定标准和完善基础设施,以实现健康数据的互操作性。一个不言而喻的假设是,健康数据的大规模共享必将服务于公共利益。考虑到可以利用个人健康信息数据的经济价值来服务公司利益,这些假设并不完全具有合理性。如今,随着人工智能和机器学习处于医疗系统转型的最前沿,个人健康信息数据治理面临的更高新型挑战必须得以解决。

(一)个人健康信息数据的复杂性和数据治理面临的挑战

个人健康信息这一术语涉及只有个人识别(或潜在识别)特征的大量数据域:病史数据,在医院、医生和实验室的电子病历系统中收集的临床数据,药物处方数据,来自医疗设备(如葡萄糖监测仪)或通用活动跟踪器(如 Fitbit 计步器)生成的患者健康数据,以及医疗费用索赔数据。其他的个人健康信息数据域是通过分析与健康状况不具有直接关联性的数据所创建的,但该健康状况可以通过分析推断出来。这些数据可以被描述为消费者生成的健康数据,如来自网络搜索活动、信用卡购买和在线购物的跟踪数据或者地理空间/位置数据。

这些不同的个人健康信息数据由同样广泛的利害关系人进行治理,如医疗保健提供商、零售商和信息技术公司等。数据治理被定义为“一个决策权利与责任系统,它涉及与信息具有关联性的过程,并根据商定的模式予以执行,这些模式描述了谁可以对什么信息采取什么行动,以及在什么时候、在什么情况下使用什么方法”[①]。在信息系统领域,数据治理主要是指组织本身对组织数据的管理,但新的组织间数据治理形式因充分利用“大数据”而不断发展,并推动人工智能分析能力的不断提升。例如,遗传学研究与临床试验领域的数据协作以及分布式研究网络(DRNs)等。

由于种种原因,有效的健康数据治理仍是一个难以实现的目标,而且,随着数字化个人健康信息的数字库存不断增加,它所面临的挑战日益严峻。首先,数字化健康数据是在健康信息技术系统中产生的,这些系统分布在各种协作和竞争性组织中,其中包括医院、医生诊所、疗养院、第三方付款人(保险人)、药房、测试实验室;而且,这些数据越来越多地由提供健康信息技术系统的信息技术供应商所创建。这导致数据标准化与互操作性的缺失,目前,它对个人健康信息的数据共享和数据使用(包括高级分析和人工智能应用程序的使用)构成了实质性障碍。其次,旨在限制个人可识别健康数据披露的法规——如美国的 HIPAA 或欧盟的 GDPR——限制了个人健康信息数据的流动,增加了研究人员为社会认可之目的而访问个人健康信息数据的成本。最后,随着健康监测设备和应用程序的日益普及,患者生成的健康数据(PGHD)资源正在临床环境和健康数据调控监督之外不断发展。个人通过可穿戴活动监测器创建个人健康信息,或者与商业公司(为了基因分析)或患者支持团体分享他们的个人健康信息。在很多情况下,这些数据不受健康隐私保护立法的调控,因为消费者往往在不知不觉中将这些数据的治理权授予了商业公司(如 Fitbit 公司、苹果公司、23andMe 公司等)。

在治理个人健康信息数据以平衡不同利害关系人——如个人、医疗保健从业人员、调控机构、第三方医疗保健资助人、包括信息技术公司在内的医疗保健创新人员等——享有不同利益方面存在实质性挑战。尽

① Data Governance Institute, *Data Governance Definition*, Data Governance Institute, https://www.datagovernance.com/, accessed 11 November 2019.

管出现这些挑战,但为了研究和创新进而更容易获得个人健康信息数据,以实现这些发展所预测的健康转型和健康服务,无情的社会和调控压力仍然无法避免。人工智能和深度学习的可能性增加了这些压力,并给个人健康信息数据治理带来了更多挑战。接下来,我们强调两个这样的挑战:人工智能和深度学习所使用的个人健康信息的规模与范围,以及人工智能算法的不透明性。

1. 个人健康信息数据聚合与使用的规模与范围

深度学习算法依赖大量的数据集来训练和改进人工智能模型。研究和商业化安排可获得的数字化个人健康信息数据的库存不断增加为医疗保健领域的深度学习创新提供了必要的支撑。个人健康信息数据包括一系列广泛的数据,从日常交易到新的数据类型,如嵌入临床环境、日常生活甚至人体内的物联网医疗设备。在很多国家,电子健康记录系统都收集了医疗服务接触的数据,如医生就诊、医院护理等。在零售药店填写处方或购买非处方药物等交易活动都被数字化记录。谷歌等搜索引擎捕捉个人对健康相关信息的搜索历史,而社交媒体平台则收集与健康相关的交互数据并探寻它们之间的相互关系。尽管这些个人健康信息数据目前分散在各个数据平台,但在未来,随着深度学习算法变得更加复杂,这些不同的数据来源很可能会被编译、链接、重用(可能会在私人经纪人之间出售),然后被用于开发个人行为档案和预测健康模型。

也就是说,在不久的将来可用于人工智能和深度学习的个人可识别健康关联数据的规模和范围在过去十年里急剧增加。而且,与健康不具有特定关联的跟踪数据也被收集和挖掘,从而将日常活动(如网页浏览、通过 Alexa 或 Google Home 等设备收集的家庭活动、收看电视的习惯、超市购物等)与健康状况和行为联系在一起。这些跟踪数据不受健康数据隐私调控的保护,甚至不被明确承认为与健康相关,它们可能与其他来源(包括医疗保健提供者和制药公司)的个人信息相结合,从而引发诸如歧视性定性、操纵性营销和数据泄露等潜在危害。

深度学习算法还创建了一个全新的关于个人和群体行为的预测健

康数据类别。正如基钦(Kitchin)和劳利奥特(Lauriaut)指出的那样,"一个人的数据阴影不仅仅在于跟着它们;当被用于预测性分析和社会分类时,它又先于它们"[①]。例如,为了创建个人档案,来自网络搜索的行为数据或者来自健康追踪器的生物特征数据可以链接到其他数据源。这些概率模型以及各种各样的元数据和大量涉及日常活动的跟踪数据可用于对个人进行分类,对他们的行为进行预测,然后根据这些档案来优先考虑使用医疗保健资源,而无须基于当事人的同意或知情。

2. 人工智能算法中个人健康信息数据的不透明性

人工智能合作中企业/公共数据共享安排缺乏透明度以及深度学习算法固有的不透明性引发了对有关个人健康信息数据有效治理之可行性的疑问。例如,有学者指出,"要将由电子病历(电子健康记录)数据构建的深度模式投入实际使用,用户通常需要了解这些模式运行的机制。要实现这种程度的模式透明度仍然具有挑战性"[②]。深度学习是一个"黑箱",其内部工作原理被算法的不透明性与复杂性所掩盖。尽管人们对可理解的机器学习和人工智能,以及使用数学来简化"黑箱"的"可解释人工智能"(XAI)领域付出了巨大努力,但人类对这些抽象概念的理解与实际应用仍然存在问题。伯勒尔(Burrell)还注意到,这种不透明性是法学家和社会科学家对算法日益担忧的核心所在。在有些情况下,不透明性可能是公司或机构有意的自我保护或隐瞒行为所造成的,尤其是为了保护公司的知识产权和竞争优势。在另一些情况下,人工智能系统的研究人员可能缺乏专门的编码技术来理解其过程。不透明性是深度学习所特有的,它与机器学习的规模与复杂性有关,进而与人类难以理解算法在读取并适应实时数据时的运作有关。对此,伯勒尔评论道,尽管机器学习算法能够以一种简单的方式实现,而且其逻辑几

① R. Kitchin & T. P. Lauriault, *Towards Critical Data Studies: Charting and Unpacking Data Assemblages and Their Work*, www. nuim. ie/progcity/, accessed 24 January 2018.

② C. Xiao et al., *Opportunities and Challenges in Developing Deep Learning Models Using Electronic Health Records Data: A Systematic Review*, Journal of the American Medical Informatics Association, Vol. 10, p. 1419 – 1428(2018).

乎完全可以理解,但在实践中,这样的例证不太可能特别有用。[1]

因此,在很多数据领域和应用程序中,开发和部署人工智能深度学习算法的过程越来越具有内在的不透明性。就医疗保健领域而言,不透明性不仅在监控哪些个人健康信息数据被使用方面存在问题,而且在理解数据使用的目的和结果方面存在问题,如歧视性定性的可能性。布罗卡斯(Brocas)和塞尔布斯特(Selbst)争辩道,歧视通常是“算法使用的一种无意识的涌现属性,而不是编程人员有意识的选择,但是确定问题的来源或者向法院解释可能异常困难”[2]。伯勒尔在前述对人类理解算法运作能力的评论说明个人健康信息数据治理很成问题。

(二)控制医疗保健领域的人工智能主宰者

考虑到个人健康数据的敏感性以及现有的法律和调控保护,个人健康信息数据治理方法要比很多社会经济部门的治理方法更为成熟。然而,现有的个人健康信息数据治理结构不太可能充分控制人工智能、深度学习和个人健康信息聚合的综合势头,因此也不太可能帮助引导其朝着对社会有益和公平的方向发展。

1. 先发制人的健康数据调控

数据保护因国家而异,但即使是最严格的调控也可能被证明是无效的,无法管理个人健康信息数据流入人工智能企业,进而流入各种公共、私人和营利性利害关系人的手中。有效调控取决于调控要求的清晰和全面表达,以及调控机构有能力评估和监测合规性。诚信遵守调控要求很重要,因为违反规定造成的损害可能难以发现和修复。

欧盟始终关注医疗保健的数字化,致力于促进电子健康记录的标准化,并发展数据分析和人工智能,以加强创新和改善医疗。欧盟制定的GDPR赋予个人多项权利,如非歧视权、解释权和被遗忘权等,而且健康数据属于需要获得更高保护的特殊类别。GDPR是目前世界上比较完

---

① See J. Burrell, *How the Machine "thinks": Understanding Opacity in Machine Learning Algorithms*, Big Data & Society, https://journals.sagepub.com/doi/pdf/10.1177/2053951715622512.

② Barocas S. & Selbst A. D., *Big Data's Disparate Impact*, California Law Review, Vol. 104, p. 671 - 732(2016).

善的数据保护制度。尽管如此，它可能也不足以解决以下两者之间的平衡：一是个人隐私权与自主权；二是智能医疗企业承诺的个人、社会和经济利益。例如，训练深度学习算法所必需的个人健康信息数据的规模与范围，以及这些算法如何运作的不透明性，使调控数据使用的准确和全面表达，以及对是否遵守个人健康信息数据调控的监督变得异常困难。[①] 例如，GDPR 第 22(1)条款涉及"用于自动化决策的个人数据"，并规定数据只能基于指定的、明确的与合法的目的才能收集，不允许与这些目的不兼容的后续处理。然而，由于必须要处理大量的个人健康信息数据来训练深度学习模式，开发这些模式可能要依赖大量出于其他目的(如提供医疗保健服务或服务付款等)而收集的个人健康信息数据。

旨在预测疾病进展和医疗保健资源消耗而开发的深度学习模式是否与这些目的相兼容？由于有效训练这些模式所需要的个人健康信息数据的规模与范围，以及深度学习中数据使用具有的动态性，我们可能很难将这种动态过程与事先严格指定的目的相协调。算法过程及其生成结果(如预测性个人档案)的不透明性使合规监测变得困难，它还可能掩盖调控监督存在的潜在危害，尤其是在与医疗保健不具有直接关联性的领域更是如此。例如，在就业或者获得诸如信贷或保险等金融服务方面涉及与健康有关的歧视。

面对人工智能创新具有的巨大潜力，那些控制个人健康信息的组织倾向于广义上解释甚至是忽视个人健康信息数据调控，这种情形在英国的一个案例中表现得尤为明显。尽管英国有严格的健康数据隐私法，但英国国家医疗服务系统下辖的皇家自由医院系统还是向谷歌旗下的 DMH 公司提供了 160 万名患者五年的医疗数据。数据是在一份开放式协议中提供的，旨在帮助该公司开发智能医疗应用程序，这样的话，皇家自由医院的患者以后可能会受益于这些应用程序。[②] 在 2017 年，英国

---

① See C. Kuner et al., *Machine Learning with Personal Data: Is Data Protection Law Smart Enough to Meet the Challenge?*, International Data Privacy Law, Vol. 7, p. 1 – 2(2017).

② See N. Hawkes, *NHS Data Sharing Deal With Google Prompts Concern*, The British Medical Journal, Vol. 353, p. 2573(2016).

信息专员办公室裁定,DMH 公司与皇家自由医院之间的数据共享协议不符合现有的数据保护法律。为了应对调控方面的担忧,皇家自由医院与 DMH 公司随后加强了各自自我调控个人健康信息治理程序,但它们还是将数据共享协议延长了五年,这表明人工智能创新对医疗服务提供商和信息技术公司具有强大的吸引力。

2. 知情同意

由于深度学习扩大了医疗保健分析中使用数据的范围与规模,知情同意概念本身也受到了挑战。例如,病人可以授权分享她的健康数据,以推动为自己提供医疗保健服务和第三方付款人支付。然后,她的个人健康信息就会落入各个不同组织的控制之下,这些组织以后可能会将她的数据共享给健康研究或用于全系统效率分析,甚至用来(在调控限制范围内)出售。通过人工智能和机器学习实现医疗系统转型的前景增加了此类数据共享安排的吸引力,这就像英国国家医疗服务系统下辖的皇家自由医院与 DMH 公司之间发生的情形那样。皇家自由医院的管理人员声称,数据共享不需要患者的明确同意,这种同意可以被假设,因为有些个人健康信息数据将被用于某些病人的直接护理。

在未经个人知情同意的情况下,授予对个人健康信息数据访问权限的调控变通办法是去识别患者数据。被(重新)识别的数据对于人工智能深度学习承认和利用各种数据源之间的关联更有价值。重新识别个人健康信息数据颠覆了调控意图,尽管在技术上做到这一点并不难。例如,脸书的创始人马克·扎克伯格(Mark Zuckerberg)于 2018 年 4 月在美国国会作证时透露,他的公司收集了一些个人健康数据。就在同一个月,据透露,脸书启动了一个项目,旨在获取匿名患者的数据,并将医院患者有关诊断和处方信息的数据与脸书进行匹配,这样的话,公司就可以将这些数据与自己的数据结合起来,构建患者的数字档案。虽然脸书声明的意图是绝不会让数据被匿名化,但是以那种形式要求医院提供数据会允许脸书避开美国联邦法律规定的要求,即要获得患者同意。这个例子说明,在医疗保健环境之外运营的商业公司(如一家社交媒体公司)正在寻求通过高级分析和人工智能从个人健康信息中收获经济价值。该例证还表明,如何能将一个人来自各种日常活动(如脸书跟贴)的数据阴影与表面上受到保护的健康数据在知情同意实践的边界之外进行合并。

基因组数据及其在精度基因组学中的应用为个人健康信息数据的网络化属性所引发的知情同意的局限提供了另一个例证。一个人的 DNA 是延伸到其祖先、家庭成员和亲戚,以及未来后代的生物网络(现在是信息网络)的一部分。从广义上说,数据隐私是一种网络化隐私。实际上,我们分享关于自己的信息同时也在告诉其他人的大量信息。精度基因组学依赖各种数据密集型测试来理解 DNA 序列的变异及其健康影响,因此,它也依赖广泛共享不同的个人健康信息(包括 DNA)范围。[①] 虽然医疗记录倾向于关注那些可能同意使用这种数据的患者个人,但一个人的 DNA 可能会揭示不同意共享这些数据的其他人的敏感个人信息,甚至是那些尚未出生之人的个人信息。很多团体(如全球基因组学与健康联盟的调控和伦理工作组)已经建立了负责任的基因组数据共享框架以及获取同意的标准。然而,与其他形式的个人健康信息一样,这些横跨多个基因组库的 DNA 网络也很容易被重新识别。[②]

3. 完善个人健康信息数据治理结构

我们认为,先发制人的数据使用调控并不足以解决个人健康信息数据利用的规模与范围问题,以及人工智能深度学习算法的不透明性。除了治理深度学习的输入,还需要加强对深度学习的过程和使用(输出)的治理。例如,为了回应对数据伦理和消极社会后果不断增长的担忧,跨学科学者已经开始开发现场试验,以检测人工智能和大数

---

① See S. J. Aronson & H. L. Rehm, *Building the Foundation for Genomics in Precision Medicine*, Nature, Vol. 526, p. 336 – 342(2015).

② See M. Gymrek et al., *Identifying Personal Genomes by Surname Inference*, Science, Vol. 339, p. 321 – 324(2013).

据分析所产生的歧视。具有讽刺意味的是，深度学习方法可能被用于检测深度学习带来的无意或有意的社会影响。这种方法得到英国皇家统计学会（Royal Statistical Society）的回应，该学会呼吁对公众可用追究算法责任的方法进行调查。由于人工智能算法的不透明性以及保护专有系统和知识产权的法律规定，这些“算法审计”最初受到了限制。然而，要求将可审计性设计到系统中是有希望的，这样的话，人工智能和深度学习系统就能创建一种审计跟踪，用以解释哪些数据被访问以及数据是如何被使用的。例如，DMH 公司已经设计了一种技术治理结构，即“可验证数据审计”，该结构使用类似于区块链的技术，对个人健康信息数据的访问与使用进行实时审计与验证。DMH 公司希望，它们对个人健康信息数据的使用在被授权的审查员看来是公开透明的。在这种情况下，新兴技术的目的在于治理数据分析和预测建模的过程。

目前的知情同意实践并不足以治理人工智能深度学习项目中使用的个人健康信息数据的规模与范围，因此，需要有更先进的社会技术解决方案。莎伦（Sharon）争辩道，很多使用大数据集的研究是对知情同意传统理解的挑战，因为在收集数据时无法预测相关的风险，所以，出于研究目的，人们正在研发开放、广泛与可携带的同意新模式。① 除了在研究中使用个人健康信息涉及的伦理问题，还有一个不可避免的问题是，谁将以何种方式从研究结果中受益。由于人工智能算法本身仍然属于某个人类实体，深度学习方法的输出及其使用也要受到调控。在某些情况下，要求可能是自愿的，而在其他情况下，可能需要多层调控，以确保具有合规性。阐明这些调控不仅需要有胜任的主体，他们在深度学习方法方面接受过足够训练并能理解其后果，而且需要有公共辩论，它们涉及允许或限制此类创新可能带来的妥协。

---

① See T. Sharon, *The Googlization of Health Research: From Disruptive Innovation to Disruptive Ethics*, Personalized Medicine, Vol. 13, p. 563 – 574 (2016).

(三)所有权与数据控制

在使用患者健康信息等个人数据时,人工智能算法需要遵守调控框架。因此,这些数据不仅需要匿名化或者至少需要伪匿名化,而且需要履行知情同意程序,该程序包括广泛分布的可能性。

因此,患者隐私规则、患者保密概念和网络安全措施在医疗保健系统中将显得越来越重要。目前,在医疗保健系统中,医疗保健组织是患者数据的所有人(同时也是监护人)。然而,如果患者数据以一种与其直接护理无关的方式被使用,那就必须要征得患者的知情同意。[①]

有人争辩道,患者应该是其健康数据的所有者,并随后同意将其数据用于开发人工智能解决方案,[②]但需要治理来提供适当的调控与监管。欧盟的 GDPR 和美国加利福尼亚州的《消费者隐私法案》都试图合法地规范健康数据的所有权。尽管这些规范是必要的,但它们可能限制小型医疗保健提供者与技术组织的发展。

GDPR 要求在收集任何个人数据之前获得知情同意,但为了欧盟的医疗保健利益,该条例允许在没有患者明确同意的情况下处理匿名的健康数据。

在过去几十年里,一些新的问题不断出现,使健康数据所有权的情况变得复杂。医疗保健系统正处于从以医院为中心向更以病人为中心的数据模型缓慢转型。这阻碍了新信息的融合,这些信息是通过健康可穿戴设备获取的,如那些消费者收集有关其个人健康和运动数据的可穿戴设备。此外,开放数据共享已经在云中收集了大量可用的数据,任何人都可以使用这些数据来训练和验证他们的算法,但存在断开连接和使

---

① See F. Pesapane et al., *Artificial Intelligence as a Medical Device in Radiology: Ethical and Regulatory Issues in Europe and the United States*, Insights Imaging, Vol. 9, p. 745 – 753 (2018).

② See K. D. Mandl et al., *Public Standards and Patients' Control: How to Keep Electronic Medical Records Accessible but Private*, British Medical Journal, Vol. 322, p. 283 – 287 (2001).

云解决方案非标准化的风险。①

根据欧盟 GDPR 的规定,医疗保健运营商和调控机构被要求密切保护患者数据。构建庞大的健康数据集(包括广泛的临床/成像数据和多个机构的病理信息)来开发人工智能算法需要重新审查有关患者隐私和知情同意等问题。尽管如此,GDPR 第 23 条允许成员国通过尊重基本权利和自由之本质的立法措施来限制数据主体的权利以及该条例第 5 条列举的原则。如果这些限制以一种必要且相称的方式予以体现,那么,它们的目的应该在于维护一般公共利益的重要目标,其中包括货币、预算和税收事项、公共健康和社会保障。随着新冠疫情的大流行,有必要对个人数据进行处理,进而采取适当措施遏制病毒的传播并减少其负面影响。在这种情况下,相关的个人数据可以根据 GDPR 第 6(1)(d)条和第 6(1)(e)条进行处理,因为它们对于保护个人的重大利益,或者维护公共利益或行使赋予控制者的正式权力都是非常必要的。值得注意的是,GDPR 第 46 条明确提到流行病监测的情形,在这种情形下,数据处理既可以服务公共利益的重要基础,也可以服务于数据主体的重大利益。然而,由于这类数据具有敏感性,具体的保障措施必不可少。政策制定者采取这些保障措施的目的在于:(1)限制对数据的访问;(2)建立更严格的留存时间;(3)培训工作人员;(4)尽量减少被处理的数据量;(5)保留任何相关决策过程的记录。

健康数据所有权是对原始、去识别、匿名和被处理的数据应用的不同所有权规则展开讨论的重要内容。同样,只有患者、医疗保健运营者和政策制定者之间的合作才能够防止敏感数据集的不当使用、不准确或不适当的披露、去身份识别技术的局限性所带来的风险。

1. 匿名化问题

在医疗保健领域,需要在隐私与更好的用户体验之间寻求平衡。人

---

① See R. Bellazzi, *Big Data and Biomedical Informatics: A Challenging Opportunity*, Yearbook of Medical Informatics, Vol. 9, p. 8 – 13(2014).

工智能算法应该使用深度学习来提供患者数据，同时不保留他们的个人可识别信息。因此，必须执行匿名化或者至少是去身份识别（真正的匿名化是一个不可逆过程，很难实现）来生成这样的数据集，并删除所有个人健康信息。[①]

然而，如今的匿名化和去身份识别技术仍然不符合标准。目前还没有可用于匿名化认证的工具或方法，因为没有已知的方法可以确保100%的数据保护。如果数据被匿名化，它的信息内容将不可避免地被减少和扭曲。

就数据匿名化而言，安全性与可用性之间的冲突意味着，到目前为止，没有任何数据保护机构在特定使用实例之外广泛评估或是认证数据匿名化的技术或方法。在共享数据以执行基于大数据的机器学习或深度学习研究时，不同机构之间的合作显得至关重要。

2. 数据保护与网络安全影响

保护数据（尤其是健康数据）隐私的法律义务是一项至关重要的优先事项，因为在很多不受调控的公司之间以大量副本传播机密信息的风险越来越大。

由于训练人工智能算法需要获取大量的医疗数据，政策应该防止收集非法或未经验证的敏感数据。[②] 尽管对数据隐私的担忧仍在增加，但我们在数据保护和网络安全调控方面仍然缺乏独特且明确的规定。

医患保密之概念要求医生根据患者的意愿保留医疗信息，只有这样才能不对患者或他人构成风险。一旦基于人工智能算法的医疗选择被融入临床护理之中，在数字数据中隐瞒信息会损害以算法为驱动力的医疗实践的有效性。此类健康数据隐私必须得以保护，以防止外部网络攻击和同样的机构收集这些数据。

---

① See S. M. Moore et al., *De-identification of Medical Images with Retention of Scientific Research Value*, Radiography, Vol. 35, p. 727 – 735 (2015).

② See D. Castelvecchi, *Can We Open the Black Box of AI*? Nature, Vol. 538, p. 20 – 23 (2016).

根据《欧盟网络安全指令》第14(2)条和第16(2)条的规定,欧盟成员国必须遵守相关要求,以确保医疗保健运营者采取适当措施将事件的影响降至最低,并保持服务的连续性(见表2)。此外,根据该条例第14(3)条和第16(3)条的规定,必须毫不犹豫地将事件通知监管机构。

表2　欧盟有关数据保护的调控框架

文件名称	说明
欧盟个人数据保护指令(Direotive 95/46/EC)	数据保护指令被GDPR替代
GDPR	2018年5月24日施行的数据保护条例替代了指令95/46/EC
关于欧盟境内网络和信息系统共同的高层次安全措施(欧盟第2016/1148号指令)	有关网络安全的指令从2018年5月10日施行

在美国,HIPAA是健康信息的合规性重点,它界定了保护患者数据和健康信息的标准,这些标准适用于所有医疗保健的提供者(包括保险公司)。网络安全由FDA负责,提供者只能报告其设备存在的有限数量的风险,以及为降低脆弱性而采取的行动。

考虑到数据量和人工智能应用程序的总量会不断增长,有关网络安全的调控行为将面临持续挑战。网络安全意义的技术解决方案最有必要,而不是诉求政府的过度调控,因为数据保护不再依赖当下那些允许个人数据不受控制的大规模传播技术。区块链技术是一种开源软件,它可以创建大型、去中心化和安全的公共数据库,其中包括以区块结构进行排列的有序记录。不同的区块以数字方式储存在节点中,而且所有的交易信息也被储存在节点中。① 尽管区块链技术最为显著的应用领域是经济学(如加密货币),但它的用途正在拓展至其他领域,其中包括健

① See E. Funk et al., *Blockchain Technology: A Data Framework to Improve Validity, Trust, and Accountability of Information Exchange in Health Professions Education*, Academic Medicine, Vol. 93, p. 1791 - 1794(2018).

康数据。区块链可用于验证数据来源并促进数据分配,同时不会影响上述数据的质量。由于区块不可能更改,我们不可能在不留下任何标记的情况下删除或修改任何内容,这在诸如医疗信息等敏感数据的情形下显得至关重要。不幸的是,问题的另一面在于,为了获得更大的安全性,隐私受到了损害。病人需要接受其敏感数据的共享,而无须有一个中央权威机构来决定是非对错。

四、智能医疗与知情同意

(一)知情同意

谈及"知情同意"时,我们想到的是汤姆·比彻姆(Tom Beauchamp)所阐释的含义,他说,"在医学、临床实践和生物医学研究背景下,一个人表示知情同意时……当且仅当这个人在充分理解并完全不受他人控制的情况下有意授权医疗专业人士做某事"[①]。知情同意有明确的伦理维度,因为在标准观点上,它(在理想情况下)促进了双方当事人之间的信息传递,如医生和患者。例如,在生物医学领域,此类信息可使患者知晓,如果他们同意某个手术或者决定是否同意某个手术,那么,可能出现的潜在风险是否与他们的价值观或偏好相冲突。例如,曼森(Manson)和奥尼尔(O'Neill)强调了一种交流因素,该因素对于尊重独立选择能力至关重要,它不可能总是在信息传递中被捕捉到。[②] 毕竟,重要的不仅是为患者提供相关信息,而且他们要能理解并记住这些信息。

知情同意也可以为患者提供一种象征性价值,因为它承认患者是决策者,承认患者具有人格。例如,如果在对一个人进行医疗手术之前没有咨询他们的意见,或者在他们不知情的情况下分享他们的个人信息,他们可能会感觉遭到了非人待遇,因为他们被排除在决策过程之外。当

① TL. Beauchamp, *Informed Consent: Its History, Meaning, and Present Challenges*, Cambridge Quarterly of Healthcare Ethics, Vol. 20, p. 517 – 518(2011).

② See NC Manson & O. O'Neill, *Rethinking Informed Consent in Bioethics*, Cambridge University Press, 2007, p. 62.

然,人们可能希望退出决策过程,但重要的是,他们有选择的机会。奥尼尔进一步指出,尽管关注病人自主权很重要,但知情同意也很重要,因为它有助于确保患者不被欺骗或强制。[①] 学者一直在争论知情同意的这些不同特征的重要性,但这种讨论强调了为什么获得知情同意是一项重要的伦理要求。

自20世纪40年代以来,一些伦理原则和伦理准则的发展导致生物医学领域对知情同意有更多关注。它们包括:1947年出台的《纽伦堡法典》,该法典规定,在实施手术之前应该征得患者的自愿同意;1964年通过的《赫尔辛基宣言》(此后经过多次修订),该宣言也强调知情同意,但明确承认某些个人或群体可能无法表示同意的脆弱性;建立治理机构,为从业者提供意见和建议。在澳大利亚,皇家澳大利亚全科医师协会(RACGP)、皇家澳大利亚与新西兰妇产科医师协会(RANZCOG)是负责在各自领域维持伦理标准的组织。例如,RACGP的一项指南要求从业人员询问,如果被警告有风险,一个"理性"的人(在同样情况下)是否可能会对其表示重视。

RACGP和RANZCOG还建议,从业人员应该意识到医生与患者之间可能出现的力量失衡。这是因为,患者的决策能力可能会受到那些告知他们相关情况之人的影响。此外,从业人员被鼓励检查他们的病人是否真的理解了其被告知的内容。例如,他们可以要求病人用自己的语言来解释某个手术的影响是什么。

当然,这一切并不是说,将知情同意融入生物医学领域的现代尝试总是成功的。这只是承认医疗专业人士现在对知情同意的重视程度。相反,当涉及大数据使用时,我们认为,知情同意还没有被认真对待。在列举当前大数据使用实践中的三个主要问题之前,我们有必要反思以下两者之间的不对称性:一是医疗背景下应对知情同意的严重性;二是大

① See O. O'Neill, *Some Limits of Informed Consent*, Journal of Medical Ethics, Vol. 29:1, p. 4 – 7(2003).

型科技公司处理知情同意问题的官僚化方式。

对这种不对称性的一种解释是，在医疗背景下，知情同意可能与使人面临死亡或严重伤害风险的手术有关，而允许个人信息被使用或者以某种方式侵犯个人隐私可能被视为不太重大的风险，因为它通常不会导致身体伤害。然而，个人信息公开可能造成的伤害是非常严重的。因此，这可能是风险认知的问题之一，很多人还没有充分认识到相关的风险，从而期望他们在医疗背景下所需要的那种知情同意实践。考虑到智能医疗技术的相对新颖性，这并不令人感到惊讶，尽管这不是一个理由。

在我们看来，确保个人在大数据使用方面的知情同意至关重要，因为就像在医疗背景下一样，不这样做可能会对个人造成伤害。例如，在加拿大 12 家购物中心，有 500 万张面部图像未经购物者同意就被面部识别技术所捕捉。[①] 得知这一消息后，有些购物者可能会觉得受到了羞辱，因为自己的面部图像在没有事先得到同意的情况下就被捕捉和分析。购物者有理由担心，他们的信息会被卖给第三方或者被人工智能算法分析后用于营销目的。还有些人可能会觉得自己作为公民的权利受到了侵犯。同样，如果未成年人的浏览活动被收集，然后在征得同意或未经同意的情况下，向其社交媒体账户发送有针对性的酒精和赌博广告，此时，他们都可能会受到伤害。考虑到他们的年龄，这些广告不仅可能不合适，而且可能造成直接伤害，因为他们可能会觉得自己处于被监视之中。直观而言，数据使用者有道德责任防止此类伤害的发生。

随着公众逐渐意识到人工智能和大数据的使用可以带来经济收益，人们对这种使用的意见已经开始形成。例如，欧洲“晴雨表”的调查显示，超过一半的（53%）参与者认为，他们对互联网公司利用他们的个人信息为他们量身定制广告感到“不舒服”。[②] 大约 1/3 的参与者表示，他

---

① See J. Bronskill, *Malls Gathered Facial Images of Five Million Shoppers Without Consent: Watchdogs*, National Post, https://nationalpost.com/pmn/news-pmn/canada-news-pmn/malls-gathered-facial-images-of-five-million-shoppers-without-consent-watchdogs, accessed 23 August 2021.

② See Eurobarometer (2015), *Data Protection*, Special Eurobarometer 431, https://ec.europa.eu/commfrontoffice/publicopinion/archives/ebs/ebs_431_en.pdf, accessed 23 August 2021.

们对上述行为感到“非常不舒服”。尽管隐私概念在学者之间存在争议，但基本的隐私水平对我们大多数人而言都是至关重要的，这是因为保护我们的隐私可以让我们控制别人对我们的了解，它让我们设定自己与某些人之间的亲密程度，并让我们控制该如何塑造自己的人格。[①]

尽管大数据的使用仍然是一个大问题，但有些公司已经在通过实际改变予以回应。例如，苹果公司发布的操作系统 IOS14 要求用户在自己的个人信息被收集之前首先要授权应用程序可以选择性加入。鉴于定向广告的盈利功能，像脸书等一些公司已经开始反对这样的措施，它们声称这样会对小企业造成伤害。当然，苹果公司采取的措施并不意味着广告会停止。然而，如果没有用户的个人信息，广告的针对性就会减弱，因此，获得的利润就会减少。诸如苹果这样的公司是否会认为同意是一项它们有义务维护的道德权利，或者它们是否意识到它们的客户渴望控制自己的个人信息被如何处理，或者它们是否认为关注隐私可以提高它们的声誉，这一切都很难说。显而易见，这个问题不容忽视。

澳大利亚竞争与消费者委员会(ACCC)在 2019 年发布的一份关于数字平台的报告中分析了澳大利亚的立法状况，并建议对 1988 年《澳大利亚隐私法案》提供的宽松框架进行几项改革。其他的管辖区也开始着手应对这一问题的严重性。例如，欧盟已经尝试设立某种形式的立法监督，也就是 GDPR，尽管结果好坏参半。从这个意义上说，GDPR 是一项雄心勃勃且极为重要的立法，但有证据证明，正是因为它如此烦琐，以至于它无法完全成功。[②] 在此，有诸多因素在发挥作用。正如我们接下来要指出的那样，存在个人对潜在危害程度的认识问题。这在部分意义上是由某种程度的“疲劳”所致的，数据主体并不总是知道他们的数据

---

① See DJ. Solove, *Understanding Privacy*, Harvard University Press, 2008, Ch. 2.

② See C. Quelle, *Enhancing Compliance under the General Data Protection Regulation: The Risky Upshot of the Accountability-and Risk-based Approach*, European Journal of Risk Regulation, Vol. 9:3, p. 502 – 526 (2018).

是如何正在被使用的，原因不仅在于人们无法单独跟踪每一个潜在的数据滥用情形，[①]而且在于理解数据使用的法令或政策通常要求数据主体对法律上如何允许使用数据具有全面的技术或法律理解。除此之外，我们收到的"点击通过"协议越多，我们阅读它们的可能性就越小。[②] 同样，这些原因有助于解释为什么会存在这样的问题，但它们绝不能为企业的行为开脱，因为企业的行动暗中助长了这些问题的出现。

（二）大数据与知情同意

接下来，我们将讨论在大数据应用过程中可能妨碍知情同意的三种主要类型的问题，它们是：透明（或解释）问题、重新利用数据问题，以及有意义的替代问题。

1. 透明问题

透明（或解释）问题是一个认识问题，它产生的渊源是多方面的。首先，它可能源于公司不愿意透露自己的内部运行，如它们可能不想泄露自己的商业秘密。该问题还可能在无意中出现，比如说，在深度学习中经常使用的"黑箱"算法被执行。尽管某些算法的输入与输出可能是看得见的，并且原则上也是可以解释的，但其内部运作可能不是这样的。机器学习算法可能是如此复杂，以至于连其创造者甚至都不理解它是如何工作的。[③] 如果用户对他们的数据如何被使用享有法定的"解释权"（如就像欧盟的 GDPR 规定的那样），而且这种解释是其能够作出知情决定的必要组成部分，那么，在这些情况下，获得有意义的"知情同意"这个问题就会变得极具挑战性。当然，这并不是说，在完全理解算法的内部工作原理之前，就不能寻求知情同意。这会将门槛设置得过高，而

① See K. Martin, *Ethical Implications and Accountability of Algorithms*, Journal of Business Ethics, Vol. 160, p. 835 – 850 (2019).

② See B. Lundgren, *How Software Developers Can Fix Part of GDPR's Problem of Click-through Consents*, AI and Society, Vol. 35, p. 759 – 760 (2020).

③ See J. Burrell, *How the Machine "thinks:" Understanding Opacity in Machine Learning Algorithms*, Big Data and Society, Vol. 3:1, p. 1 – 12 (2016).

且没有必要。例如,向用户提供机器学习算法如何工作的具体解释(如详细说明它是如何使用反向传播的)在很多情况下都是不合适的。更多的透明度并不必然是可取的,因为它可能会让用户不知所措。更为重要的是具体的背景以及某项决定可能造成的潜在伤害,这应该有助于决定透明在多大程度上是合适的。① 就医疗背景而言,一个人在手术前不需要了解心脏的功能就可以明确同意手术,在这种情况下,他们通常会更加关心手术的医疗风险是什么,或者说他们的生活将如何受到手术的影响。如果用户不知道他们的数据是如何被使用的,不透明就会成为一个典型的问题。

例如,奥尼尔讨论了一个案例,一位五年级教师在一个评估教师表现的算法中得到的分数很低。由于这个低分,她失去了工作。该算法基于学生成绩的数据和其他数据来判断老师的表现不佳。起初,老师不知道她为什么会得到这个分数,因为她认为自己是个好老师。她和其他人都不了解算法是如何得出这个结论的。后来,她得知该算法是从有限的数据集中提取数据,并对结果进行估值,有些人认为这不是衡量教师价值的最佳方式。在这种情况下,教师起初缺失的是对算法如何得出结论的解释。②

人工智能使用应该更加透明这个具体问题已经成为人们关注的焦点。例如,可解释人工智能就是一个新兴研究领域,它试图对人工智能算法如何运行提供更有意义的解释。就像知情同意一样,可解释人工智能也非常重要,因为它让数据主体意识到自己的数据是如何被使用的。对一个人的数据正在被如何使用提供有意义的解释是人性的要求,因为它使数据主体对自己的信息获得更大的控制感。可解释人工智能向数据用户承诺公平、信任与可治理性。

---

① See S. Robbins, *A Misdirected Principle with a Catch*: *Explicability for AI*, Minds and Machines, Vol. 29, p. 495 – 514(2019).

② See C. O'Neil, *Weapons of Math Destruction*: *How Big Data Increases Inequality and Threatens Democracy*, Crown Publishing Group, 2016, p. 4 – 6.

另一个很有希望的想法可能有助于解决透明问题,它来自对合成数据的研究,合成数据指的是由人工智能算法在经过真实世界的数据训练之后生成的数据集。合成数据可能非常有用,尤其用于研究更是如此。例如,由合成数据组成的实际医疗数据集不会包含任何人的个人信息,但它仍然对医学研究至关重要。①

有些想法的前景非常光明,如果实施得当,将有助于解决透明问题。尽管如此,只要我们被要求使用真实世界的数据(无论是用于机器学习训练还是实际使用),这些问题就会持续存在。即使企业试图变得透明,沟通问题依然存在。同意书可能很长,而且它们可能是用一种难以解析的技术语言编制的,从而使它们无法理解。企业通常不会被迫改变当前的做法,因为很少有人去阅读这些文件。② 例如,根据消费者政策研究中心的报告,大多数澳大利亚人表示,他们不会阅读适用于自己的所有隐私政策。

另外一项针对欧洲互联网用户的调查发现,不到五分之一(18%)的人会完全阅读隐私声明。因此,就这些文件而言,很少有人知道他们在同意什么,或者他们应该反对什么。如此低的比率不应该归因于人们不关心隐私或者他们所谓的不理性。更为合理的解释是,这些政策文本过长,而且通常是用一种常人无法理解的高度技术性语言撰写而成的。例如,欧洲人对他们没有完全阅读隐私声明给出的最为普遍(67%)的原因是这些声明太长了。另外的原因(37%)是隐私声明过于模糊,难以阅读。③ 这些人的看法得到了很好的证实。2008 年,卡内基梅隆大学的两位教授预估,如果一个普通互联网用户阅读他们在一年内遇到的所

① See M. Kearns & A. Roth, *The Ethical Algorithm*, Oxford University Press, 2020, p. 135.

② See JE. Cohen, *Between Truth and Power: The Legal Constructions of Informational Capitalism*, Oxford University Press, 2019, p. 162.

③ See Eurobarometer (2015), *Data Protection*, Special Eurobarometer 431, https://ec.europa.eu/commfrontoffice/publicopinion/archives/ebs/ebs_431_en.pdf, accessed 23 Aug 2021.

有隐私政策,他们平均需要76个工作日才能读完。[①] 毫无疑问,如今需要的时间会更长。此外,几乎不存在一个有意义的隐私政策替代方案,因为没有直接的机会来协商这些政策所规定的条款与条件。

2. 重新利用数据问题

大数据分析的一个特点在于,新的人工智能算法可以利用现有数据集,从而产生新的信息。人类知道虽然自己几乎不可能通过搜索数以万计的医疗记录来发现新的模式或见解,但可以设计人工智能算法来非常迅速地完成此项任务。尽管这在很多情况下都是非常有益的,如协助病人护理或者预防疾病,但知情同意可能需要再次被确保,如果原始同意不再适用的话。例如,同意共享其邮政编码的人可能希望在得知此类数据可用于确定保费时撤回同意。在生物医学领域也是如此,医疗信息或组织样本通常被储存起来,然后被要求用于进一步的研究,而原始的参与者信息表和同意书(Participant Information Sheet and Consent Form, PICF)并未提及这一点。

在其他情况下,用户(甚至是公司)可能更难预测某些数据在未来将如何被重新利用。毕竟,人工智能和大数据的特征之一是,有时可以从现有数据集中揭示令人惊讶或意想不到的信息或相关性。这使得数据主体很难评估同意共享某些数据存在的风险,因为预测他们的数据在未来会被如何使用并非易事。例如,一个人最初可能同意让她的朋友在脸书公开查看她的脸书点赞。但这个人可能不同意让第三方收集和分析这些点赞,从而用它们来预测她的性取向、宗教或政治观点、智力或幸福感,[②]然后再用这些预测来针对她投放广告。对于很多用户来说,他们甚至很难想象,仅仅通过阅读脸书点赞就能获得有关某个人的此类信息。

---

① See AM McDonald & LF Cranor, *The Cost of Reading Privacy Policies*, I/S: A Journal of Law and Policy for the Information Society, Vol. 4:3, p. 543 – 568(2008).

② See M. Kosinski et al., *Digital Records of Behavior Expose Personal Traits*, Proceeding of the National Academy of Sciences, Vol. 110:15, p. 5802 – 5805(2013).

涉及数据提示(data pings)的情形以一种令人担忧的方式说明了这个问题。根据《纽约时报》的一篇文章,记者们获得了一份泄密文件,其中包括2016～2017年美国1200多万部手机中的500多亿个位置提示信息。[①] 这些数据(在地图上显示为圆点)代表了美国主要城市(如纽约或华盛顿特区)的人口流动位置。对于那些想要跟踪某些特定个人去向的公司(如数据经纪人公司),或者哪些人去过某个地方(如白宫或某位名人的住宅)而言,这些数据都是无价之宝。

对大多数用户而言,当他们同意让智能手机获取自己的位置数据(有关当前手机在空间中的位置之数据)时,这种数据共享很可能会超出他们的想象。对于普通用户来说,同意提供他们的位置数据只是为了了解他们当前所处位置的天气情况,或者离他们最近的医院在哪里。大多数人不会意识到这些数据正在与数据经纪人共享,或许很少有人会被告知数据经纪人在做什么。由于位置数据已被改变用途,初始的同意不再适用。考虑到人们担心自己的声誉可能受到潜在威胁,或者有机会被操纵,这样的披露已经引发某些人的焦虑。

因此,重新利用数据的普遍问题在于,数据用户(如公司和机构)并不总是把他们使用个人数据的目的局限于当事人最初同意的适用范围内。这在道德上是有问题的,因为它忽视了这些数据主体的偏好乃至潜在的福祉。我们认为,寻求知情同意的首要原因正在于此,这样的话,数据主体就能获得所需要的信息来决定同意某件事是否符合他们的最佳利益,或者同意这件事是否可能给他们带来潜在的伤害。这些信息允许他们进行某种风险评估。当然,这并不意味着得不到同意就一定会造成伤害,因为有些用户可能并不关心公司或机构会如何处理他们的数据。然而,问题在于,很多人担心甚至焦虑的是,他们的数据被使用的方式超出了他们最初同意时的预期,如果他们的同意真的相当于知情同意的话。

---

① See S. A. Thompson & C. Warzel, *Twelve Million Phones*, *One Dataset*, *Zero Privacy*, The New York Times(Dec 19. 2019), https://www. nytimes. com/interactive/2019/12/19/opinion/location-tracking-cell-phone. html.

3. 有意义的替代问题

当用户不愿意同意而又没有其他选择时,有意义的替代问题就会出现。如果 S 获得 P 的唯一途径是接受一组条件 C,而 S 对此又在犹豫是否同意,那么 S 的选择就是被妥协的。目前,不希望遵守相关条款和条件的用户缺乏重新谈判的权力。在医疗领域,如果病人不愿意接受被建议的手术,从业人员可以为病人提供合理的手术替代方案。在招募研究参与者时,医疗研究人员必须确保,拒绝参与研究项目不会妨碍病人接受他们应该接受的标准治疗。尖端医学研究还通过“动态同意”机制设法解决重新使用数据问题和有意义的替代问题,动态同意允许参与者不断重新校准他们的初始决定,并对新出现的数据用途(该用途已经超出了他们最初同意的范围)表示或者拒绝新的同意。①

就网络隐私政策而言,情况就大不相同了,而且提供合理替代方案的频率要低得多。例如,如果某个特定应用程序或在线服务的用户不希望接受一组条款和条件,在很多情况下,他们的唯一选择就是拒绝它们,但拒绝也意味着放弃使用该应用程序或在线服务。人们争辩道,这至少在某种程度上是强制的。如果某个应用程序或在线服务的用户想(或者需要)使用被充分提供的服务,而且没有办法在不让自己感到不舒服的情况下做到这一点,那么他们就更有可能接受那些条款和条件。社交媒体提供了很好的例证:很多年轻成人报告说,他们害怕在社交媒体上错过机会。如果一个人对某项服务的条款和条件感到不舒服,那么选择退出这项服务的代价可能是社交孤立或减少与同龄人的交流。

(三)智能医疗中患者知情同意权保障:基于美国判例法的考察

接下来我们将探讨有关知情同意的现行判例法可能对披露医疗人工智能的义务有何规定。我们首先简要介绍美国知情同意法的基本知识。我们发现,典型的案例(包括未能充分披露某项手术的风险和收

---

① See J. Kaye et al., *Dynamic Consent: a Patient Interface for Twenty-first Century Research Networks*, European Journal of Human Genetics, Vol. 23, p. 141 – 146 (2015).

益)对思考医疗人工智能并不是特别有帮助,因此,我们考虑了三种比较模糊的知情同意案例类型,它们可能可以作更好的类比。然后,我们更加深入地讨论这些类比。

1. 美国知情同意法的一般背景

在美国,直到20世纪60年代早期,法律才开始认识到,如果医生没有告知病人所建议的治疗或不治疗的风险和益处,则有可能承担责任。为了在违反确保知情同意义务的索赔中获得赔偿,原告必须证明以下四个要素:(1)未能披露违反治理标准的特定风险;(2)风险的具体化;(3)因果关系,也就是说,如果风险被披露,患者或者处于患者地位的审慎人士将不会像她那样行事;(4)没有任何例外(如紧急情况)可以作为不披露的借口。

理论层面的主要分歧在于第一个要素,即披露义务的范围,也就是,什么是必须要披露的。在美国,以医生为基础的信息披露标准和以患者为基础的信息披露标准大致一分为二,尽管这两种标准在实践中的区别可能会很模糊。"以医生为基础的信息披露标准"这个术语非常准确,它在早期的理论中更占据支配地位,它通过参考理性医生通常会披露的信息来回答医生必须披露什么,或者用1960年美国堪萨斯州最高法院在纳坦松诉克莱恩一案判决中的话来说,也就是"一个理性的医疗从业人员在相同或类似情况下会披露的信息"①。

与之相比,"以患者为基础的信息披露标准"在1972年美国华盛顿哥伦比亚特区巡回法院的坎特伯雷诉斯宾塞一案②中得到了很好体现,该案涉及一名因背部疼痛而接受手术的年轻男子未能被告知他有瘫痪的风险。"在我们看来,病人的自我决定权设定了披露义务的范围。只有当病人拥有足够的信息来作出明智选择时,这项权利才能有效行使。医生与病人沟通的范围必须根据病人的需要来衡量,而这种需要就是作

① Natanson v. Kline, 350 P. 2d 1093 (Kan.), reh'g denied, 354 P. 2d 670 (Kan. 1960) (clarifying the prior decision).

② See Kanterbury v. Spence, 464 F. 2d 772, 776 (D. C. Cir. 1972).

出决定的信息材料。因此,决定某一特定危险是否必须披露的标准取决于它对病人决定的重要性:所有可能影响决定的风险都必须露出真相。为了保障病人在实现自己治疗决定方面的利益,法律本身必须制定充分披露的标准……从这些考虑中,我们得出法律所要求的风险披露的广度。标准的范围对医生和病人来说都不是主观的,它保持自己应有的客观性,既审慎考虑病人的信息需求,又站在医生的角度留有适当余地。总的来说,我们同意,站在医生所知道或应该知道的病人立场上,当一个理性人可能会重视是否放弃所建议治疗之决定存在的风险或风险群时,此时的风险就是实质性的。"①

在以患者为基础的信息披露标准中,关键的理解是其重要性,但是,在已有的法院判决中,这种理解被证明往好里说是模糊的,往坏里说是不可靠的。我们可以引用美国南达科他州最高法院的经典表述:"重要信息是医生知道或者应该知道的信息,在决定是接受还是拒绝被推荐的医疗手术时,一个站在病人立场上的理性人会认为这些信息很重要。"②

尽管措辞范围广泛,但大多数法院倾向于关注"有关病人诊断和被建议的治疗、治疗的风险和收益、替代手术及其风险和收益、不采取措施的风险和收益"等信息,萨维奇(Sawicki)将之称为"标准的风险和收益披露"③。

不幸的是,为了我们自己,在考虑如何使用医疗人工智能来适应这种图景时,我们需要从"什么是重要性"的这些核心例证转移到更为界限不明的例证。我们没有打算展开全面考察,只是列举一些法院审理过的案件类型,并以此作为框架展开分析。④

---

① Kanterbury v. Spence, 464 F. 2d 772, 786 – 787 (D. C. Cir. 1972).

② Wheeldon v. Madison, 374 N. W. 2d 367, 371 (S. D. 1985).

③ Nadia N. Sawicki, *Modernizing Informed Consent: Expanding the Boundaries of Materiality*, University of Illinois Law Review, Vol. 821, p. 831 (2016).

④ 这里强调一个更为普遍的理论限制:美国有些州将获得知情同意的法定义务局限于外科手术或其他侵入性手术,因此,在其他医疗情境下不要求获得知情同意。对于这些州而言,在外科手术中使用医疗人工智能/机器学习可能会强加知情同意义务,但在暴露前预防的情况下就不会强加这样的义务。

2. 可能证明对医疗人工智能有用且界限不明的知情同意案例

现在,我们从美国知情同意案例的核心例证转向更为模糊的情形(我们认为这样说更为公平些)。在我们看来,这三类案例要比那些核心案例更能有效提供与医疗人工智能相关的类比:提供者经验和资格案例、涉及替代提供者的案例(包括“幽灵”手术)、有关经济利益冲突的案例。然而,由于我们被这些界限不明的案例之阴影所影响,我们的类比通常预示着以下内容:我们可能很难将对医疗人工智能知情同意的法定义务建立在现有理论基础之上。

(1)提供者经验和资格案例

在约翰逊诉科克摩尔案中,一名患者在基底动脉瘤分叉手术后四肢瘫痪,然后提起了知情同意索赔。患者一方认为,医生未能“透露他进行此类手术的经验程度”是一种侵权行为,而且,有关医生缺乏经验的信息具有相关性,因为外科医生相对缺乏经验导致手术相对危险。[①] 美国威斯康星州最高法院判定,“一个处于原告地位的理性人在对是否手术作出明智且知情决定时会考虑此类信息材料”[②]。萨维奇在收集案例的基础上发现,其他州的一些法院也认为,有关提供者的资格或对特定手术的经验等信息可能需要被披露,特别是在这些事实表明可能会增加受伤风险的情况下更是如此。另有少数几个州的法院判定,如果提供者在回应病人询问时隐瞒其资格,他们可能会因违反知情同意而承担责任。[③]

尽管如此,这些法院总的来说只占少数。绝大多数法院拒绝了如下观点:未披露医生的经验或资格违反了知情同意义务。其理论依据是,只有涉及手术本身的信息才是重要的。至少有一家法院拒绝适用侵权,即使病人明确询问其资格并被误导,尽管该法院认为欺诈行为可能具有

① See Johnson v. Kokemoor, 545 N. W. 2d 495 (Wis. 1996).

② Johnson v. Kokemoor, 545 N. W. 2d 505.

③ See Nadia N. Sawicki, *Modernizing Informed Consent: Expanding the Boundaries of Materiality*, University of Illinois Law Review, Vol. 821, p. 839 (2016).

可行性。[①] 作为理论框架，或许有人会认为，在某些情况下，未能披露医疗人工智能参与决策或实际手术（特别是当医疗人工智能旨在使普通医生达到专家水平时）会导致医生经验或资格的缺失，而这本来就应该被披露。

（2）替代医生（“幽灵”手术、并行手术和重叠手术）相关案例

有两种相关的现象被一些人通俗地称为“幽灵”手术：在重叠手术中，“由同一位主治医生实施手术，以至于一台手术的开始与另一台手术的结束相重叠”，以及“以至于由一位合格的医生完成第一台手术的非关键部分，而主治医生则转移到下一台手术”。相比之下，在并行手术中，主治医生可能要负责同时进行的数台手术的“关键部分”。[②] 后一种做法在《波士顿环球报》的“聚光灯”（Spotlight）团队发表了一份有关并行手术的调查报告后受到了广泛关注，这些手术都发生在声誉良好的美国马萨诸塞州总医院。[③]

在此类情况下，有一些被报告的案例涉及违反知情同意。例如，在赫尔利诉柯克案中（这是一起关于腹腔镜子宫切除术的案例），美国俄克拉何马州最高法院判定，“知情同意原则要求医生在使用非医生来完成外科手术的重要部分之前需征得患者同意，而该手术本由医生来完成，因此，这就会使患者面临更高的受伤风险”[④]。

在佩尔纳诉皮罗齐案中，佩尔纳向泌尿科专家皮罗齐进行咨询，后者为佩尔纳进行了检查，并建议手术切除肾结石。[⑤] 皮罗齐是某个医疗团体的成员，该团体还包括医生戴尔·盖佐（Del Gaizo）和西科恩（Ciccone），据称，该团体没有一个医生为单个病人治疗，而是所有医生

---

① See Duttry v. Patterson, 771 A. 2d 1255, 1259 (Pa. 2001).

② See Michelle M. Mello & Edward H. Livingston, *The Evolving Story of Overlapping Surgery*, Journal of the American Medical Association, Vol. 318, p. 233(2017).

③ See Jenn Abelson et al., *Clash in the Name of Care*, The Boston Globe(2015). 这里描述的是因安排并行手术而引起的争议，在此期间，外科医生可能在未向患者披露的情况下来回于两个不同的外科手术之间。

④ Hurley v. Kirk, 398 P. 3d 7 (Okla. 2017).

⑤ See Perna v. Pirozzi, 457 A. 2d 431 (N. J. 1983).

为所有病人治疗。事实上,这个医疗团体的惯例不是告诉病人由哪位成员来做手术。医生们是作为一个团体进行手术的,他们的常规做法是在手术前决定由谁来做手术。然而,如果患者要求该团体的某个特定成员作为他的外科医生,那么该外科医生将负责执行手术。没有任何迹象表明,佩尔纳先生了解该团体有分享病人的习惯,或者了解他们分配手术任务的方法。[①] 佩尔纳声称,他特别提出由皮罗齐负责为他做手术,没有一个被告对这一说法进行反驳。手术由盖佐医生进行,西科恩医生协助,而皮罗齐医生并不在场(实际上他那天没有值班)。盖佐和西科恩并不知道皮罗齐的名字出现在同意书上。当佩尔纳经历术后并发症时,他和妻子提起诉讼,尤其主张"佩尔纳先生同意手术的条件是他相信皮罗齐医生是他的外科手术医生"[②]。

美国新泽西州最高法院发现,责任可能会导致医生说谎,尽管责任可以分为不同的类别。真正进行手术的是盖佐和西科恩两位医生,而不是病人认为的皮罗齐医生,对此,法院判定,这应该被视为殴打侵权行为,而不是知情同意问题。正如法院判决意见所写的那样:"医学界本身也认识到,在实施手术的医生身份上误导病人是不道德的。根据美国外科医生协会《原则声明》(1981 年)的要求,参与这样的欺骗行为应该受到纪律处分是医学界公认的事实。而且,新泽西州的医学检验委员会有权依法阻止一个人的专业认证或者未来的专业实践,如果这个人涉嫌从事不诚实、欺诈、欺骗、虚假陈述、虚假承诺、虚假伪装等行为。因此,法律和道德都要求医生对病人诚实。"[③]

由于皮罗齐医生应该但实际上并没有亲自进行手术,在对其提出的索赔案中,法院认为,该诉讼起因于他被指控违反了手术协议以及他对病人的诚信义务。对于这一指控,美国医学会司法委员会谴责在未经病人同意的情况下用一名外科医生代替另一名外科医生,并称这种做法是

---

① See Perna v. Pirozzi, 457 A. 2d 433 (N. J. 1983).

② Perna v. Pirozzi, 457 A. 2d 434 (N. J. 1983).

③ Perna v. Pirozzi, 457 A. 2d 439 – 440 (N. J. 1983).

"欺骗"。病人有权选择为他做手术的外科医生,并有权拒绝接受替代医生。与这项权利相关的是医生有义务按照与病人签订的协议提供他们的个人服务。没有什么决定比病人的手术决定更能说明信任与信心了。这一决定隐含着病人愿意将自己的生命交给一位知名的、值得信赖的医生。有些时候会出现以下情形:由于情况紧急、病人的行为能力有限或者其他的正当理由,医生无法获得病人对代理医生的明确同意。在另一些时候,某个医疗团体的执业医生可能会向病人解释,他们中的任何一个人都可以来进行这次医疗手术。在这种情况下,病人可以接受该团体中的任何成员或者所有成员作为他的外科医生。在其他情况下,病人可以同意住院医生在主治医生的监督下进行手术。问题的关键在于,病人有权知道谁来进行手术,同意书应该体现病人的决定。如果精神正常的病人同意由他们选择的特定外科医生进行手术,该病人完全有权要求自己选择的医生,而不是另一个医生来做手术。外科医生在征得病人同意后未能进行医疗手术,就像未能在病人身体的适当部位进行手术一样,是对标准医疗护理的偏离。无论是正确的外科医生在错误的部位做手术,还是错误的外科医生在病人正确的部位做手术,这都是医疗事故。不管是哪一种情况,医生都违反了自己照顾病人的义务。如果损害是偏离标准医疗护理的直接结果,病人就有了医疗事故的诉因。尽管诉因可以被界定为违反了医生与病人之间的合同,但一般来说,更为合适的诉因归类还应该是违反了医生对病人应尽的照顾义务。没有损害赔偿可能使得任何诉讼都存在缺陷,但医生未经病人同意就允许另一位医生实施外科手术,这不仅违反了医疗执业的基本原则,而且违反了法定义务。①

美国新泽西州最高法院将案件发回进一步审理。虽然法院确信侵权法允许对此类事实进行补救,但不可否认的是,法院在如何根据权利侵权类别来确定索赔的特征方面还是遇到了困难。我们认为,如今的法院在面对佩尔纳诉皮罗齐案的事实和更成熟的知情同意判例法时,有可

---

① See Perna v. Pirozzi,457 A. 2d 440 - 441 (N. J. 1983).

能会将此案描述为直接违反知情同意的侵权行为。尽管如此,从这个案例中可以清楚地看出,如果手术的关键部分由当初承诺的医生之外的另一名医生来完成,那么,责任人就有可能会撒谎。

事实上,至少有这样一个案例,在该案中,如果病人同意某个特定的医生完成整个手术,但另一名医生在被同意的医生接手之前进行了开始阶段的手术,此时,法院允许病人提起诉讼。[①] 这似乎是医疗人工智能世界一个特别好的类比,因为病人可能没有意识到医疗人工智能在其特定部分的治疗中所发挥的作用。例如,医生自己进行手术,但手术是基于医疗人工智能推荐并在该特定情形下使用的手术技术。

(3)经济利益冲突的案例

第三种有用但界限不明的案例是知情同意与经济利益冲突,因为它可以证明医生为什么采取特定疗法。有些法院已经接受了这种理论。最著名的案例当属摩尔诉加利福尼亚大学董事会案,大部分法学院的学生在学习的某个阶段都研读过该案,它涉及的内容是,一名医生未能披露,他打算在对患者进行脾切除手术后从其脾脏白细胞中提取一种细胞系。[②] 美国加利福尼亚州最高法院判定:①医生必须披露可能影响其专业判断,并且与病人健康无关的个人利益,不管该利益是用于研究还是出于经济考虑;②医生未能披露此等利益可能会导致被提起诉讼,诉由在于,未经知情同意或违反诚信义务的情况下进行医疗手术。[③] 法院用一种可能有助于思考人工智能案件的语言写道:“如果治疗病人的医生对该病人同时具有某种研究利益,那么,医生的忠诚就可能存在潜在冲突。这是因为医疗决定是在比例制的基础上作出的,即要权衡病人的利益与风险。对于任何一个病人而言,作出治疗的负担是否值得忍受这样的决定取决于每个案件独特的事实,以及病人的利益和愿望是决策过程的关键因素。如果医生将自己的研究兴趣添加到这种权衡之中,他有可

① See Grabowski v. Quigley, 684 A. 2d 610 (Pa. Super. Ct. 1996).

② See Moore v. Regents of the University of California, 793 P. 2d 479 (Cal. 1990).

③ See Moore v. Regents of the University of California, 793 P. 2d 483 (Cal. 1990).

能会被引诱去实施一种科学上有用的手术或测试,而这种手术或测试对病人的益处微乎其微,或者根本就没有任何益处。与病人健康无关的利益会影响医生判断的可能性,是任何一个理性病人在决定是否同意被推荐的治疗过程时都想要知道的。这对病人的决定至关重要,因此,它是知情同意的先决条件。"①

有人可能会认为,医疗人工智能的关键类比是,就像未能披露经济利益冲突的医生剥夺了患者评估无关利益如何可能影响判断的能力一样,如果医疗人工智能的使用未向患者披露,那么,该患者就被剥夺了评估它是如何影响医生判断的能力。正如我们接下来更加深入讨论的那样,人们可以想象这两种情况下的一些重要区别,尽管它们可能只是限制了与医疗人工智能相关的类比所适用的情况。例如,医疗人工智能可能被优化为这种特定患者健康以外的其他事情。

一种具有相关性但独立的学说与管理式医疗时代的压力有关,它要求医生基于经济激励来限制医疗。美国医学会采纳了一项伦理意见,要求医生披露"任何可能限制向患者提供适当诊断和治疗选择,或者可能限制病人总体获得医疗护理的经济激励",同时指出,这种披露可以来自健康计划本身,并满足义务要求。正如萨维奇总结的那样,在有些案例中,法院承认如下主张的有效性,即医生未披露经济激励构成了对义务的违反,从而允许他们根据知情同意或医疗事故理论进行诉讼。例如,美国明尼苏达州的一家上诉法院在 1997 年阐述到,医生未能披露一项回扣计划构成了典型的知情同意问题。②

3. 告诉病人什么:在智能医疗中适用知情同意判例法

既然我们已经掌握了人工智能与医学的融合(特别是在作出医疗建议方面)以及美国现代知情同意法的核心与实质,我们就能看到,这里的关键问题实际上是两个相互关联的问题:一是根据知情同意法,医

---

① Moore v. Regents of the University of California, 793 P. 2d 484 (Cal. 1990).

② See Nadia N. Sawicki, *Modernizing Informed Consent: Expanding the Boundaries of Materiality*, University of Illinois Law Review, Vol. 821, p. 842 (2016).

生需要何时告知患者,医疗人工智能参与了帮助指导医生最终采纳的治疗决定?二是在相信这种披露有时是适当的前提下,他们必须分享多少有关医疗人工智能系统的建议以及系统本身的细节?例如,如果系统在更大程度上是不透明的,并且相对而言几乎不存在可解释性,这是必须向患者披露的信息吗?如果系统没有那么不透明,医生必须解释系统作出决定的原因吗?

现有理论目前还没有解决这个问题,事实上,学术界和司法实务界也没有真正开始思考这个问题。当一项新技术出现时,这种情形并不罕见,我们纠结于它是否能被现有理论所吸收,或者它是否需要一些新的东西。对于这种反复出现的现象,一种熟悉的解决办法被人们称为"理论—类比方法"(doctrinal-analogical approach),或者简单地说就是"普通法"方法,因为它反映了几个世纪以来普通法法官处理新问题的方式:与以前的案件进行类比,或者至少是更为熟悉的假设例证。这种方法的普通法性质或许非常适合于在普通法环境中断断续续发展起来的诸如知情同意这样的理论。

在此,有必要确定这种方法能把我们带多远。我们的初步结论如下:遵循这种方法表明,在大多数情况下,未能告知患者使用医疗人工智能不会违反知情同意法。尽管如此,我们还是试图提供最好的论据来证明相反的结果,但我们不能确定,如果让我们重新扮演法官的角色,我们是否会发现它们具有完全的说服力。然而,在有些情况下,侵权主张似乎更为合理。

(1)始于标准

尽管认识到以医生为基础和以患者为基础的信息披露标准之间存在的理论差别可能会被夸大,但以此为起点展开讨论是行之有效的。根据以医生为基础的信息披露标准,医生必须披露"在相同或类似情况下,一个理性医疗从业人员会披露的那些信息"[①]。在这里,我们遇到了

---

① Natanson v. Kline, 350 P. 2d 1093, 1106 (Kan. 1960).

一个引导问题(bootstrap problem),也就是说,鉴于一种全新的技术以及在医疗实践中使用一种技术的新方法,我们如何判断理性的医疗从业人员实际上是怎么做的?解决难题的一种可能方法是寻找类比或者"相似情形"。不管是好是坏,我们找到了一些候选的类比。

让我们设想,医疗人工智能的方法之一就像推理过程的另一个输入信息一样简单。如果我们能够打开如下典型的思维过程:医生决定使用何种手术技术或者是否建议某个特定病人继续暴露前预防(PrEP),我们会发现许多潜在的输入信息。医生可能会从以下情形中提取各种模糊的记忆:医学院的讲座、其他住院医生在此类情况下的处理方式、主要医学期刊最新的研究成果、医生最近诊治病人的经验与结果等等。未能描述每一个推理步骤的医生并没有违反知情同意法,这是无可争辩的。事实上,这样做的医生会让大多数病人感到奇怪。基于这个原因,披露使用医疗人工智能的义务似乎不太适合以医生为基础的信息披露标准。

现在,如果病人具体问一个问题,情况可能会有所不同。你可以想象,一个肿瘤医生站在病人的立场上问她的肿瘤主治医生,她是否考虑过该领域最近的一篇论文推荐的 X 治疗而不是 Y 治疗,事实上,在上面讨论的案例中确实出现过这种情况。如果病人问医生"这是医疗人工智能推荐的吗?"或者"你是否依赖医疗人工智能?",并且医生通过错误地否认他们的做法来误导病人,那么,这可能为因违反知情同意而提出索赔提供了很好的基础,当然,这里总是需要假设侵权行为的所有其他要素都得到了满足。然而,很少有病人知道要问这样的问题,尽管这种情况在未来可能会改变,因为这些技术将更加普及且广为人知。

在以患者为基础的信息披露标准下,问题在于,一个理性病人会认为什么是重要的。根据该标准,如果类比对象是医生决策的所有输入信息,那么,认为法院会将其视为重要内容并强制披露似乎是不合理的。

当涉及更不透明的医疗人工智能形式时,情况可能会有所不同。举一个奇特的例子,假设在决定是否做手术或开哪种药物时,医生咨询了

"魔力 8 号球"(Magic 8 - Ball)或占星术。当然,一个理性的病人需要知道那就是作出医疗决定的原因,而且认为这对决定是采用医生推荐的治疗方案还是寻求另一种意见至关重要。他们的观点是,依赖不透明的医疗人工智能不同于依赖期刊论文或医学院的教学,它更像是依赖"魔力 8 号球"或占星术。

但这真的是一个公平的类比吗?就"魔力 8 号球"或占星术而言,医生不仅不能解释它为什么有效,而且也没有在认知上保证它有效。相反,就医疗人工智能(尤其是其更不透明的形式)而言,争论在于,它更像是阿司匹林(Aspirin),因为前者可能是真的,但后者不是——假设医生有充分理由相信医疗人工智能可能会带来更好的决策。对所提主张的认知保证不一定是第一手知识,我们可能会认为,医疗人工智能更像是一种信用品,其中认知保证是对其他人的信任。这似乎看上去很奇怪,但仔细想想,大多数 FDA 批准的药物都是如此。医生很可能完全不知道导致 FDA 相信药物安全有效的潜在试验设计或结果,但她拥有药物已经获得 FDA 批准这样的知识本身提供了必要的认知保证。这可能表明,部分重要的问题在于,医疗人工智能是否有类似的可靠性指标或预批准程序。

这会导致产生这样一种规则,即医生需要在缺乏此类可靠性指标(或其他认知保证),而不是当这些指标存在的情况下披露自己的依赖状况。这样的区分很有趣,但它真的反映了"一个理性病人"会作出的区分吗?这部分程度上取决于我们认为这个问题的答案是经验的(实际的患者关心什么),还是至少在部分程度上是规范的(我们如何让理性病人来满足我们实现知情同意原则的规范性目标)。当然,这种规则的好处之一在于,通过知情同意原则,我们可以迫使医疗人工智能的购买者、使用者和生产者接受我们认为理想的社会政策,尤其是某种形式的预先审查或医疗实践中其他可靠的改进指标。然而,如果这是我们的目标,为什么不直接强加要求,而是试图通过知情同意原则并以这种迂回的方式回到这个问题上来呢?

(2)深入类比

虽然我们不能确定,以医生为基础的信息披露标准和以患者为基础的信息披露标准之间的区分是否已经被证明有助于我们理解医疗人工智能所涉案例,但是这应该成为我们分析问题的关键支点。事实上,为了利用这些标准,我们不得不立即投入那些备受争议的类比之中。基于此,我们更愿意直接深入探讨可能的类比,而不是试图在对待两个标准时一分为二,之所以如此,原因在于,我们不相信这两种标准会产生不同的结果。

正如前文所述,如果我们将医疗人工智能与医疗决策的其他输入信息(如训练、期刊论文等)相类比,我们似乎很难得出如下结论:未能披露对医疗人工智能的依赖会违反知情同意法。但是,这可能仅仅意味着我们需要考虑不同的类比。相反,我们在给医疗人工智能赋予人性后将其视为另一种角色。在前文讨论的赫尔利诉柯克案中,如果让非医生执行部分手术违反了知情同意义务,那么,该论点同样会认为,基于非医生(体现为医疗人工智能形式)的决定作出治疗安排也违反了知情同意义务。同样,在佩尔纳诉皮罗齐一案中,如果让皮罗齐医生之外的其他医生实施手术违反了知情同意义务,那么,在这里让医疗人工智能在提出某项建议时发挥未公开的作用同样违反了知情同意义务。

这种类比有用吗?与佩尔纳诉皮罗齐案相类似,当医疗人工智能完全取代医生时,这种情形似乎最为强烈。也就是说,诸如赫尔利诉柯克案这样的案例表明,即使商定的医生在场,但不完全实施手术,那么,这里也可能存在知情同意问题,如果这一点没有被披露的话。另外,这两个案例都涉及手术并进行治疗,可以说,这是一种更为强烈的排他性期望,而不是在提出某种治疗建议。事实上,在大量知情同意案例中,一个引人注目的现象是,针对病人实施手术或类似于手术的其他医疗行为是多么频繁,而诊断却是如此罕见,正如前文讨论的那样,知情同意原则的适用在某些州被正式局限于此类案例。

为了验证类比的说服力,我们应该想象一个涉及诊断和建议的佩尔纳诉皮罗齐案变体:病人去看著名的诊断专家豪斯(House)医生,但诊断是由他的一位资历较浅的同事在没有向病人披露的情况下进行的。依我们看,在一个未将知情同意法定义务局限于外科手术的司法管辖权内,知情同意的诉因可能就存在于某个病例之中,尽管这种直觉在假设中得到了豪斯医生作为知名诊断专家之地位的帮助。就像病人同意让医生 X 而不是 Y 来做手术一样,病人也会同意让医生 X 而不是 Y 来进行诊断。从极端的角度看,如果一个人发现泌尿科医生对乳腺癌作出诊断建议,而病人并不知情,那就可以因缺乏知情同意而提出合理索赔。在我们看来,医疗人工智能建议被自动采用的程度越高,这种类比就越有说服力,它变得更像是一个真正的替代品,并在以下程度上显得更弱:它最终只是推荐中的一个输入信息。

如果我们需要在这种情况下为违反知情同意辩护,我们就会用这个类比。然而,退一步说,这样做的说服力有多大呢?我们不能确定。我们担心,豪斯医生的假设或泌尿科医生诊断乳腺癌的部分"直觉泵"(intuition pump)是这种活动中可能存在医疗事故,也就是说,"直觉泵"假设找错了对象,它找到的是医疗事故,而不是违反知情同意。这是可能的,但是,如果我们否定了假设中未陈述的部分,比如说,这位泌尿科医生提供的诊断恰好符合主流的医疗标准,那么,我们就不清楚做错事的直觉是否消失了。

第三个类比是经济利益冲突案例。此类案例作为类比的好处在于,它们比替代提供者的类比更能理解折衷推理的理念。在这些案例中,经济动机(如将细胞系商业化,满足管理式医疗的经济激励)被认为是有问题的,因为它破坏了医生的推理。可以从这个角度来看待医疗人工智能吗?答案是肯定的,这就像未公开的经济激励措施可能被视为对患者至关重要一样,因为它们破坏了推理,所以,医疗人工智能系统的出现也是如此。但这个类比有点过于保守了。医疗人工智能并不是在破坏推理,而是用一种不同的推理来取而代之或者至少予以补充。

在我们看来,机器学习越不透明,这种类比就越有说服力。提出一个人们不理解其基础的建议可能被认为破坏了有关最终建议的推理,这就像经济利益冲突对推理的影响可能被认为破坏推理一样。但这个类比并不完美。而且,在摩尔诉加州大学董事会案与管理式医疗案中,影响推理的因素是无关的,至少可能与患者利益相背离。相比之下,医疗人工智能之所以被理想采用,那是因为它旨在改善患者医疗,这是符合病人利益的。我们说“理想”的原因在于,人们可以想象采用医疗人工智能的案件看起来更像是管理式医疗。例如,医院系统采用医疗人工智能来降低成本,因为研究表明,它不会以某种方式影响患者医疗,或者改善某些患者医疗的同时恶化其他患者的医疗,或者最具讽刺意味的是在成本合理的情况下导致患者医疗质量的轻微下降。这些案例看起来更像是摩尔诉加利福尼亚大学董事会案,尤其是像管理式医疗案件,尽管后者在法院审理过程中已经处于弱势。

最后,在有些情况下,提供者资格案例可能是有用的类比。正如IDx-DR所证明的那样,[①]医疗人工智能的目标指向的是专业知识的民主化,也就是,使普通医生在诊断和治疗方面达到专家的先进水平。如果一个人足够努力才能眯着眼睛看,或许我们可以认为这个医生是不合格的,但在某些情形下使用人工智能除外,因此,有必要披露医疗人工智能的使用情况,这就像在约翰逊诉科克摩尔案中披露医生缺乏经验一样。同样,在一起涉及一位接受复杂心脏手术病人的案例中,爱荷华州最高法院判定,鉴于此次心脏手术是一个非常复杂的过程,甚至比心脏移植手术更难,如果医生既没有手术经验,又没有接受过专门的培训,这一信息对一个理性人决定是否同意手术至关重要,进而引发一个可由陪

① IDx-DR是Digital Diagnostics的旗舰产品,是一种用于检测糖尿病视网膜病变(包括糖尿病黄斑水肿)的自主人工智能诊断系统,于2018年获得FDA批准可进行销售。IDx-DR也是首款获准上市的此类设备,并且无须临床医生对图像进行诊断即可提供筛查决策。IDx-DR的使用过程非常简单,经培训的操作员只需使用眼底摄像头为每只眼睛各拍摄两张照片,然后上传给IDx-DR。在30秒内,IDx-DR就能分析出图像中是否存在糖尿病视网膜病变(包括黄斑水肿)的迹象并给出反馈。如果未检测到疾病,受试者可以在12个月内重新检测。如果检测到疾病的迹象,受试者需要接受专业的眼科咨询。这种简化的诊断系统旨在改善糖尿病视网膜病变筛查的未竟需求。

审团审理的问题。[①] 医疗人工智能系统在推荐特定诉讼过程中的复杂性可以大致类比于此。

这些类比也可能告诉我们,什么是必须要披露的。如果我们容忍将医疗人工智能拟人化为治疗团队的另一个成员,那么,或许有必要向患者提供有关其专业知识的信息。这些信息可能涉及医疗人工智能是否经过 FDA 或其他监管机构的审查以及有关假阳性和假阴性等问题。也许有人会争辩说,使用医疗人工智能的医生可能需要解释他们是如何使用的(如总是遵循建议,在某些情况下否决它的意见,等等),或许,医生在多大程度上理解或不理解医疗人工智能取决于它的透明程度。[②]

在这里,有一些案例可能有助于建立这样的论点。例如,在德根纳罗诉坦登案中(该案涉及一起牙科手术医疗事故),美国康涅狄格州上诉法院认定,如果一名牙医使用他不熟悉的器械以及一个尚未做好营业准备的诊所,那么,这就是一个处于原告地位的理性人在权衡牙科手术风险以及决定是否寻找另一个可行的替代提供者来执行该手术时认为至关重要的提供者特定信息类型。[③]

另外,我们对类比有些怀疑。当医生推荐阿司匹林时,他们不会告诉病人他们不知道阿司匹林是如何发挥作用的。然而,我们不认为这是违反知情同意的一个例证,因此,我们很难看出如下情形是有问题的:未能披露缺乏对医疗人工智能的理解,或者是目前人类推理无法解释的某项机制。总的来说,考虑到很多法院并没有强加有关缺乏经验或资格的信息披露义务(除非病人明确提出要求),这可能不是建立类比大厦的坚实基础。

这给我们带来了什么?以普通法方式体现的理论—类比路径给我

① See Andersen v. Khanna,913 N. W. 2d 526,542 (Iowa 2018).

② See Daniel Schiff & Jason Borenstein, *How Should Clinicians Communicate with Patients About the Roles of Artificially Intelligent Team Members*?, AMA Journal of Ethics, Vol. 21:138, p. 140(2019).

③ See DeGennaro v. Tandon,873 A. 2d 191,200 (Conn. App. Ct. 2005).

们留下了相互竞争的可能类比。最后,就有关未披露使用医疗人工智能是否违反知情同意法的普遍问题而言,如果有人想在比赛中胜出,我们认为怀疑论者可能会成为胜方。也许在某些情况下,支持违反知情同意法的观点会更有道理,如当医疗人工智能更不透明时,当它在最终决策中发挥巨大作用时,当它被用来降低成本或优化目标而不是改善患者健康时,以及当涉及外科手术案例时,等等。[①] 尽管如此,但总的来说,我们不认为现有理论强烈支持在这里适用侵权行为。

五、智能医疗与个人隐私

人工智能与健康隐私的互动是双向的。两个方向都有问题。首先,人工智能的出现因其使去识别变得不那么可靠,以及从不受保护的数据源推断健康信息而削弱了对健康隐私的法律保护。其次,保护健康隐私的法律规则因引入多种偏见来源而对健康系统所使用人工智能的发展产生不利影响。例如,少量实体收集与共享数据、在遵守隐私规则的情况下收集数据的过程,以及使用非健康数据推断健康信息。结果形成一种不幸的反协同效应:隐私保护是脆弱和虚幻的,但旨在保护隐私的规则又阻碍其他有社会价值的目标。这种现状造成对医疗人工智能的偏见,使商业研究优先于学术研究,既不利于改进医疗护理,也不利于保护患者隐私。持续的功能障碍要求患者与医疗系统就患者数据的使用达成新的协议。

(一)人工智能对医疗隐私的影响

我们首先考虑人工智能对医疗隐私的影响。人工智能的出现(以及人工智能被训练及其运行所需要的大数据)至少在两个方面削弱了用于保护医疗数据隐私的机制。一方面,人工智能使得拥有大数据和足

---

① See Catherine Mullaley, *Washington Supreme Court Holds that Medical Device Manufacturers Have a Duty to Warn Hospitals-Taylor v. Intuitive Surgical, Inc.*, American Journal of Law & Medicine, Vol. 43, p. 165(2017).

够计算能力的参与者绕过去识别,而去识别又是对患者健康数据关键的一线保护;另一方面,通过从与健康没有明显联系的大量数据中准确且复杂地推断健康信息,人工智能降低了试图保护(或者是识别)健康数据的效率。

1. 去识别与再识别

去识别是用来保护医疗隐私的常用工具。在美国,HIPAA 的《隐私规则》是治理健康数据隐私的主要法律规则,它很可能也是最有效的联邦隐私制度。《隐私规则》仅治理可识别的健康信息,并包含一个安全港,根据该安全港,已被删除的 18 项识别码清单被界定为不可识别的信息。这意味着什么?信息管理员可以从健康数据中删除这些识别码,并对 HIPAA 不再表示担心,至少在这些数据方面是如此。在美国之外,去识别也是一种流行的干预措施。例如,欧盟的 GDPR 就没有涉及匿名数据。

人工智能可以更容易地再识别患者,无论是单独识别还是大规模识别,从而降低本已微弱的去识别能力,以保护健康隐私。人工智能通过发现数据中的模式来实现再识别。或许最引人注目的是,研究人员利用人工智能从可穿戴健身追踪器收集且未被识别的身体活动数据集中重新识别了绝大多数患者。人工智能还有助于将未识别的健康记录与包含已识别信息的其他数据集联系起来,如互联网搜索或其他消费者记录。

然而,如今在健康数据隐私"军备竞赛"(arms race)的双方都已经出现人工智能的应用。就像人工智能可以被用来减少匿名数据集的隐私一样,人工智能也可以被用来增加隐私。人工智能可以去识别那些成本高昂的记录,比如医疗体验的文字记录。它还可以创建完全或部分合成的数据集,即体现真实数据模式的数据集,但实际的数据又不是真实的数据。这是一项富有挑战性的工作,原因在于,这些模式必须体现潜在的人口需求,但事先知道哪些模式具有重要性并非易事,简单模式比复杂模式更容易保存。

当然,如果有一方在“军备竞赛”中领先,另一方就会更加努力。新的人工智能系统正在开发中,它们可以从纯粹的合成数据集中提取一些可识别数据。也就是说,即使在合成数据集中没有人(或者说没有数据)是真实的,有些系统仍然可以收集有关可识别人群的信息,合成数据集最初就是从这些人的数据中创建的。可以肯定,在使用合成数据集时,侵犯隐私的风险仍然要低得多,至少目前是这样。

2. 健康推断

人工智能可以通过推断患者的敏感信息来进一步侵犯患者隐私,即使该信息从未直接与任何人共享。当下经典的例证当属 Target 系统从购物习惯中推断怀孕情况,安雅·普林斯(Anya Prince)还令人信服地解释了如何从定位数据中推断出大量的健康信息。这种模式(医疗大数据与人工智能的结合可以推断敏感健康数据,而无须实际访问这些数据)正在不断发展壮大。正如杰夫·斯科佩克(Jeff Skopek)指出的那样,“尽管如此,Target 例证很快就会显得异常古怪,因为机器学习算法会从不同领域收集,且看上去无关的数据中推断出更为复杂的个人特征”①。斯科佩克争辩道,这样的推断并不像法律所理解的那样侵犯隐私权,但从某种程度上说,患者、医生或其他人认为,获取病人有关个人健康的知识听起来像是隐私,人工智能影响乃至削弱这种隐私的力量。

为了更广泛地说明这一点,健康数据保护(尤其是 HIPAA 的保护)将如下观点视为一种假定事实:存在一个有意义的“健康数据”类别。大数据和人工智能告诉我们,健康数据是一个模糊的类别,能够揭示健康问题的数据类别包含的信息要广泛得多。② 因此,从某种程度上说,法律试图通过隐私制度专门保护健康数据,随着人工智能变得更加强大

---

① Jeffrey M. Skopek, *Untangling Privacy: Losses Versus Violations*, Iowa Law Review, Vol. 105:2169, p. 2223(2020).

② See W. Nicholson Price Ⅱ & Ⅰ. Glenn Cohen, *Privacy in the Age of Medical Big Data*, Nature Medicine, Vol. 25 :37, p. 39(2019).

和普遍，这些制度可能就不那么有效了。

（二）医疗隐私对人工智能的影响

不幸且具有讽刺意味的是，尽管人工智能削弱了健康隐私的力量，但有关健康隐私的规则也给用于健康与患者护理的人工智能的发展带来了问题。人工智能在医疗系统中的应用正在快速增加。例如，FDA已经批准了数百种人工智能产品用于市场销售，还有更多的产品正在开发之中，并由医院、医疗系统和保险人内部使用。又如，人工智能系统被用于诊断糖尿病视网膜病变，从 CT 扫描中识别脑出血的风险，预测患者并发症或再次入院的可能性，以及许多其他可能的情形。但是，这种发展在健康数据隐私规则方面存在重大障碍，在某些情况下，这与知情同意的要求密切相关。现在，我们把这些障碍是否合理的问题放在一边，而把重点放在它们的影响上。主要是，围绕健康数据人工智能的隐私保护使收集数据集更具有挑战性，尤其使收集广泛、具有代表性且多样化的数据集变得更加困难，结果导致数据集和医疗人工智能体现了有问题的偏见并为其编码。

1. 医疗人工智能发展中的隐私障碍

人工智能需要接受大量数据的训练，这些数据包括患者病历、药房数据、保险索赔信息或者其他与健康相关的数据。这里存在的挑战是，尽管健康数据的隐私保护在上述方面显得很脆弱，但它仍然给使用健康数据来训练人工智能造成了巨大障碍。应对这些障碍也给医疗人工智能带来了自我挑战。

我们以 HIPAA 为例。HIPAA《隐私规则》禁止大多数医疗保健提供者、医疗保险人、医疗信息交换所（它们集体统称为“涵盖实体”）及其业务伙伴使用或披露可识别健康信息，除非出现一些特定的例外情形，其中包括患者授权或者用于提高质量，但不包括用于旨在开发可推广知识的研究。如果医院希望共享有利于开发的患者信息（如中风风险预测器），通常而言，它必须或者获得有限期间的个体患者授权和同意来共享信息，或者去识别患者数据。第一种方法成本高，因为获得患者授权和有意义的知情同意需要时间。第二种方法是去识别,它可以去除有利于预测的信息,如邮政编码或者年龄(尤其对老年人而言)。尽力消除不属于 HIPAA 所列识别码之一,但相对独特或罕见的信息可能会削弱人工智能的性能。它还可能使基于分散医疗系统的不同部分重新链接患者记录变得困难。如果跟踪患者多年的记录非常有用,并且患者在此期间的流动性很大,那么,去识别病人记录将大大增加重新加入这些记录的难度。[①] 不同的去识别方法可以改变从去识别数据中得出的结论。最后,去识别本身是昂贵的,尤其是像医生就诊记录这样的自由文本数据。

当然,隐私障碍只是障碍,而不是墙。它们是可以被克服的。例如,资源充足的开发人员可以简单地购买部分或未被识别的数据集,然后使用相应的策略来重新链接被断开的记录,重新识别未被识别的记录,或者从非医疗数据中推断医疗数据的附件信息,以获得更为完整的图景。商业开发人员不受 HIPAA 规则的约束,除非作为其他涵盖实体的业务伙伴。一旦他们通过任何可用的变通方法获得或创建数据集,他们就不需要继续遵循 HIPAA 的规定。商业开发人员通常也不受知情同意要求的限制,这使数据分享和使用变得更加昂贵,而且确实适用于大多数学术机构和其他的医疗保健提供者。[②] 这些因素可以使商业数据源具有相对吸引力,甚至对学术研究人员也是如此。

2. 隐私偏见对数据集收集和人工智能开发具有偏见

在医疗数据收集方面存在巨大的隐私障碍,这对所收集的数据以及基于这些数据进行训练的人工智能产生偏见创造了机会。这些可能性有多个来源,其中包括最有能力承担隐私保护成本的实体的身份以及应对或绕过这些保护的过程。坦率地说,这些过程并不是医疗数据偏见的

---

① See W. Nicholson Price Ⅱ, *Risk and Resilience in Health Data Infrastructure*, Colorado Technology Law Journal, Vol. 16 :65, p. 69 – 74(2017).

② See Kayte Spector-Bagdady et al., *Sharing Health Data and Biospecimens with Industry—A Principle-Driven, Practical Approach*, New England Journal of Medicine, Vol. 382, p. 2072 – 2075 (2020).

唯一来源(在整个医疗系统公平收集的完全无偏见数据仍然会体现隐藏于潜在医疗保健本身中的偏见),但这些偏见来源与这里描述的隐私保护密切关联。

让我们来考虑哪些医院和医疗系统可以收集与共享可用于训练人工智能的患者数据。获得病人授权和同意的过程是昂贵的,或者说,对以前的患者而言有时甚至是不可能的,可靠地去识别数据过程也是如此。同样的情形适用于如下过程:尽力确保要共享的数据格式良好(well-formatted)、准确和可靠。[①] 因此,不出所料,最有可能为医疗人工智能的发展共享数据的医院只是所有医院中的一小部分,是一个拥有大量资源的子集。与资源较少的机构(如社区医疗中心或农村医院)相比,拥有更多资源的学术医疗中心最适合积聚和收集医疗数据,进而用于开发医疗人工智能。[②]

在此,我们举一个最好的例证:毫无疑问,用于训练人工智能最为重要且可免费获取的医疗数据集是“重症监护医疗信息集市”(MIMIC),它包括位于美国波士顿的贝斯以色列女执事医疗中心(BIDMC)提供的重症监护室的患者记录。大量的论文和会议集(2019 年超过 500 篇)都是基于 MIMIC 的数据。[③] 然而,创建 MIMIC 的成本并不低,除此之外,BIDMC 要耗费大量时间和资源仔细删除所有可识别的医疗信息,以便让数据不受制于 HIPAA 隐私规则的限制或知情同意要求的约束。

但是,使用来自一小部分高资源配置的数据会在数据集和由此产生的人工智能中出现偏见和局限的可能性。毕竟,MIMIC 的数据仅来自波士顿一家资源丰富的医院。IBM 的“沃森肿瘤机器人”就是一个备受诟病的人工智能工具,它旨在通过向专家学习来改善癌症治疗,它接受

---

① See W. Nicholson Price Ⅱ, *Big Data, Patents, and the Future of Medicine*, Cardozo Law Review, Vol. 37:1401, p. 1411 – 1415(2016).

② See W. Nicholson Price Ⅱ, *Medical AI and Contextual Bias*, Harvard Journal of Law and Technology, Vol. 33 :65, p. 79 – 80(2019).

③ See Alistair E. W. Johnson et al., *MIMIC – Ⅲ, A Freely Accessible Critical Care Database*, Scientific Data, Vol. 3, p. 160035(2016).

训练的数据来自纽约资源丰富的斯隆－凯特林癌症研究中心(Memorial Sloan Kettering Cancer Center)。当研究人员注意到医疗人工智能数据集"似乎来自同样的地方,即斯坦福大学、加利福尼亚大学旧金山分校和麻省总医院"时,他们的后续研究发现,医疗人工智能算法"不成比例地接受了来自加利福尼亚州、马萨诸塞州和纽约州的定群训练,而剩余的47个州几乎没有代表"①。

这些资源丰富的例证不具有代表性,来自它们的数据也不具有代表性。与其他情境相比,资源丰富的医院或医疗机构会问诊不同的病人,采取不同的护理模式。来自这些情境的数据体现了特定的患者和护理模式,基于这些数据接受训练的人工智能也反映的是这些模式,相应地,当它们被转换到其他看起来不同的环境时,它们就可能会遇到问题或者表现更差。

除了由哪些机构收集数据之外,这些机构如何收集数据也会产生额外的偏见。不同的患者群体对是否将他们的数据用于未来研究有不同的意愿。② 考虑到医疗系统中长期存在的系统性种族主义和偏见表明对少数族裔患者缺乏信任,这些差异是可以理解的。③ 医疗系统中系统性种族主义的原因和解决方案已超出我们在此研究的范围,但对患者同意的偏见没有。因此,获得患者授权或同意进行数据共享可能会对由此生成的数据集以及基于这些数据集创建的人工智能产生偏见。去识别(以及回避病人同意过程)可以避免这些问题,尽管它可能会引发自身的可信度问题,而且如前所述,它确实会给数据集和人工智能质量带来单独的挑战。

---

① Amit Kaushal et al., *Geographic Distribution of US Cohorts Used to Train Deep Learning Algorithms*, Journal of the American Medical Association, Vol. 324, p. 1212－1213(2020).

② See Sharona Hoffman & Andy Podgurski, *Balancing Privacy, Autonomy, and Scientific Needs in Electronic Health Records Research*, Southern Methodist University Law Review, Vol. 65: 85, p. 114－119(2012).

③ See Ruha Benjamin, *Race for Cures: Rethinking the Racial Logics of "Trust" in Biomedicine*, Social Compass, Vol. 8, p. 755(2014).

最后,从非健康数据(如购物模式、健身追踪器、互联网搜索等)中对健康信息进行三角测量可以绕过隐私保护,但也可能产生偏见。从智能手机收集的数据以及基于这些数据推断或直接收集的健康信息至少可能会包含一些偏见。来自互联网搜索、电子交易和健身追踪器的数据,可能同样会将偏见融入由此生成的数据集,以及基于这些数据集进行训练的人工智能。

可以肯定的是,有些方法可以尽量减少这里所描述的挑战,有些挑战是技术层面的。例如,联合机器学习技术就涉及基于很多不同机构所提供数据的训练模式,同时保留而不是收集这些数据。除了这些技术解决方案,意识到有限数据集可能产生的问题有助于促使人们重新思考应用于这些数据集的训练以及回应潜在偏见的验证规则。经过训练后,对人工智能的审计有助于揭示那些已经被融入的偏见,无论它们是来自与隐私相关的变通方法还是其他来源。尽管隐私规则可能会限制数据共享,从而使事后审计本身更难进行,但这并不奇怪。

(三)影响与结论

我们该如何理解这一切呢?目前,医疗隐私与人工智能的交互似乎存在严重问题:人工智能削弱了对医疗隐私的保护,而医疗隐私也削弱了医疗领域使用的人工智能。

一种反应可能是,一切都很好。隐私是一种值得保护的价值,如果盔甲上有裂缝,那是意料之中的。人工智能改善健康也至关重要,但是,如果保护隐私在某种程度上减弱了人工智能的能力,那也没有关系。

然而,这种反应似乎是错误的。现状很难维持,尤其是,如果医疗隐私值得保护,那么为什么要像美国那样,将这些保护限制在 HIPAA 所涵盖的一小部分行为人和数据呢?如果目标就是保护医疗隐私,那么,HIPAA 对涵盖实体的过度关注及其"未识别"数据安全港都留下了太多的操纵空间。

现状也有问题,它赋予商业实体享有比学者和非盈利研究者更多的特权。正如凯特·斯佩克特-巴格达蒂(Kayte Spector-Bagdady)指出的那样,学术医疗中心尤其要比其他大数据收集者或人工智能开发者面临更多的限制:后者通常不仅是受 HIPAA 隐私规则限制的“涵盖实体”,而且是受知情同意要求约束的美国联邦拨款资助的受益人。[①] 加大非商业实体的研发难度是一种奇怪的政策立场,很难证明其合理性。

现在,从理论上说,个人对自己的健康数据有一定程度的控制权,并享有某些隐私保护。但是,考虑到很多可能的妥协方式,这些保护和控制在很大程度上是虚幻的。相反,隐私保护在决定谁可以被系统看到以及如何使用数据来发展新的理解和改进该系统方面产生了反常与不公平的影响。对 HIPAA 进行修补以消除其不公平和不完善只是迈出了第一步。

更广泛地说,在利用大数据和人工智能的力量来改善医疗系统的同时保护隐私权,这需要患者和医疗系统之间更为广泛地讨价还价。正确的选择可能是社群主义,而不是如今占据主导地位的个人主义。如果在某种程度上放弃以个人为中心的数据控制权,这就需要保证那些数据将被用于改善医疗系统,而且这些改善要惠及所有人,而不仅仅是少数人。这种新的讨价还价在形成与实施过程中异常复杂,那些试图开发负责任的学习型医疗系统的学术医疗中心正在遇到相关的挑战。目前,医疗隐私与大数据和医疗人工智能的发展之间的关系是不正常的,但正确处理这种关系的回报可能是巨大的。

---

① See Kayte Spector-Bagdady, *Governing Secondary Research Use of Health Data and Specimens: The Inequitable Distribution of Regulatory Burden Between Federally-Funded and Industry Research*, Journal of Life and Bio-sciences Research, https://papers. ssrn. com/sol3/papers. cfm? abstract_id = 3786853, accessed on July 23, 2022.

第五章　智能医疗的法律责任与问责

成功创造人工智能
是人类历史上最重大的事件。
不幸的是，
它也可能是最后一个，
除非我们学会如何避免风险。
——Stephen Hawking

除了人工智能调控与数据保护问题，人工智能及其在医疗保健领域中的应用还涉及其他法律问题，即问责与责任。

现代医学是以多学科方法为基础的。它不仅涉及具有不同专业领域和经验水平的医疗专业人士，而且涉及具有完全不同背景的专业人员，如生物医学工程师和医学物理学家。多学科合作在质量和数量上大大提高了向患者提供医疗保健的水平。尽管如此，这种方法也有其独有的缺陷，其中包括性质支持不协调、相关信息流通不充分、过度关注专业人士自己的具体观点，进而不利于对患者病例进行全面的综合评估。

不可避免的是，这些缺陷不仅从临床角度，而且从司法角度都带来了重大挑战，因为它们改变了调控医疗责任评估的一般标准，这些标准在传统上是根据个人,而不是由不同专业人员组成的团队来制定的,在涉及刑事责任时尤为如此。

为了应对这一挑战,法律制度设定了大量的综合性原则,旨在评估医疗责任,同时考虑每个专业人士的不同角色和专业知识水平/领域,以及医疗团队所有成员仅仅因为朝着同一个目标(如患者福祉)工作而承担的共同责任。

这些原则围绕所谓的"信任原则"展开,该原则最初由德国的"信赖原则"(Vertrauensgrundsatz)理论所提出,它专门用于从责任视角调控两个或多个人类专业人士之间各种可能形式的合作。这将我们带回到当下所讨论的核心问题:如果医疗团队中的某个成员是基于人工智能的软件或机器,会发生什么?如果某个同事根本不是人类,调控人类同事之间合作的原则在多大程度上可以适用?对于一种不具有人性的智力形式,在司法层面和临床层面是否有足够的空间来设想一种"信任原则"?这些问题可能看上去非常抽象,但每个法律制度所提供的答案肯定会导致非常具体的后果,它们不仅指向医院和医疗专业人士,而且指向生产和销售以人工智能为基础的临床工具的那些公司,以及监管这些工具使用的机构和公共当局。

例如,在大多数欧洲法律制度中,治理医疗团队内部职业责任评估的原则规定,每个团队成员根据自己的角色和专业知识水平或领域,在任何时候都有义务挑战其同事作出的决定,只要他们有理由相信这些决定可能有害于患者健康,尤其当他们意识到任何可能导致其怀疑同事可靠性的情形时更是如此,比如过度疲劳、缺乏经验或者缺乏特定病人的信息。

如果我们将同样的标准应用于人类专业人士和人工智能软件之间的合作假设,那么,建立归因于这种设备所表达的意见具有的内在价值显得至关重要,同时需要考虑到,在大多数情况下,人类专业人士对这种意见背后的推理没有可见性,因为人工智能设备既不能解释,也不能详细说明它们的分析结果。

一方面，如果人工智能设备表达的意见与人类专业人士的意见相一致，就不存在任何特别的问题，因为人工智能设备的行为只是对先前存在的信念予以确认，尽管有人争辩说，医疗专业人士可能会对错误的决定感到欣慰，而且人工智能设备往往不会寻求咨询人类同事。

另一方面，如果人工智能设备表达的意见与医疗专业人士的意见不同，情况就会变得更为复杂。从极端的情况来看，人类专业人士最终需要选择的是信任人工智能设备而不是自己的判断，进而充分利用这项技术创新的全部潜力，即使他们会因设备犯下的任何错误而承担责任，还是相信自己的判断而不是人工智能设备的决定，从而避免为设备犯下的错误承担任何潜在的责任。

这不是一个容易的选择，也不应该让医疗专业人士去独自面对。至关重要的是，医院和专业机构都应该对其雇员和成员采取积极措施，并通过提供具体的文件（如指南、协议和培训计划）来帮助医疗专业人士了解他们使用的人工智能设备具有的功能，进而更好地评估这些设备提供的意见是否可靠，同时解决可能存在的差异。

此外，一旦人工智能设备开始对病人的管理作出自主决定，而不再仅仅是一种支持性工具，如下问题就会出现，即它们的开发者是否需要对其决定负责。事实上，人工智能之所以出现错误，主要是因为训练数据集而不是实际症状中的混杂变量，与病理实体具有关联性。当人工智能设备作出决定时，这些决定是基于所收集的数据与设备所依赖的算法（以及它们所学到的内容）之间的组合。人工智能算法的结论对人类而言可能是不可预测的，①原因在于，虽然我们只考虑直觉，但人工智能可以评估每一个潜在的场景与细节，从而使人类并非根据共同的基础作出决定。因此，值得考虑的情形是，当人工智能应用程序作出决定后出现问题时，被认为有过错的一方是人工智能设备的开发者，还是依赖人工

---

① See M. U. Scherer, *Regulating Artificial Intelligence Systems: Risks, Challenges, Competencies, and Strategies*, Harvard Journal of Law and Technology, Vol. 29, p. 354 – 400 (2016).

智能设备意见的医疗人员。

如果对很多医院正在使用的日益先进的人工智能系统具有的潜力和限制没有明确的指导和正确的理解,那么,医疗专业人士将很难了解这些设备,进而很难对它们提供的支持建立真正的信心。而且,由可靠来源(无论是医院还是专业协会)发布的具体指导也可以从法律视角提供有用的参考,因为遵守这些指导可能在某种程度上使医疗专业人士免于因医疗事故索赔或投诉而可能产生的刑事或民事责任。当然,总会出现一些临床病例,其中涉及的复杂性与特殊性使我们无法依赖现有指南。尽管如此,指南与协议仍是法院和公共当局评估医疗专业人士承担潜在医疗事故责任最常见的参考条款,尤其当提请它们关注的案件涉及相当复杂的情形时更是如此。例如,处理同一案件的专业人士数量庞大或者某种人工智能设备参与案件。

因此,适当的指导不仅可以帮助医疗专业人士充分利用人工智能设备的潜力,而且可以从法律角度保护他们免受相同技术带来的挫折。这可以大幅提高医疗专业人士和法院对医疗领域引入人工智能设备的信心程度,以及患者本人对这种非人类智能的信任程度。医疗责任案件(就像医疗实践本身一样)本质上是以病人或其家属为中心的。因此,从法律的角度来看,让患者了解使用人工智能设备的潜在好处,与提高法院和公共当局对同一主题的敏感性一样重要。

综上所述,尽管人工智能的复杂性使它的一些内部运行不可避免地看上去似乎是一个“黑箱”,但这并不足以使责任成为问题。因为在未来几年,人工智能设备必将在医疗保健领域发挥越来越重要的作用,监管部门需要妥善解决因人工智能决策带来的问责问题,并始终牢记医疗行业的核心伦理原则:尊重患者并为他们做好事。一些关于医疗保健领域人工智能调控的法律和政策刚刚生效。尽管在短期内,这些政策可能会延迟人工智能在医疗保健领域的应用,但从长远来看,它们将通过促进公众信任和患者参与来推动人工智能在医疗保健领域的应用。随着全球医疗保健领域有了适当且不断更新的法律和调控框架,人工智能的良好应用可能会发挥强大的作用,从而对医疗保健提供者和患者都有帮助。相反,人工智能的不良应用可能是危险的。患者、医生和政策制定者必须努力在提供安全、隐私保护和敏感信息的合道德使用之间寻求一种平衡,进而确保对患者进行人道的、合规的管理。

尽管技术进步会继续创造新的奇迹,此时,政策制定者将被要求颁布新的法律和伦理标准,但医生和医疗保健工作者永远不应该忘记他们应该为谁服务,因此,他们要严格遵守自己的誓言:无论出现何种情况,切勿伤害到病人。基于此,数据的所有权与控制以及相关的责任与问责需要予以评估与明确,并以表示敬意与合道德的方式实现人工智能在整个医疗系统的潜力。

一、智能医疗的主体性责任

尽管人工智能在改善医疗实践方面具有巨大潜力,但错误肯定会发生,有时还会导致伤害。此时,谁将承担责任呢?与人工智能相关的伤害涉及的责任问题不仅引发潜在责任人的直接担忧,而且带来更为广泛的有关人工智能将如何开发与采纳的系统性问题。责任问题非常复杂,涉及医疗护理提供者和机构以及人工智能系统的开发者。在展开具体分析之前,我们注意到影响我们分析的几个问题。

第一,人工智能的侵权责任领域仍在不断发展。医疗领域的人工智能责任仍未在法院案件中得到直接解决,主要是因为技术本身太新,而且仍在实施过程中。因此,我们将考虑侵权法的一般原则以及它们最有可能如何适用。

第二,在人工智能侵权案件中,对因果关系的证明往往具有极大的挑战性。在医疗背景下,证明伤害的原因通常已经很难,因为结果总是概率性的,而不是确定性的。如果再考虑到那些非直觉的、有时难以理解的人工智能模型,就会使因果关系更加难以证明。

第三,我们讨论的原则在某种程度上是可概括的,但最终因其如此复杂,以至于在现有空间内试图准确捕捉国际差异是不可实现的。我们在结论中确实注意到欧洲一些潜在的重大变化。

第四,从系统的角度看,虽然个人医疗护理专业责任很复杂,但它只是一个更大难题的一部分,系统设计者必须努力将它们融合在一起,以实现一个全面和优化设计的责任系统。医疗人工智能领域的很多参与者都进行互动,其中包括可能承担责任的参与者以及具有影响力的监管机构。(1)人工智能开发者会作出很多涉及基础人工智能的关键性选择,这些选择至少在部分程度上受到责任系统的指导——它是被锁定的还是自适应的?选择架构会使"否决"系统变得容易还是困难?系统会使用什么样的数据集?(2)监管机构有时会确定医疗人工智能上市前的审查范围(如果有的话),并根据这些要求的设置方式,它可能会或可能不会优先承担一些侵权责任。(3)人工智能可能由医院系统获得,医院系统也可能共同开发人工智能,并根据医院自己的电子健康记录数据对人工智能进行训练,甚至有可能完全由医院系统内部开发。购买什么、如何测试,以及如何将人工智能系统融入护士和医生的工作流程,这些决定都将在某种程度上受到责任系统的指导。医院系统必须决定如何邀请或要求医生、护士和其他医疗护理提供者来使用人工智能系统——它会采取措施试图推动使用该系统,甚至在法律允许的情况下要求与该系统协商作为护理标准的一部分吗?(4)医疗护理提供者事实上将使用人工智能。从历史上看,医生往往是独立的订约人(最近情况有所好转,尤其是自新冠疫情以来),而护士则是雇员,因此,法律可能对他们区别对待。就他们拥有自由裁量权而言,医疗护理工作人员将需要决定是否在被提供的情况下使用人工智能,以及何时遵循或忽视以人工智能为基础的建议,并可能因这些决定而承担责任。(5)医疗保险公司和其他付款人必须决定偿还医院使用或购买人工智能本身的费用。他们还必须决定何时支付与人工智能推荐或不推荐相关的服务。例如,当人工智能推荐较为便宜的服务时,他们是否可以拒绝支付较为昂贵服务的全部费用?这些决定可能会带来责任后果。(6)医疗事故保险公司必须决定它们是否为遵循或未能遵循人工智能建议并被起诉的医生提供保险,以及如何为他们辩护。

正如许多人认为的那样,如果侵权责任是在为这个问题的某个层面设定规则时重要的行为指导方式,那么,人们必须考虑它将如何与所有其他层面的规则相互作用,否则的话,即使在特定层面上的事情很顺利,也会产生不良激励。医疗人工智能涉及的相互作用为此类问题创造了令人生畏的前景。

但在我们承担这项艰巨的任务之前,我们至少必须了解每个层面的情况。下文我们考虑了三个重要的潜在责任点:个人医疗护理提供者(重点关注医生)、机构(重点关注医院)和开发人员。

(一)医生责任

人工智能系统在医学领域的应用引发了一些悬而未决的问题,即当患者因人工智能问题受伤时,诸如医生、护士和其他从业人员等医疗护理提供者的责任问题。① 虽然我们在此以医生为例,但类似的模式也适用于其他对患者负有护理义务的提供者。

从本质上说,医生有义务根据护理标准治疗他们的病人。尽管不同的国家规定的护理标准不同,但通常是由同一专业的合格医生提供的护理,同时考虑现有的可用资源。在美国,大多数州采用国家护理标准,但有些州更关心地方实践。人工智能与护理标准之间的相互作用是复杂的,并可能会随着时间的推移而改变。由于还没有案例直接解决人工智能系统的使用如何改变护理标准的问题,我们的分析更多地依赖医疗事故法的应用。

为了探索医疗事故法如何以不同方式影响医生使用人工智能时的潜在责任,我们考虑了一个源自先前工作的程式化事实模式。在该模式中,人工智能是否基于护理标准提出建议,建议是否正确,医生是否遵循这些建议?事实模式是高度程式化的,它使问题更加明确;在现实世界

---

① See Frank Griffin, *Artificial Intelligence and Liability in Health Care*, Health Matrix, Vol. 31:65, p. 95(2021).

中,这些决定被概率所笼罩,而且更加复杂。

假设一名医生正在治疗一位患有慢性偏头痛的新患者。标准的治疗方法是 Oldrug,一种已知副作用适中的曲坦类药物。另一种治疗方法 Newdrug 被批准用于非偏头痛的癌症患者,但观察性研究表明,它可能会显著减少偏头痛。然而,Newdrug 有潜在的严重副作用,因此不鼓励用于治疗偏头痛。医生会给你开这样或那样的药物。医生将病人信息输入电子健康记录中,然后一个嵌入式人工智能系统会给出治疗建议。表 3 显示了可能产生的选项。

从根本上说,医疗事故法是保守的,因为医疗事故法通常不会规定遵循标准治疗方法要承担责任,而且,不管发生什么,医生通常都不会因开具 Oldrug 处方(标准治疗方法)而承担责任。如果药物效果良好,显然不会承担责任,因为没有伤害(场景 1 和场景 8)。如果药物效果不好(场景 3 和场景 6),医生通常仍然不会对伤害负责,因为 Oldrug 本来就是标准治疗方法。

如果医生开具 Newdrug 处方,责任就更有可能出现。如果 Newdrug 对病人而言是正确的选择(病人被治愈),没有出现伤害结果,也就不会产生责任(场景 4 和场景 5)。反之,如果 Newdrug 对病人而言是错误的选择,并且造成了伤害,医生很可能要对低于标准治疗方法的行为负责,不管人工智能说了什么(场景 2 和场景 7)。

表 3　治疗方案及其后果

<table>
<tr><th>人工智能建议</th><th>什么是:</th><th>医生选择</th><th>结果</th><th>医生承担责任吗?</th><th>场景</th></tr>
<tr><td rowspan="4">Oldrug
(标准治疗方法)</td><td rowspan="2">为病人作出的正确选择</td><td>遵循建议</td><td>治愈</td><td>不承担责任
(无伤害)</td><td>1</td></tr>
<tr><td>拒绝建议</td><td>伤害</td><td>承担责任</td><td>2</td></tr>
<tr><td rowspan="2">为病人作出的错误选择</td><td>遵循建议</td><td>伤害</td><td>不承担责任
(标准治疗方法)</td><td>3</td></tr>
<tr><td>拒绝建议</td><td>治愈</td><td>不承担责任
(无伤害)</td><td>4</td></tr>
</table>

续表

人工智能建议	什么是:	医生选择	结果	医生承担责任吗?	场景
Newdrug (非标准治疗方法)	为病人作出的正确选择	遵循建议	治愈	不承担责任 (无伤害)	5
		拒绝建议	伤害	不承担责任 (标准治疗方法)	6*
	为病人作出的错误选择	遵循建议	伤害	承担责任	7*
		拒绝建议	治愈	不承担责任 (无伤害)	8

对医疗事故责任的担忧会激发医生遵循他们以前遵循的标准治疗方法,而不管人工智能的建议是什么,也就是说,他们面临着使用人工智能系统的动机基本上只是作为确认性建议。需要明确的是,这种做法仍然可能会带来好处:如果人工智能系统能够建议什么样的护理标准更快且更容易(或者用有帮助的实践指南或其他辅助材料来支持该标准),它们仍然可以分担医生的任务。但是,就人工智能可以通过提出比标准护理更好的治疗方案来改善护理而言,这种方法没有实现人工智能的一些价值,它还降低了人们采用人工智能的动机。如果医疗人工智能的很大一部分价值来自非标准建议,而医生不太可能遵循这些建议,那么,人工智能的好处就会减少,采用人工智能的障碍也会相应地更加突出。

然而,我们注意到,随着人工智能系统变得更为普遍、更被广泛接受并在理想情况下变得更好,表3中的场景6、场景7(已用*标记)最有可能发生改变或得到发展。

一是在场景6中,人工智能系统正确地推荐了Newdrug,这是一种超越常规护理标准的治疗方案,医生拒绝了这种建议,仍然开具Oldrug处方,结果导致病人受到伤害。此时,医生很可能因为遵循了标准的治疗方法而免于承担医疗事故责任。但是,这种结果并不必然是静态的。随着人工智能系统变得越来越普遍,遵循人工智能的建议本身可能会被融入护理标准之中,这样的话,忽视人工智能建议将使医生对由此造成的伤害负责。虽然这种转变是可能的,但医疗事故的保守主义使这种转变在不久的将来不太可能发生:通常适用的"两大思想流派"或"可尊敬的少数人"学说会保护那些奉行"可尊敬的少数人"学说的医生免于承担责任,即使他们的做法远远落后于时代发展。

二是在场景 7 中,人工智能系统错误地推荐了 Newdrug,它仍然超出了常规的护理标准,而且,医生接受了这项建议,开具了 Newdrug 处方,结果导致病人受伤。此时,医生很可能要承担医疗事故责任,因为他偏离了护理标准并导致病人受伤。如果遵循人工智能建议成为护理标准的一部分,情况也可能会发生变化。"两大思想流派"或"可尊敬的少数人"学说有助于医生免于承担责任,因为他们在遵循人工智能建议的同时坚持护理标准。随着人工智能被越来越多的人所接受,这种转变似乎更有可能在短期内发生,尽管判例法的发展在很大程度上仍不发达。需要注意的是,通往未来的道路是有陷阱的,因为在人工智能系统被接受为护理标准的一部分之前,偏离护理标准的医生比那些简单遵循原有医疗模式的医生更容易承担责任。

遵循人工智能是否已经成为护理标准的一部分可能涉及实践领域和具体应用,而不是整个医学领域的普遍决定。这些决定很可能受到各种批准标志的影响,如监管机构的许可或批准、学术团体的建议和实践指南等。尽管如此,最终的决定很可能仍然取决于法庭在专家证人辩论后得出合格医生实际上做什么的结论。

有趣的实证研究表明,人工智能可能已经转变成医疗标准,至少在外行人的概念中是如此。凯文·托比亚(Kevin Tobia)、艾琳·尼尔森(Aileen Nielson)和亚历山大·斯特雷米策(Alexander Stremitzer)对 2000 人进行了一项调查,旨在模拟非专业陪审员针对表 3 所描述场景持有的观点(尽管只关注导致患者受伤的场景)。他们发现,这些潜在的陪审员通常认为,即使造成了伤害,医生也不应该因遵循人工智能的非标准护理建议(人工智能错误地推荐了 Newdrug)而承担责任。也就是说,在场景 7 中,尽管现有法律的应用在理论上表明责任的存在,但外行的直觉已经认为医生的行为是可以接受的。对于医生是否应该因拒绝人工智能的非标准治疗建议而承担责任,研究参与者的态度更为矛盾。非专业参与者似乎接受一种"两者都遵循"的模式,即医生可以通过遵循标准治疗方式或遵循人工智能系统推荐的非标准治疗建议来合理行事,在这两种情况下,研究参与者都认为医生的行为相当合理。

当然,法律并不直接遵循外行对合理性的看法。尽管非专业人士确实可以担任陪审员,但医疗标准将有专家予以证实,地方风俗和惯例通常至关重要,而且,不管是因为法官来决定作为法律问题的答案,还是因为案件达成了和解,大多数案例都不会提交陪审团。[①] 医生的行为比外行人的看法更为重要,但外行人的看法正在改变这一事实可能意味着,医生对医疗标准的改变可能比人们想象的要早。

有人争辩道,将人工智能纳入医疗标准将会产生负面影响,即使这样会增加人工智能的使用。麦克尔·弗洛姆金(Michael Froomkin)、乔埃尔·皮诺(Joelle Pineau)和伊恩·克尔(Ian Kerr)认为,如果医生因遵循人工智能建议成为医疗标准而对人工智能过于顺从(如果拒绝这些建议会招致相应的责任,即使是遵循了原有的医疗实践做法),那么,医生可能会随着时间推移而失去他们的技能和知识。[②] 如果人工智能的性能因预期现象(如当病人人口与医疗模式出现变化时,数据集也会发生改变)而随着时间推移出现下降,那么,医疗系统最终将比没有人工智能的情况下更为糟糕,而且,医生将失去解决问题的能力。我们认为,至少在可预见的未来,这种结果相对不太可能出现,部分原因在于,"可尊敬的少数人"学说保护原有的医疗实践模式,它允许医生继续做他们正在做的事情并避免使用人工智能。

最后,一旦人工智能的使用成为医疗标准的一部分,这几乎可以肯定会在一段时间内发生,那么,医生使用人工智能本身的医疗标准将是

---

① See W. Nicholson Price et al. , *How Much Can Potential Jurors Tell Us About Liability for Medical Artificial Intelligence*? , Journal of Nuclear Medicine, Vol. 62, p. 15 (2021).

② See A. Michael Froomkin et al. , *When AIs Outperform Doctors: Confronting the Challenges of a Tort-Induced over-Reliance on Machine Learning*, Arizona Law Review, Vol. 61, p. 33 (2019).

什么？得出以下结论是不寻常的：医生应该盲目听从人工智能系统的建议，而不管它是什么。例如，我们可以考虑如下明显错误的建议，即给孕妇开高剂量的沙利度胺来治疗轻度恶心。然而，医生应该在多大程度上听从人工智能系统的建议，他们又应该如何质疑这些建议，尤其是要考虑许多人工智能系统的“黑箱”性质以及无法质疑其决定背后的基础？一旦人工智能成为医生工具箱中的另一个工具，应该如何使用这个工具呢？监管机构的批准或者未批准将如何影响这一图景？有些人工智能系统会完全逃避监管审查，受监管机构调控的医疗设备系统的确切定义使得医生可以质疑人工智能所提建议的基础，并独立决定是否接受这些建议。医疗标准需要这样的疑问吗？即使医生不能确定某项决定背后的实际推理，但他们是否必须评估质量与可靠性的程序指标。例如，人工智能系统是如何被开发或验证的？谁来监督这些质量指标？随着伤害的出现以及随之而来的诉讼，这些问题也会在法庭和其他领域逐步展开。

(二)机构责任

现在，我们转向医院或实践团体层面的机构责任，即当特定的人工智能使用导致患者出现不良事件时，它们何时需要承担责任？在这里，区分两种不同的理论是有用的：一是医生或他人行为的派生责任；二是机构本身的直接责任。

1. 医院使用人工智能的派生责任

派生责任首先要确定医生或其他医疗护理提供者的医疗事故或其他形式的责任，然后使用某种公认的法律理论将责任追溯到机构身上。根据雇主责任原则，雇主对雇员在其雇佣范围内的侵权行为负责。① 正如美国明尼苏达州最高法院指出的那样，医院对其雇员的过失负有替代责任，因为医院对雇员的行为享有控制权，但是，如果雇主与雇员之间的

① See Restatement (Third) of Agency § 2.04 (2006).

控制链断裂，医院不能根据雇主责任原则承担替代责任。[①] 根据这种理论，如果患者对医院员工因非法使用人工智能指导其治疗而提出善意的医疗事故索赔，而且这些活动在员工的雇佣范围之内，那么，责任可能会由医院系统承担。如果医疗保健提供者不是被正式雇佣的，但受到医院的充分控制，并出于责任目的而被视为雇员，那么，同样的理论允许机构承担责任。[②]

然而，大多数医院的员工构成使问题变得复杂。尽管大多数护士都是医院的雇员（因此，雇主责任理论可以适用于他们的过失），但很多（不是全部）医院的医生却是独立承包人（independent contractor）。对于那些独立承包人而言，雇主责任原则根本不可能作为一种理论适用于医院。但是，存在一种通常被称为"表面权威"的姊妹理论，该理论在这些情况下是有效的，而且适用于"当第三方合理地相信行为人有权代表委托人行事，并且这种信念可追溯到委托人的表现"[③]。正如美国明尼苏达州最高法院阐释的那样，在一个关于医院和医生作为独立承包人的案件中，这种理论（或原则）必须具备两个要求：一是委托人必须要么明确授权代理人行事，要么在明知的情况下允许代理人代表其行事，而且存在依赖关系，这就意味着，原告知道这代表着委托人的权力。[④] 二是就信赖要素而言，还有一个进一步的问题在于，是否需要真正的信赖，也就是说，原告是否必须证明，如果没有代理人的权力，某些行动是不会采取的，具体到医院情境而言，这就意味着，原告是否必须证明，如果他知道医生不是医院系统的雇员，而只是一名独立承包人，那么，作为病人的他

---

① See Popovich v. Allina Health System, 946 NW 2d 885 (2020) (Minn: Supreme Court) 891 (2020).

② See Scott v. SSM Healthcare St Louis, 70 SW 3d 560 (2002) (Mo: Court of Appeals, Eastern Dist, 3rd Div) (2002).

③ Restatement (Third) of Agency § 2.03 (2006).

④ See Popovich v. Allina Health System, 946 NW 2d 885 (Minn: Supreme Court) 895 (2020).

是不会接受此类治疗的。[1] 目前的趋势是反对将这种“要不是……”的证明方式视为信赖关系,但并不是所有法院都已经决定如何将这种标准应用于医院系统。就目前情境而言,如果患者对作为独立承包人的医生使用人工智能来指导患者治疗提出善意的医疗事故索赔,而且,患者能够证明医院将该医生视为其代理人,同时原告合理地依赖这样的代表,那么,责任就可能由医院系统承担。

到目前为止,所有这些分析都没有揭示出人工智能的独特之处,相反,我们只是将治理医院派生责任的规则适用于与人工智能相关的潜在侵权索赔案件。人工智能何时会带来明显的责任问题?斯科特·施韦卡特(Scott Schweikart)曾经简要指出,如果法院认为人工智能是完全自主的,或者说,如果人工智能不具有自主性,它可能被认为受其设计者,而不是购买和使用它的医院控制,那么,让医院为人工智能造成的任何伤害承担间接责任是不可能的,因为这种自主的人工智能将在功能上不受委托人的控制。[2] 当然,如果这种可能性最终确实发生了,雇主责任理论就会失效,但尚不清楚的是,不依赖于控制的表面能动性是否会消失。更难的问题在于,医院的派生责任是否可以以人工智能作为自主侵权行为人的基本理论为前提,而不是以可追溯到侵权使用人工智能的医生承担派生责任为前提。当潜在的侵权需要承担产品责任时(接下来将详述),将医院的责任视为一种直接责任,而不是诸如雇主责任的派生责任似乎更为合理。这些可能性目前看来仍是推测性的。

2. 医院使用人工智能的直接责任

除了其代理人的责任,医院还要对其病人负责,这可能使医院作为一个机构而承担直接责任。这些理论适用于医院对人工智能作出的决定,尽管到目前为止,我们还没有看到任何有关此类事实模式之决定的

---

① See Popovich v. Allina Health System,946 NW 2d 885 (Minn: Supreme Court) 895 – 896 (2020).

② See Scott J. Schweikart, *Who Will Be Liable for Medical Malpractice in the Future? How the Use of Artificial Intelligence in Medicine Will Shape Medical Tort Law*, Minnesota Journal of Law, Science & Technology, Vol. 22, p. 16(2021).

报告。适用于未来医疗人工智能的医院直接责任理论可能主要有两种：一是过失选择或保留；二是过失监督。

过失选择或保留理论要求，医院系统有责任在医生入职之前以及之后定期（通常是每两年）审查医生的能力及其履职表现。[①] 正如美国威斯康星州最高法院指出的那样，如果想要获得赔偿，原告必须证明被告没有履行合理的注意义务（一般医院通常行使的注意程度）来决定医生是否胜任其职位。[②] 原告可能会辩称，从某种意义上说，医院系统是雇佣，而不是购买人工智能，这样的话，就会强加责任来确定使用这种人工智能导致不良事件的先前过错，来审查是否存在过错、谁的过错以及认证质量，或许甚至还要决定它将如何适应现有的医院工作人员队伍，这就像雇佣一个活生生的人一样。而且，这种审查不能一劳永逸，应该具有连续性，或者至少定期开展。法院可能会发现，这一理论在将人工智能拟人化方面走得太远了。即使该理论得到认可，过失标准在实践中一定程度上依赖与其他医院系统在这些决定中采用的护理程度进行比较，这在人工智能与医疗护理相融合的初级阶段产生了一个问题。但我们不需要等待医院惯例自行演变。政策制定者可以尝试将医院实施“黑箱”算法的治疗标准转变为一种涉及程序工具的标准，以确保该算法在实施之前得到充分验证和有效开发。

相比之下，过失监督就更具争议了，即使对人类的医院工作人员也是如此。这一理论并没有在招聘和定期审查时强加某种义务，而是假设在作出日常治疗决定时对其进行同步监督。虽然有些决定暗示了此类义务，但它主要存在于法官的附带意见中或者被强加于严重过失的情形，此时，对医疗标准的偏离是如此明显，以至于有可能将其归因于医院管理人员对正在出现的错误有建设性的了解。[③] 尤其对那些更不透明

---

① See Paulino v. QHG of Springdale, Inc, 386 SW 3d 462 (Ark: Supreme Court) (2012).

② See Johnson v. Misericordia Community Hosp, 301 NW 2d 156 (Wis: Supreme Court) 739 (1981).

③ See Mark A. Hall et al., *Health Care Law and Ethics*, Wolters Kluwer, 2018, p. 445–446.

的医疗人工智能而言,我们认为,法院会更加怀疑过失监督理论的适用。无论是作为对法院将采取何种行动的预测问题,还是作为对侵权法应该是什么的规范性判断,除了过失选择或保留责任以及任何派生责任,人们似乎都不希望对医院强加某种责任来监督每一项人工智能建议和/或医生对这些决定的依赖。相反,我们认为,在这一领域,将责任更紧密地与严重过失而不是普通过失相联系的过失监督标准,对现实中设定医院系统的责任方面做得更好,这种方式不会过度阻碍采用促进健康的医疗人工智能。

除了这两种主要理论,还有一种理论值得提及,尽管它更为模糊。也就是说,虽然医院通常不对其提供和/或销售的产品之缺陷负责,但它们有责任对这些产品的质量进行非过失评估,并可能对它们未能评估的产品之缺陷负责。这方面为数不多的案例之一是帕克诉圣文森特医院一案,该案涉及在圣文森特医院进行的手术中植入双侧人工颞下颌关节置换装置,这些装置由维尔泰克公司(Vitek, Inc.)制造。[①] 美国新墨西哥州上诉法院认为,就主治医生选择存在设计缺陷的医疗产品而言,对医院强加严格的产品责任是不适当的。该法院在同一意见中确实表明,针对医院的过失诉讼可能有效,尽管它表现得优柔寡断,最终也没有确定该责任的范围。尽管如此,它的一些反思与我们讨论的问题密切相关。例如,医院是否应该对植入物的有效性与安全性进行自己的研究?它是否应该审查医学文献中其他地方研究人员的相关发现?它是否应该跟踪在医院接受植入物的患者的体验?等等。

然而,我们无法确定,给医院强加任何特定的义务来调查植入物或其他医疗设备的安全性是否会促进或阻碍公共政策。如果一项调查义务需要医院付出相当大的努力和费用,结果导致医疗护理费用的增加,却对病人的安全几乎没有任何好处,那么,强加这样的义务就是不明智的。例如,如果医院只是重复监管机构的工作,安全性不会得到提高,尤

① See Parker v. St Vincent Hosp, 919 P 2d 1104 (NM: Court of Appeals) 41(1996).

其是考虑到医院的数据库要小得多,这可能会导致它得出不准确的推论。另外,正如原告提供的专家证人所声称的那样,根据美国联邦法律的规定,如果医院已经有义务实施原告所要求的那种调查,那么,当这家医院因未能尽职尽责而对病人造成伤害时,就没有理由不追究其责任。在羁押候审时,这些问题可以得到讨论,而且可以准备一份足以使法院对任何调查义务的存在及其范围作出适当判断的记录。[①]

我们认为,在试图明确医疗人工智能过失评估理论的范围时,同样的问题也会出现。医院缺乏进行自我评估的专业知识,特别是在医疗人工智能更加不透明的情况下尤为如此。而且,与其他一些医疗设备不同的是,很多医疗人工智能系统不会受到监管机构的任何上市前审查,这可以在某种程度上被视为批准。我们的本能(尽管只是本能)是,最好通过过失选择或保留侵权,或者产品责任之方式来引导这些案例,而不是在医疗人工智能领域承认类似于帕克诉圣文森特医院案那样的额外侵权理论。

(三)开发者责任

除了潜在的医生责任和机构责任,还有一个紧迫的问题,即根据现有侵权法的规定,有缺陷的医疗人工智能的开发者如何以及是否应该承担责任。[②] 接下来,我们从过失责任与严格责任之间的区别展开讨论。

假设一名医生在治疗一位非裔美国癌症患者的过程中使用了人工智能。人工智能建议使用一种不正确的非标准药物剂量,医生接受了这份建议,结果导致患者病情恶化。正如前文所述,医生很可能要对造成病人的伤害承担责任。然而,事实证明,人工智能推荐错误的原因在于,人工智能模型主要是基于白人患者的数据进行训练的。在这种假设情境下,虽然根据现行法律医生可能会对病人的不良后果承担责任,但仍

---

① See Parker v. St Vincent Hosp, 919 P 2d 1104 (NM: Court of Appeals) 47 (1996).

② See Frank Griffin, *Artificial Intelligence and Liability in Health Care*, Health Matrix, Vol. 31:65, p. 78(2021).

有一个关键问题有待回答:医疗人工智能的开发者是否需要承担过失责任,因为该模型主要是根据白人患者的数据进行训练的。

为了确立过失案件的初步证据,原告(此处是指非裔美国患者)必须基于优势证据来证明以下四大要素:义务、违约、因果关系和损害。因此,一个成功的过失索赔要求被告(此处是指人工智能开发者)对患者负有法律义务,并且这项义务被无意违反,结果导致患者的伤害。

直到20世纪初期,因缺陷产品而受伤的消费者往往无法成功地起诉那些存在过失的生产者,因为他们因缺乏合同关系而无法确立一种注意义务。[①] 如今,法院对此类义务不再要求存在法律关系。尽管如此,消费者要想获得过失赔偿,仍然需要证明生产者违反了这一义务,对他们造成了伤害,而且,违约与伤害之间存在实际且直接的因果关系。

受伤的消费者在证明过错并因此成功向生产者提出过失索赔时面临的挑战最终导致在20世纪60年代引入严格的产品责任。[②] 例如,《美国侵权法重述》(第2版)(1965年)第§402A条规定:"(1)如果出现以下两种情形,销售有缺陷的产品,并对使用者或消费者或其财产造成不合理危险的销售者,应当对由此给最终使用者或消费者造成的身体伤害或其财产损失承担责任:(a)卖方从事销售此类产品的业务;(b)该产品预期并确实到达使用者或消费者手中,而且其销售状况并未发生重大变化。(2)尽管存在以下情形,但第(1)款所述规则仍然适用:(a)卖方在准备和销售其产品时已尽了一切可能的注意义务;(b)使用者或消费者没有从卖方购买产品或者没有与卖方订立任何合同关系。"

产品责任通常被认为是生产者对产品缺陷承担的严格责任,它会随着时间推移而发展,而且,法院已经确立了三种不同类型的产品缺陷,即设计缺陷、生产缺陷和营销缺陷。[③] 设计缺陷是内在的,在生产产品之前就已经存在,而生产缺陷是对预期产品设计的物理偏离,出现在产品

① See MacPherson v. Buick Motor Company 111 N. E. 1050 (NY 1916).

② See Greenman v. Yuba Power Products 59 Cal. 2d 57 (1963).

③ See American Tobacco Co. v. Grinnell 951 S. W. 2d 420 (Tex. 1997).

的生产或建造过程中。营销缺陷指的是没有充分说明或者未能警告消费者注意使用该产品可能存在的风险。

例如,在我们假设的例证中,如果人工智能标签没有包括如下警告,即该模型在用于非白人患者时可能无法提供可靠或正确的建议,那么,就有可能会提出营销缺陷的索赔。显然,这样一种没有经过多样化患者群体训练的模型首先不应该投放市场,因此也可能会引发设计缺陷诉讼。然而,在考虑医疗护理软件时,大多数法院到目前为止都不愿根据产品责任理论来追究开发者的责任。[①] 这样做的原因似乎在于如下假设:此类软件是一种临床决策支持工具,它只提供建议,而最终作出决定的还是医生。换句话说,软件被解释为一种服务,而不是一种产品。因此,根据现行判例法,受到伤害的患者可能很难根据产品责任来成功起诉医疗人工智能的开发者。但考虑到高性能的深度学习网络正越来越多地应用于医学领域——人类对该领域(也就是所谓的"黑箱")不可能或者很难理解——法院转向产品责任在未来并非不可想象。[②]

在此,以下两者之间存在重要区别:一是获得监管机构上市许可的医疗人工智能系统,二是无须监管机构审查即可上市的医疗人工智能系统。这种区别可能与未来法院关于产品责任是否适用于医疗软件案件的裁决有关。例如,在美国,FDA 不调控医疗实践(如服务),但它确实调控医疗设备。如果医疗护理软件在特定案件中被这样归类,产品责任在未来并非不在可能的范围之内。这种区别现在也很重要,因为 FDA 的调控行为可能会优先于州的法律,从而使一些人工智能制造商免受基于州法的侵权赔偿。

(四)作为一个"人"的医疗人工智能

一些未来学家认为,机器能够独立自主并制订自己的计划,它们或

① See W. Nicholson Price Ⅱ, *Artificial Intelligence in Health Care: Applications and Legal Implications*, The SciTech Lawyer, Vol. 14, p. 10 - 11(2017).

② See W. Nicholson Price Ⅱ, *Regulating Black-Box Medicine*, Michigan Law Review, Vol. 116, p. 421(2017).

许应该被视为人,而不是机器更为合适。因此,它们自己应该承担责任。如果机器被视为法律人,那么,机器本身就要承担责任,并被要求进行充分投保。我们旨在表明,随着人工智能的快速发展,很多问题应运而生,现有法律框架无疑需要作出调整与适应。实际上,人工智能的自主程度越高,就越不可能被视为受其他主体控制的简单工具。普通的责任规则可能无法对最终出现的新情况作出直接回应,因此,赋予人工智能法律关系主体地位已经迫在眉睫。接下来拟从考察法律关系主体权利能力和行为能力的历史发展入手,以期说明医疗人工智能具有法律关系主体地位的可能性;然后比较自然人与法人的法律关系主体地位,进而阐明医疗人工智能具有法律关系主体地位的可行性;最后提出一种"电子人"身份设想,从而证明医疗人工智能具有法律关系主体地位的正当性。

1. 历史溯源

法律关系的主体必须同时具有法律上的权利能力和行为能力,①这是成为法律关系主体的必备条件。权利能力,是法律关系主体依法享有一定权利和承担一定义务的法律资格,它是法律关系主体实际取得权利和承担义务的前提条件。②

权利能力的词源考可以追溯到罗马法中的人格规定,或者说,现代法中的权利能力实际上源于罗马法上的人格。③ 学界普遍认为,罗马法上的人格就是指现在所说的权利能力。因此,从基本含义上看,"权利能力"一词起源于罗马法。④ 在罗马法中,人格由各种身份构成,只有同时具备自由人、市民和家父三种身份,才具有完整的人格,才是罗马共同

---

① 有学者主张,法律关系主体具有的能力应该包括权利能力、行为能力和责任能力三个方面。参见公丕祥主编:《法理学》,复旦大学出版社 2002 年版,第 450 页。但笔者认为,责任能力是行为能力在责任领域的自然延伸,有行为能力才有责任能力,无行为能力则无责任能力,从行为能力出发可以逻辑地推出责任能力的概念,因此,不宜将责任能力与权利能力和行为能力并列分类。此外,笔者还将法律关系主体享有的权利能力和行为能力统称为法律能力。

② 参见张文显主编:《法理学》(第 3 版),高等教育出版社、北京大学出版社 2007 年版,第 162 页。

③ 参见江平、米健:《罗马法基础》,中国政法大学出版社 1987 年版,第 52 页。

④ 参见孙春伟:《权利能力的历史沿革与变迁》,载《北方论丛》2004 年第 6 期。

体的正式成员。[①] 也就是说，如果采用现代表述，只有具有人格者才能成为法律关系的主体，才能享有法律上的权利并承担法律上的义务。当然，罗马法上的身份并非一成不变，实际上，罗马法创立了自己的人格变更制度，通过界定不同身份主体的权利资格，第一次使“法律上的人”与“生活中的人”泾渭分明。[②] 在此，身份是主权者操纵的治理工具。[③] 权利能力总是某一法律共同体中的并由该共同体的权力机关赋予的能力。[④] 由此可见，权利能力的赋予或剥夺，根本上是国家意志的体现，是立法者选择的结果。

资产阶级革命的胜利在形式上实现了法律面前人人平等，人类社会迎来从身份迈向契约的重大转型，原来罗马法意义上基于身份的人格概念失去了存在意义和适用余地，人们普遍接受人格平等。在这种背景下制定的《法国民法典》没有出现有关“人格”或“权利能力”的直接表述，相反，它明确规定所有法国人均享有民事权利，从而使自然人毫无差别地成为唯一的民事权利主体。[⑤]

然而，到了《德国民法典》时期，由于受到康德理性哲学和人的主体理论的影响（如人的理性决定了人作为主体而非被支配对象），人们开始讨论现实生活中理性欠缺的胎儿、儿童或生理缺陷者等主体是否应该享有权利能力。在这种情况下，萨维尼提出了权利能力与行为能力相分离的观点。行为能力就是指法律关系主体能够通过自己的行为实际行使权利和履行义务的能力，它是由法律予以规定的。[⑥] 实际上，《德国民

---

① 参见徐国栋：《“人身关系”流变考（上）》，载《法学》2002年第6期。

② 参见刘国涛：《论权利能力的现代价值》，载《山东师范大学学报（人文社会科学版）》2007年第5期。

③ 参见徐国栋：《权利能力制度的理想与现实——人法的英特纳雄耐尔之路》，载《北方法学》2007年第2期。

④ 参见徐国栋：《从身份到理性——现代民法中的行为能力制度沿革考》，载《法律科学》2006年第4期。

⑤ 参见张其鉴：《民法总则中非法人组织权利能力之证成》，载《法学研究》2018年第2期。

⑥ 参见张文显主编：《法理学》（第3版），高等教育出版社、北京大学出版社2007年版，第162～163页。

法典》于1896年就在立法上提出行为能力的概念,并将行为能力规定为法律行为的首要条件,从而建立行为能力与法律行为的紧密联系。[①] 自此以后,行为能力制度成为现代民法主体制度的核心,并与权利能力共同构成法律上统一的能力制度。除此之外,《德国民法典》还首次以立法形式宣告法人制度的确立,并赋予法人权利能力和行为能力,使其与自然人具有同样的法律地位和主体资格。[②]

基于以上分析,我们至少可以得出以下三点结论:(1)享有权利能力和行为能力的主体范围具有开放性,从罗马法中享有人格的身份主体,到《法国民法典》时期具有公民资格的所有法国人,再到《德国民法典》时期的自然人和法人,这充分说明享有权利能力和行为能力的主体并不局限于特定对象,他们的范围是一个动态的开放系统,这为人工智能具有权利能力和行为能力提供了可能性。(2)权利能力和行为能力概念的选择与适用是社会历史发展的必然产物,享有权利能力和行为能力的主体范围是国家意志的体现和立法选择的结果,这为人工智能具有权利能力和行为能力提供了必然性。(3)自然人和法人享有权利能力和行为能力的基础不同,前者要求合道德性,后者要求合目的性,这为人工智能具有权利能力和行为能力提供了正当性的选择路径。由此可见,人工智能可以享有权利能力和行为能力从而成为法律关系的主体。

2. 自然人与法人之比较

如今,绝大多数权利和义务都归属于自然人。显然,自然人是最重要的法律关系主体。因此,深入阐述自然人的含义及其作为法律关系主体具有的特征尤为必要。

众所周知,人类是最典型的自然人,这就意味着,人类和自然人这两个概念通常被认为是同义词。这种观点得到很多法学家的认同,如亚历克西·戴西坎特(Alexis Dyschkant)认为,法律关系主体的如下关键特

---

① 参见金凌:《行为能力与责任能力关系辨——兼论不完全行为能力人的民事责任》,载《华南师范大学学报(社会科学版)》2017年第4期。

② 参见杨涛:《权利能力法理分析》,载《探索》2005年第2期。

征通常与人类相关联:有能力享有权利和承担义务。[①] 然而,自然人是否必然等同于人类仍存有争议。例如,杰西卡·伯格(Jessica Berg)就争辩到,如果某个实体的特征与人类的所有相关特征保持一致,该实体应该享有人格保护。她在分析奴隶制度的基础上提出,尽管美国制宪者没有像对待其他人那样赋予奴隶平等权利,但这两类人之间除肤色差异之外存在大量相似之处。[②] 实际上,尽管每个管辖权都承认人类具有独特的法律地位这一点毫无争议,但这种现实既非一成不变,又非普遍有效。在人类历史中,《汉谟拉比法典》就曾规定男性的法律地位因其财富多少而不同。[③] 此外,也出现过一些其他臭名昭著的情形。例如,在美国,非洲裔美国人直到 1870 年 3 月 31 日才首次参与投票,[④]跨种族婚姻直到 1967 年洛文诉弗吉尼亚州案之后才被允许。[⑤] 而且,有些管辖权还规定,不同性别的人具有不同的法律地位。例如,根据沙特阿拉伯的法律规定,所有妇女必须有一位男性监护人,主要由父亲、兄弟、丈夫或叔叔来担任。如果未得到监护人允许,妇女被禁止旅行、从事公务活动或者接受某些医疗服务。[⑥]

除了上述有些人类并非自然人的情形,基因遗传或致命性疾病也会导致某些人类无法发挥人的作用。但是,胎儿和儿童基于如下事实必须被视为自然人:他们将不可避免地发展自己的个人能力并能够行使这些

---

① See A. Dyschkant, *Legal Personhood: How We Are Getting it Wrong*, University of Illinois Law Review, Vol. 5, p. 2075 – 2076(2015).

② See J. Berg, *Of Elephants and Embryos: A Proposed Framework for Legal Personhood*, Hastings Law Journal, Vol. 59:2, p. 386(2007).

③ See Evan Joseph Zimmerman, *Machine Minds: Frontiers of Legal Personhood*, https://papers.ssrn.com/sol3/papers.cfm?abstract_id=2563965, accessed 22 April 2017.

④ See Ralph Ginzburg, *Perth Amboy Church Is* 302 *and Counting*, The New York Times(15 Feb. 1987), http://www.nytimes.com/1987/02/15/nyregion/perth-amboy-church-is – 302 – and-counting.html.

⑤ See Loving v. Virginia, Supreme Court of the United States, 388 US 1 (Supreme Court of the United States 1967).

⑥ See Human Rights Watch, *World Report* 2013: *Saudi Arabia*, https://www.hrw.org/world-report/2013/country-chapters/saudi-arabia, accessed 22 April 2017.

能力。[①] 当然,儿童已经被赋予某些权利,这取决于他们的年龄;胎儿也被赋予某些权利,如果他被宣称为一个人的话。在美国联邦最高法院著名的罗伊诉韦德案中,法官们就宣称人类胎儿是合法主体,理由是"人类生命的潜在可能性",换句话说,某个实体有可能成为人。[②] 尽管如此,胎儿是否是一个人并非显而易见,但儿童是一个人则很容易理解。世界各国在对待胎儿是否与儿童具有同样的法律关系主体地位时都持谨慎态度。然而,考虑到一些国家确实将未出生的胎儿视为法律关系主体,这就表明胎儿可以成为法律关系主体。[③] 因此,我们认为,在确定法律关系主体地位时,人的因素仍然具有意义。只有在非常特殊的情况下,人类才会失去或无法获得这种地位。

综上所述,对自然人作为法律关系主体的两种选择性标准十分明确:一是神志清醒的成年人,二是与人类具有重大相似性,如儿童和胎儿。尽管如此,为了解释重大相似性的含义,必须考虑自然人的其他标准,如"已经出生""当下活着""具有感知力""发挥社会作用"等。[④]

首先,"已经出生"这一标准并未获得普遍接受,因为人类胎儿可以是自然人。如果不是人类,几乎不可能成为自然人。然而,有可能存在对这项规则的超越。例如,在 2017 年秋季,沙特阿拉伯将公民资格赋予一位女性机器人。这是否意味着沙特阿拉伯承认该机器人是绝大多数权利义务的主体,它(在智力上还不能等同于普通人类)是否满足法律关系主体所必须的法律能力要求,它应该被归类为自然人还是法人,或者另外创设一种人格概念?同样值得思考的是,即使机器人未来在智力上不断进化,但身体和智力的相似性是否足以认为它们就等同于人类,

---

① See F. Van Dun, *The Pure Theory of Natural Law*, http://users. ugent. be/frvandun/Texts/Articles/Natural Law /part Ⅰ. pdf, accessed 24 September 2018.

② See A. Dyschkant, *Legal Personhood*: *How We are Getting it Wrong*, University of Illinois Law Review, Vol. 5, p. 2075, 2082(2015); Roe v. Wade, 410 U. S. 113, 163 (1973).

③ 例如,《中华人民共和国民法典》第 1155 条规定:"遗产分割时,应当保留胎儿的继承份额。胎儿出生时是死体的,保留的份额按照法定继承办理。"

④ See Kurki A. J. & Pietrzykowski T. eds., *Legal Personhood*: *Animals*, *Artificial Intelligence and the Unborn*, Springer International Publishing, 2017, p. 8.

因而可以被视为自然人。尽管如此，正如前述，享有特定权利和承担特定义务的法律关系主体的范围具有开放性。而且，人工智能比法人更接近于人类。它们可以有自己的物理存在，至少机器人通过物理因素（硬件）和逻辑因素（软件）的组合而呈现出一种物理存在，它们还有能力拥有自己的意志。[①] 当然，就目前情形而言，我们必须得出结论，自然人无论如何都与人类密不可分。

其次，只有活着的人才能享有权利和承担义务，对于这一点几乎不存在任何争论。同时可以肯定的是，一个人死亡之际就是他停止享有权利和承担义务之时。当然，有些权利在死亡之后仍然存在，特别是那些与遗嘱相关的权利。实际上，一位已故之人仍然可能是一个人，只要有一位活着的代表在执行他/她的意志。而且，一些特定的权利依然存在，如尸体处置权和尊重坟墓权等，但这些权利只有在一个人被宣告死亡之后才能归属于特定主体。

再次，具有感知力。这种观念意味着，一个人具有感知能力或者有能力进行感知。这很容易跟"神志清醒或有意识"这种表达相混淆。"神志清醒或有意识"并不是享有权利和承担义务的普遍要求。实际上，熟睡、神志不清或者服毒都不能使人类变成非人类。[②]

最后，社会角色问题对于法律人格的归属具有重要意义。然而，发挥社会作用这种观念有时仅被视为有能力进行交流。换句话说，发挥社会作用的主体不仅应该理解特定的情形，而且必须能够以世界上绝大多数法律人能够理解的方式来表达他们的观念。例如，有学者就将自然人视为"言语共同体"，从而表明社会作用的关联性。正如范顿（F. van Dun）理解的那样，人们享有为自己行事和说话的能力，或者在未来有能

① See F. Andrade et al., *Contracting Agents: Legal Personality and Representation*, Artificial Intelligence and Law, Vol. 15:4, p. 362 (2007).

② See F. Van Dun, *The Pure Theory of Natural Law*, http://users.ugent.be/frvandun/Texts/Articles/Natural Law /part I.pdf, accessed 24 September 2018.

力这么做,这是一个人最重要的必要特征之一。[①] 自然人不管自己的智能水平如何都可以发挥社会作用,实际上,人工智能体也正在发挥相应的社会作用。

与自然人相比,法人意指如下实体:它们不是人类,但是社会选择赋予它们某些与自然人相同的法律保护和权利。公司是法人的典型例证,但法人可能还包括其他实体。世界上绝大多数管辖权都允许除自然人之外的其他实体享有权利和承担义务。基于这一事实,法人被法律赋予法律能力。

作为法律关系的主体,自然人和法人既有关联,又有差异。关联之处在于,法人必须由人类设立并运行。实际上,正是控制法人的人类具有的能力构成了法人人格。[②] 差异之处在于,法人不是人类,它是拟制实体,旨在执行某些行为。与此同时,自然人和法人还有很多相似之处。例如,自然人和法人都存在享有权利和承担义务的某个特定时刻,对自然人来说,这或者是在出生之时,或者是在死亡之际;对法人来说,就是它成立之际。如果某个公司没有成立就开始运营,它就不会享有任何权利,它甚至会因无证经营而受到某种处罚。显然,"当下活着"之要求是有效的,因为只要法人运营,它就享有权利和承担义务。如果法人被终止清算,它就失去了自己的生命,也就失去了权利和义务。就感知力而言,它本身不是赋予某个实体法律能力的必备要求,尽管拟制的法人不具有直接感知力,但控制法人的人类具有这种能力。关于社会作用,正如巴菲尔德(Barfield)争辩的那样,尽管法人具有人类利益的工具性色彩,但它仍然发挥相应的社会作用。[③] 在这种情况下,法人和自然人都是社会主体。

---

① See F. Van Dun, *The Pure Theory of Natural Law*, http://users. ugent. be/frvandun/Texts/Articles/Natural Law /part I. pdf, accessed 24 September 2018.

② See A. Dyschkant, *Legal Personhood: How We are Getting it Wrong*, University of Illinois Law Review, Vol. 2075, p. 2084 - 2085 (2015).

③ See W. Barfield, *Issues of Law for Software Agents within Virtual Environments*, The MIT Press, p. 747 - 754 (2005).

就法人享有权利和承担责任的内容而言，一方面，法人被赋予绝大多数民事权利和责任，但那些因性别、年龄或家庭关系只能归属于自然人的除外。法人可以拥有财产，可以起诉和被诉，可以签署合同，但诸如投票和结婚这样的权利和责任除外。另一方面，法人承担的通常是有限责任，这就意味着，所有人对法人的债务不承担责任。尽管如此，在某些情况下，如果公司违反法律或者未履行义务，所有人可能也要承担责任，这被界定为"揭开公司的面纱"。①

综上所述，自然人和法人是现有法律框架下最为基本的法律关系主体。成为自然人需要具备如下条件：属于人类、当下活着、具有感知力、发挥社会作用或者在未来有机会发挥这样的作用。法人除了与自然人具有某种程度的相似性，其首要条件是依法成立并拥有自己的财产。②由此可见，成为法律关系主体的条件在不同类别的主体之间存有差异，而且，法律关系主体的类别本身并非一成不变。也就是说，如果人工智能与自然人或法人具有某种程度的相似性（如具有感知力、发挥社会作用、依法成立、拥有财产等），它也可以被法律赋予法律关系主体地位。而且，人工智能比法人更接近于人类。既然法人可以成为法律关系主体，从逻辑上看，人工智能也具有这种可行性。接下来，我们将为人工智能提出一种"电子人"身份设想，并讨论人工智能具有法律关系主体地位的正当性。

3."电子人"身份设想

现有文献对人工智能的定义众多，③人们目前还无法对此达成普遍

---

① See R. Thompson, *Piercing the Corporate Veil: An Empirical Study*, Cornell Law Review, Vol. 76:5, p. 1036(1991).

② 例如，我国《民法典》第58条第1款、第2款规定："法人应当依法成立。法人应当有自己的名称、组织机构、住所、财产或者经费。法人成立的具体条件和程序，依照法律、行政法规的规定。"

③ 例如，有些定义与感知环境和采取行动的能力相关，这种能力可以使特定目标的成功机会最大化，还有些定义意指拥有与人类智力（如学习和解决问题）相关的认知功能，具体参见Stuart J. Russell & Peter Norvig, *Artificial Intelligence: A Modern Approach*, 3rd ed., Prentice Hall, 2009；又如，日本专家对人工智能的定义就多达13种之多，具体参见[日]松尾丰：《人工智能狂潮：机器人会超越人类吗？》，赵函宏、高华彬译，机械工业出版社2016年版，第25~26页。

共识。但可以肯定的是，人工智能以不同形式的强度予以表现，或者说，人工智能（及其相关特性）可能展现出更强或更弱的强度。根据阿兰德·亨兹（Arend Hintz）的观点，人工智能的表现形式有四类：反应机器（reactive machines）、有限记忆（limited memory）、心灵理论（theory of mind）和自我意识（self-awareness）。①

"反应机器"人工智能由纯粹反应式运行系统组成，它们没有记忆，没有能力利用过去的经验来影响目前的决定，因此，它们每次遇到相同的情形都以相同的方式作出反应。它们对世界没有概念，无法超越编程所要求完成的特定任务。"有限记忆"人工智能可以随着时间推移识别某些关键对象并对其实施监控。观察结果将被添入人工智能对世界的预先编程表示中，从而在决策过程中予以考虑。这种人工智能拥有足够的记忆或经验来作出决定并采取适当行为。例如，为了避免被附近的汽车撞击，自动驾驶汽车能够观察其他汽车的速度和方向，并基于这些信息决定何时换道。"心灵理论"人工智能被用来描述如下认识：世界上的人类、生物和对象能够拥有影响其自身行为的思想和情感。这种人工智能可以根据自己对他人情感、预期、动机和意图的理解来调整自己的行为。"自我意识"人工智能指的是人工智能的最后阶段：建立能够形成有关自我表示的系统。这种人工智能有意识、有感知力并能够理解他人的情感。它们不仅知道自己想要什么，而且能够理解自己想要的东西以及想要这些东西的原因。

接下来将以人工智能的上述四种分类为基础，并设想赋予人工智能"电子人"主体身份展开讨论。"电子人"一词首次于1967年在《生活》（*LIFE*）杂志的一篇文章中被提及，2016年，它也被引入欧盟议会法律事务委员会《向民法规则委员会提交有关机器人的建议报告草案》。"电子人"这种表达并不希望将人工智能等同于人类，但它的任务在于引起

① See Arend Hintz, *Understanding the Four Types of AI: from Reactive Robots to Self-Aware Beings*, The Conversation UK, https://theconversation.com/understanding-the-four-types-of-ai-from-reactive-robots-to-self-aware-beings-67616, accessed 10 April 2017.

人们对如下问题的关注:人工智能体是否应该具有法律能力,进而享有法律权利、履行法律义务和承担法律责任。我们将对这一问题进行深入分析,并阐明将既定对象(人工智能)视为独立法律关系主体的理由,评估对这些主体适用同样推理的不同意见。

作为分析问题的出发点,我们再次指出,法律关系主体在人类历史中并非一个不可改变的现实。随着时间的推移和法律理论的发展,很多实体已被赋予独立的法律关系主体地位。在国际层面,主权国家以及各种国际组织和政府间组织都是这种情形的例证。在国内层面,每个国家实际上都将这种推理适用于各个公司和其他商业组织。具体的司法管辖权甚至将其扩展到更加牵强附会的情形。例如,在印度,法院将法律人格赋予印度教偶像,[①]认为他们有能力享有权利和履行义务;[②]在新西兰,旺格努伊河(Whanganui River)于2017年3月被赋予法律人格,因为旺格努伊毛利(Māori)部落认为这条河是他们的祖先。[③] 其他常见的情形还包括:根据海事法律赋予船只独立的法律关系主体地位,不同的国内管辖权规定动物拥有自己的法律地位等。

这些观察使我们得出结论,独立的法律关系主体地位并非源于某个特定实体的固有属性,而是基于道德因素考量之后立法选择的结果,是努力在法律框架中体现社会现实或者出于法律便利的结果。因此,既然没有任何原则规定法律制度必须在何时承认某个实体为法律关系主体,也没有规定它必须在何时否认某种法律人格,[④]在这种情况下,确认如下情形具有重大意义:人工智能是否享有被视为独立法律关系主体的道

---

① See Pramatha Nath Mullick v. Pradyumna Kumar Mullick, Bombay High Court, 27 BOMLR 1064 (Bombay High Court 1925).

② See Yogendra Nath Naskar v. Commissioner of Income Tax, Supreme Court of India, 1969 AIR 1089, 1969 SCR (3) 742 (Supreme Court of India 1969).

③ See Eleanor Ainge Roy, *New Zealand River Granted Same Legal Rights as Human Being*, The Guardian (16 March 2017), https://www.theguardian.com/world/2017/mar/16/new-zealand-river-granted-same-legal-rights-as-human-being, accessed 22 April 2017.

④ See Tom Allen & Robin Widdison, *Can Computers Make Contracts?*, Harvard Journal of Law & Technology, Vol. 9, p. 125 (1996).

德权利,这样做是否体现了一种社会现实,或者从法律的观点看是不是一种便利的选择。

在回答“人工智能是否享有被视为独立法律关系主体的道德权利”这一问题之前,需要优先考虑的是,哪些主体享有这样的道德权利?他们具有哪些特征来支持这种主张?毫无疑问,自然人属于这种主体,相应的特征是具有自主行为和主观经验的能力。就人工智能而言,可以适用同样的推理:只要它们具有自主行为和主观经验的能力,它们在道德上就有权享有独立的法律关系主体地位。

人工智能的自主性可以被界定为有能力作出决定并在外部世界执行这些决定,不受任何外在控制或影响。这些决定是根据自我修正或自我创立的指令来作出的。基于前文对人工智能的分类,我们认为,“心灵理论”人工智能和“自我意识”人工智能无疑拥有上述特征,但“反应机器”人工智能并不具有自主性,对“有限记忆”人工智能也存在争议。尽管如此,由于“有限记忆”人工智能可以根据自己的观察来作出决定,我们倾向于认为它们能够作出自主决定。

对于具有主观经验的能力而言,这与自我意识具有密切关联。当自然人、客体或机器形成自我表示(这种表示将影响他们如何感受或感知现实世界)时,他们就具有了主观经验。只有具有感知力的人工智能才能做到这一点。基于此,我们认为,“自我意识”人工智能在道德上有权拥有自己的法律地位。对于“有限记忆”人工智能和“心灵理论”人工智能而言,尽管它们能够自主行为,但缺乏感知力使它们无法具有主观经验。当然,“反应机器”人工智能无法具有上述任何能力。因此,如果后三种人工智能被视为独立的法律关系主体,并赋予它们法律地位,这种选择一定是基于其他因素而非道德考虑。

这些其他因素之一可能是法律体现社会现实的必要性。技术进步正在使如下情形显而易见:在不久的将来,大量的人类活动将由人工智能完成。而且,由于人工智能的作用变得越来越明显,人们开始认为,这事实上就好像是人工智能自己在从事活动,而不纯粹是另一个法律关系主体的延伸。如果整个社会开始将人工智能视为自主行为人,就像公司是不同于其成员的法律关系主体一样,此时,它对法律造成的压力在于,赋予这种社会认知具有法律效力。我们不难想象,人工智能通过社会不同部门的扩散将最终导致人类对它们具有独立认知,就如同人类现在认知公司和其他形式的商业组织一样。

支持将人工智能视为独立法律关系主体的另一种因素是法律便利。如前所述,法律制度将某种形式的法律人格赋予船只,这样就可以允许利用船只进行贸易的利害关系人对其实施法律控制。我们并不认为船只享有法律人格的道德权利,我们大多数人也不会认为船只具有真正的超法律人格。尽管如此,对船只赋予某种形式的法律人格会以一种便利且相对节约成本的方式实现有价值的法律目的。基于这种逻辑,赋予人工智能独立的法律关系主体地位是否也能实现有价值的法律目的呢?我们认为答案是肯定的。将人工智能视为一种独立的法律关系主体可以使现有法律框架直接应对相关情形,而且这种情形会随着时间推移变得越来越常见。它还能使法律制度有机会为人工智能量身定制一种合适的法律地位,并根据其特性赋予适当的权利和义务,而不是简单地根据适用于其他主体的现有法律框架为人工智能设计法律主体地位,因为这样做并不必然适合人工智能。

然而,我们应该区分的是,尽管上述基本原理适用于能够作出自主决定的人工智能,但"反应机器"人工智能作出的决定仅仅是对设计者或所有者输入信息的反射,几乎不具有任何复杂性,因为它在作出决定的过程中没有加入人工智能的任何观察结果。基于这种原因,我们认为,尽管可以假设法律制度能够受益于"有限记忆"人工智能、"心灵理论"人工智能和"自我意识"人工智能量身定制的独立法律地位,但同样的原理不能适用于"反应机器"人工智能,因为没有充分理由将它们的行为与相应的设计者或所有者相分离。因此,我们的结论是,即使没有积极的理由认为"反应机器"人工智能具有独立的法律关系主体地位,但支持"有限记忆"人工智能、"心灵理论"人工智能和"自我意识"人工智能基于法律便利而享有独立的法律关系主体地位确实有着充分的理由。

接下来,我们继续讨论涉及这些因素的否定性观点。绝大多数这些观点都属于某些学者所谓的"缺少点什么",[①]不管这种缺少的东西是否与意识、自我意识或生物特性有关。其他文献则进一步指出对人类法律和道德立场的潜在破坏。[②] 尽管如此,正如法人作为法律关系主体表明的那样,将独立的法律地位赋予特定主体是立法者的创造,旨在充分调整社会生活,并确保法律体系的内部一致性。因此,我们认为,并不存在"缺少点什么"。如果人类的法律和道德立场受到任何伤害,造成这种伤害的是人工智能的发展,而不是事后确立的人工智能法律关系主体地位。

综上所述,我们得出结论,不同类型的人工智能具有不同的法律地位:"反应机器"人工智能因其作出的决定仅仅是对设计者或所有者输入信息的机械反射而无法成为法律关系的主体;"自我意识"人工智能因同时具有自主行为和主观经验的能力而在道德上有权拥有自己独立的法律关系主体地位;具有自主行为能力的"心灵理论"人工智能和"有限记忆"人工智能因缺乏感知力而无法具有主观经验,但它们可以基于法律体现社会现实的必要性和法律便利因素而成为法律关系的主体。

4. 对待医疗人工智能的应有态度

不管我们是否承认,人工智能已经或正在成为我们生活的一部分。这是机遇还是灾难?完全自主的人工智能系统是否可能"超越"整个世界的控制?对此,既有悲观主义者,又有乐观主义者。荷兰法学教授盖德林(Genderen)是悲观主义的代表,他认为,人工智能对人类的威胁确实存在,将法律能力赋予即使是最先进的人工智能也可能给人们带来有害的后果。作为人类,我们有必要控制人工智能系统。我们不想面对自主系统收集各种个人信息用于它们自己的目的。我们最好利用电子或

---

① See Lawrence B. Solum, *Legal Personhood for Artificial Intelligences*, North Carolina Law Review, Vol. 70, p. 1231(1992).

② See John P. Fischer, *Computers as Agents: A Proposed Approach to Revised U. C. C. Article* 2, Indiana Law Journal, Vol. 72, p. 146(1997).

更好的技术“仆人”来协助我们在实践中完成任务。[①] 当然，斯蒂芬·霍金（Stephen W. Hawking）生前也多次表示，人工智能可能会毁灭人类。

然而，劳伦斯·索罗姆（Lawrence B. Solum）提出了不同意见。他将“超越”观点称为“偏执的人类中心主义”，并对此表示反对。他认为，认真对待这种观点是不可能的，原因在于，如果某种机器人技术有可能对人类带来危险，唯一的解决办法是根本不制造机器人。而且，索罗姆过于乐观地相信，这种危险非常遥远，它不应该成为决定是否赋予人工智能法律能力的标准。[②]

我们的观点介于这两种极端的观点之间。正如现代民主超人类主义运动的著名发起人詹姆斯·休斯（James Hughes）指出的那样，既然技术发展不可能被阻止，民主主义者需要加入技术的发展潮流，制定政策确保这些技术的社会利益最大化，并寻求这些技术的自由用途。这就意味着，休斯谈论的是对技术进步的控制，但是，作为一个民主主义者，他认为有必要像对待如今生活在世界上的其他人那样，与这个可能的少数派保持团结。他在历史梳理的基础上阐述到，人类未来对非增强型人类（unenhanced humans）的威胁就像妇女解放运动对家长制的威胁一样，或者移民权利对本土主义者的威胁一样。尽管自由主义的超人类主义者可以想象，如果他们装备精良且反应神速，他们就可以保护自己，但他们终将寡不敌众。相反，超人类主义者必须理解他们与过去民权运动的连续性，并努力与文化、种族和宗教少数派建立联盟，从而保护自由民主。我们需要一个强大的民主国家来保护前卫少数派创新和体验自己身心的权利。[③] 总之，我们认为，人工智能的发展不能仅被视为一种威

---

① See R. Van den Hoven van Genderen, *Robot Law, a Necessity or Legal Science Fiction? Machine Medical Ethics and What About the Law?*, http://www. switchlegal. nl/robotlaw-a-necessity-or-legal-science-fiction, accessed 12 November 2018.

② See Lawrence B. Solum, *Legal Personhood for Artificial Intelligences*, North Carolina Law Review, Vol. 70, p. 1231(1992).

③ See J. Hughes, *Democratic Transhumanism* 2.0, http://www. changesurfer. com/Acad/DemocraticTranshumanism. htm, accessed 19 September 2018.

胁,我们应该通过积极主动且富有创新的思想讨论和制度设计来引领它的可持续发展,对人工智能发展的控制应该永远掌握在人类手中。

我们将以一些显而易见的责任想法结束讨论。首先,也是最为广泛的想法是,这是一个不断变化的空间。我们已经列出了可普遍适用的法律的运行原理,但是,一旦案件开始进入法庭,这些因素将如何落实仍然存在很大的不确定性,而且,立法机构和调控机构总是可以介入,进而从根本上改变现状。最明显的变化是医疗标准的变化,在此,随着时间推移,人工智能的使用可能会成为医疗标准的一部分,但在不同的医疗实践领域,人工智能的使用速度可能会有所不同。监管机构的调控方式及其对责任的潜在影响也很容易发生变化。

欧盟提供了一个可能发生重大变化的例子。在 2020 年 10 月,欧洲议会发布了《关于人工智能民事责任制度的决议》。最值得注意的是,拟议的框架将对“高风险”人工智能系统的前端和后端运营商适用严格责任。据推测,这将包括医疗护理提供者、医院,以及参与人工智能系统持续操作的开发人员。该决议还规定,运营商不能辩称伤害或损害是由其人工智能系统驱动的自主活动、设备或过程造成的,从而规避责任,这直接排除了如下论点,即自主人工智能可能是阻碍侵权责任的一种干预性事由。

其次,以上有关责任的讨论仅仅涉及责任的初始分配。个体行为人可以通过合同(其中包括赔偿协议或者购买保险)来改变这种分配。由此产生了两层含义。最直接的含义是,更为知情的当事人通过对出现的问题承担责任来表明人工智能系统的质量,例如,数字诊断公司为其 IDx-DR 糖尿病视网膜病变诊断系统提供医疗事故责任保险,并承担由该系统引起的伤害责任。[①] 不太直接的含义是,保险公司可以作为人工智能系统质量不同的准独立验证者,在这种情况下,积极的评估是保险

---

① See Michael D Abràmoff et al. ,*Lessons Learned About Autonomous AI*: *Finding a Safe*, *Efficacious*, *and Ethical Path Through the Development Process*, American Journal of Ophthalmology, Vol. 214;134, p. 139(2020).

责任范围的必要条件。

最后,人工智能与伤害的动态属性进一步使责任图景复杂化。当伤害出现时,责任的分配方式决定了开发者、机构与个人的行为,[①]但伤害总量也会首先决定他们的行为。如果将人工智能系统融入医疗护理实践可以大幅度降低整体伤害程度,情形就会发生变化。考虑一种程式化的前人工智能系统,在该系统中,医生、医院和产品开发者对发生的伤害平等分担责任。如果出现了150起伤害,各方要承担相当于50起伤害的责任。让我们想象如下情形:人工智能的加入使医院对医生的所有行为负责,但同时也将伤害率降低了60%。如今,在60起伤害中,医院需要承担相当于40起伤害的责任(开发者20起,医生0起)。尽管责任分配发生了变化,但医院的状况仍然较好,因为总体伤害率下降了。当然,这种下降也是社会预期的结果。尽管如此,人们可以改变故事情节,以得到一种不良社会结果。如果责任分配遵循同样的模式,但人工智能只减少了40%的伤害率,那么,医院将对相当于90起伤害中的60起负责;而且,如果它事先知道这个结果,可以预期,它会抵制人工智能系统的实施,从而造成对整体福利的冲击。所有这一切都旨在阐明,个体行为人的责任只是故事的一部分,人工智能系统的功效可以深刻地改变整个图景。

正如我们一开始就指出的那样,医疗人工智能的责任呈现一种复杂格局,它涉及多个参与者、理论和相互作用。对于系统中的个体行为人以及考虑如何最好地推动高质量人工智能向前发展的政策制定者来说,了解这些变化是至关重要的。

二、智能医疗的类型化责任

目前,涉及医疗领域人工智能法律责任的判例法很少。[②] 产品责任

---

① See George Maliha et al., *Artificial Intelligence and Liability in Medicine: Balancing Safety and Innovation*, The Milbank Quarterly, Vol. 99, p. 629(2021).

② See W. Nicholson Price et al., *Potential Liability for Physicians Using Artificial Intelligence*, Journal of the American Medical Association, Vol. 322, p. 1765(2019).

法、医疗事故法和普通过失下的法律责任框架可能适用于人工智能责任,但也需要有些新的变化。

(一)产品责任

传统的产品责任法通常提供一个框架,让卖方、生产者、经营者或者分配链上的任何其他当事人对机器或工具造成的损害或人身伤害负责,而不管产品是自主操作还是受到人类辅助。[①] 例如,产品责任法已经适用于类似人工智能的产品,如飞机上的自动驾驶仪以及诸如巡航控制和自动泊车的自动车辆控制等。《美国侵权责任法重述》(第3版)和很多州都规定,当产品在销售或分配时,如果出现生产缺陷、设计缺陷,或者由于说明或警告不充分而导致缺陷,那么产品就被认定是有缺陷的。[②] 上述产品缺陷的每一种归类在应用于人工智能时都存在一些独特的问题。

1. 设计缺陷

设计缺陷索赔在为数不多可供审查的手术机器人索赔中很常见,在其他医疗人工智能索赔中可能也很常见。《美国侵权责任法重述》(第3版)规定:"当产品造成的可预见危害风险可以通过采用合理的替代设计来减少或避免时,产品就存在设计缺陷……替代设计的缺失使得产品不具有合理的安全性。"[③]有很多方式表明,人工智能可能包含以下几种元素:可预见风险、合理替代设计(RAD),以及不合理的安全。

需要注意的是,设计缺陷索赔是一种严格责任索赔,因此,原告必须证明,生产者直接造成了故障,该故障导致伤害的发生,这就要求原告证明,是机器而不是医生造成了伤害。由于人工智能与人类监督相互交织的方式非常复杂,因果关系是人工智能设计缺陷索赔的一个难点,该问

---

① See Karni A. Chagal-Feferkorn, *Am I an Algorithm or a Product? When Products Liability Should Apply to Algorithmic Decision-Makers*, Stanford Law & Policty Review, Vol. 30:61, p. 62 - 63(2019).

② See Restatement (Third) of Torts: Prod. LIAB. § 2 (1998).

③ Restatement (Third) of Torts: Prod. LIAB. § 2 (1998).

题将在后文中进一步展开讨论。

(1)可预见风险

人工智能算法包含一些独特的可预见风险。对于有缺陷的产品而言,风险必须是可预见的,这样的话,一旦原告确定该产品被用于合理可预见的用途,该领域的专家通常已经知道或者在合理范围内可以知道人身伤害的风险。[①] 属于该领域专家的常识可归咎于人工智能的生产者。人工智能涉及的可预见风险在很多其他类型的产品中很常见,如故障、用户错误、正常磨损等,这些风险可能会出现与非人工智能产品类似的问题,并具有类似的责任配置,因此,不在此赘述。这里所讨论的是与人工智能相关的一些独特的可预见风险,它们包括不良数据、歧视、腐败等。

第一,不良数据。人工智能的深度学习依赖高质量数据,有些专家还指出,没有什么比数据更为重要。[②] 医疗护理的交互作用涉及大量数据。如果人工智能使用不良数据来生成模型,它就可能被放大成比非人工智能模型更糟糕的模型。美国医学会的人工智能政策包括透明度与再现性(reproducibility)的优先地位,这依赖于良好的数据。可能导致深度学习结果存在缺陷的数据面临的影响因素包括:数据量、数据质量、时间性、领域复杂性、可解释性等。

首先,必须确保数据量。在医疗护理中,病人数量在实际临床情况下通常是有限的。为了达到准确性与改善结果的目标,需要大量的数据。虽然对训练文档的最低数量没有硬性指导,但一般的经验做法是,在网络中至少有十倍的样本数量作为参数。因此,在可以轻松收集大量数据的领域(如图像或语音识别),深度学习可以非常成功。就来自电子病历的临床决策而言,理解疾病及其可变性要比图像或语音识别复杂得多,训练一个有效且稳健的深度学习模型所需的医疗数据要比其他媒介多得多。

---

① See Restatement (Third) of Torts: Prod. LIAB. § 2 cmt. m (1998).

② See Abraham Verghese et al., *What This Computer Needs is a Physician: Humanism and Artificial Intelligence*, Journal of the American Medical Association, Vol. 319, p. 19(2018).

其次,数据质量需要有保证。医疗护理数据通常不像其他领域的数据那样"干净且结构良好"。由于医疗护理数据具有高度的异构性、模糊性、嘈杂性与不完整性,因此,在训练一个良好的深度学习模型时必须质疑和思考数据质量,考虑到数据的稀疏性、冗余性和缺失值,这会带来特别的挑战。

再次,数据的时间性很重要。深度学习模型通常假设静态的、以向量为基础的输入,它们不适应时间的变化。然而,这在医学上可能是有问题的,因为疾病总是随着时间推移而发展和变化。①

又次,数据复杂性也很重要。在医疗护理领域,疾病具有高度的异质性,对于大多数疾病而言,人们仍然不完全了解其病因以及它们的发展过程。

最后,可解释性同样重要。为了让医疗专业人士相信预测系统推荐的行为,如特定药物的处方或者患有某种疾病的潜在高风险,深度学习模型需要透明,而不是一个不透明的"黑箱",这与很多领域截然不同。

在将人工智能模型应用于医疗护理数据时,"垃圾进、垃圾出"(garbage in,garbage out)的格言至关重要,尤其要注意确保人工智能模型所基于的数据是良好数据。②

第二,歧视。从理论上讲,人工智能系统作出的是客观决策,不会像人类一样具有影响决策的主观偏见。然而,在现实中,人工智能系统受制于很多与人类决策相同的偏见,因为人工智能通常使用不完善的数据集进行训练。"如果没有适当的意识和控制,人工智能系统可能会放大数据集中已经存在的偏见与不公平,或者可能会在机器学习过程中习得偏见。"③美国医学会的人工智能政策将避免偏见和避免加剧弱势群体

---

① See Ricardo Miotto et al., *Deep Learning for Healthcare: Opportunities & Challenges*, Briefings in Bioinformatics, Vol. 19, p. 1236 – 1241(2018).

② See Andrew L. Beam & Isaac S. Kohane, *Big Data and Machine Learning in Health Care*, Journal of the American Medical Association, Vol. 319, p. 1317 – 1318(2018).

③ Tom Lawry et al., *Realizing the Potential for AI in Precision Health*, The SciTech Lawyer, Vol. 13:22, p. 24(2017).

的差距列为人工智能系统的优先事项。

人工智能可以通过多种方式引入偏见。首先，人工智能偏见可能源自某些人群在数据集中的代表性不足，这会隐藏疾病风险或治疗效果的人群差异。研究人员发现，相对于其他种族的患者而言，心肌病基因测试能够更好地识别白人患者的致病变异。

其次，非代表性数据收集可能导致偏见。例如，从应用程序和可穿戴设备收集的数据集可能会向社会经济条件优越的人群倾斜，因为他们更容易使用联网设备和云服务。同样，昂贵的基因测试产生的数据集会倾向于富裕的消费者。数据集的位置也可能导致偏见和非代表性数据收集。例如，基于从电子病历收集的数据来实施此类电子病历系统的医疗系统，可能导致无保险、保险不足，以及无法持续获得高质量医疗护理的人群（如农村地区的一些患者）的代表性不足。此外，当电子病历数据被用于患者护理和记账，而不是用于研究时，它可能会引入偏见，因为重要的临床背景信息可能会丢失。[①]

再次，必须注意确保人工智能不会被不公平地应用。例如，如果一个机器学习系统被用来预测 6 ~ 12 个月的死亡率，以帮助医生对临终关怀进行预后预测，那么，它就不应该被用来拒绝对死亡风险较高的患者进行治疗。

最后，人工智能系统可能体现其开发商和用户的偏见。因此，开发商、用户、团队、医疗护理专业人士、医疗专家的多样性是避免偏见和歧视的必要条件。此外，人工智能科学家必须继续开发分析技术，以发现和解决受人工智能驱动之技术中的不公平问题。

第三，腐败与行业主导的偏见。人工智能增加了如下可能性：可恶的腐败渗透到临床决策支持工具。2020 年，美国一家电子病历供应商与美国司法部达成了价值 1.45 亿美元的和解备忘录，这是有史以来第

---

① See Tom Lawry et al., *Realizing the Potential for AI in Precision Health*, The SciTech Lawyer, Vol. 13:22, p. 24 (2017).

一次针对电子病历供应商的刑事诉讼。[①] 制药公司和其他的医疗用品供应商可以获得临床决策支持工具,并使用这些工具指导医生在开处方时采用它们的产品。

具言之,在 2020 年 1 月,美国一家电子病历供应商向美国司法部支付了 1.45 亿美元,以终结对该公司承认如下事实的刑事和民事调查:通过操纵其电子病历软件,公司向一家大型阿片类药物公司索要并收取回扣,作为交换,该公司利用其电子病历软件影响医生开具阿片类止痛药的处方。根据美国司法部的说法,电子病历供应商 Practice Fusion 公司从制药公司索取非法回扣,作为交换,它在电子病历软件中实施临床决策支持预警,以期增加其药品的处方。美国司法部还指出,电子病历供应商(作为赞助付款的交换)允许制药公司参与设计临床决策支持预警系统,其中包括选择用于开发预警系统的指南,设置确定医疗护理提供者何时收到预警的标准,甚至还在某些情况下起草预警本身使用的语言。这些做法旨在增加公司产品的销售,而且并不总是体现公认的医疗标准。例如,美国司法部详述的犯罪信息称,Practice Fusion 公司要求阿片类药物公司支付近 100 万美元,以建立临床决策支持预警系统,该系统会导致医生开出更多的长效阿片类药物,同时吹嘘这会给阿片类药物公司带来有利可图的投资回报,理由在于医生开出了更多的阿片类药物。

随着新技术的不断发展和演变,新的创新性欺诈计划也在不断发展和演变。因犯罪活动受到伤害的患者可能会提出民事赔偿,公司可能因在产品开发过程中未能防止犯罪活动而承担责任。如果医生未能认识到与临床实践指南的偏差,或者医院没有根据责任理论对潜在的欺诈行为进行充分调查,他们都要承担相应的责任。

第四,其他独特的可预见风险。人工智能复杂且快速发展的应用产

---

① See *Electronic Health Records Vendor to Pay ＄145 Million to Resolve Criminal and Civil Investigations*, V. S. Popartment of Justice (27 January 2020), https://www.justice.gov/opa/pr/electronic-health-records-vendor-pay-145-million-resolve-criminal-and-civil-investigations-0.

生了无数的可预见风险，而且，随着人工智能继续在医疗领域的广泛应用，这些风险将变得更为明显。美国医学会的政策预示了一些潜在的风险，如美国医学会政策指出，它会帮助“将执业医生的观点融入医疗人工智能的开发、设计、验证和实施之中”，并优先考虑“以用户为中心的设计的最佳实践”①。美国医学会还指出，医生对自己职业生涯不满的一个主要来源是其对电子健康记录尤其是可用性问题感到失望。如果人工智能开发人员未能充分考虑终端用户，那么，就会出现医疗护理环境特有的可预见风险。众所周知，医生都非常忙碌，他们的时间有限，以至于无法解决复杂的患者问题，因此，妨碍护理流程、扰乱医生工作流程或分散医生决策的人工智能会对患者造成伤害，这是可以预见的。因此，未能考虑终端用户问题的人工智能开发人员可能会面临设计缺陷的责任，而通过使设备更加体现以用户为中心可能会避免伤害。其他可预见风险包括终端用户培训不足，患者隐私丧失，保护患者数据安全不充分等。

（2）合理替代设计

确定产品是否有缺陷的另一个因素是，采用合理替代设计（reasonable altern ative design，RAD）是否可以降低危害风险。② 人工智能合理替代设计的可能性有很多。

首先，合理的替代设计可能包括没有人工智能的设备。在某些情况下，只有人类的互动可能比人工智能驱动的互动更好。通常而言，人类临床医生作出的假设和治疗选择并没有被整齐地记录为结构化数据，而且往往依赖从人类经验中发展而来的临床直觉。医生并不仅仅基于病人病历上的数据来作决定，这使一些人把医学描述为既是一门科学，也是一门艺术。换句话说，在医学中，临床判断并不能通过数据得到充分

① *AMA passes first policy recommendation on augmented intelligence*, AMA (14 June 2018), https://www. ama-assn. org/press-center/press-releases/ama-passes-first-policy-recommendations-augmented-intelligence.

② See Restatement (Third) of Torts: Prod. LIAB. § 2 (AM. L. INST. 1998).

代表。例如,人工智能可能无法识别数据情境。然而,数据情境非常重要,如果机器不能识别假象,那么,它们就可能会遇到脱离情境的数据问题。例如,人工智能在评估匹兹堡大学医学中心(UPMC)的肺炎死亡风险时遗漏了数据情境,当时,人工智能确定100岁以上的肺炎患者和进入急诊室的哮喘患者的死亡风险较低。① 人工智能算法正确地分析了基础性数据,但未能理解如下情境:他们的风险是如此之高,以至于急诊科工作人员在记录这些患者的电子病历之前就给他们注射了抗生素,这使得维生性抗生素的时间戳(time stamp)不太准确。如果人工智能的预测源自数据情境之外,那么100岁以上的肺炎患者和那些哮喘患者可能得不到非常积极的治疗,进而可能会导致死亡,并对这些高风险人群造成额外伤害。

有时,人工智能会干预人类医学的重要组成部分,如触觉、同情心和同理心等,很多人认为这是医学艺术的一部分。疾病不仅仅是一种物理或生理体验。医患关系包括触觉、同情心、同理心、情境等要素以及人工智能无法提供的其他人类要素。"安慰剂效应"(placebo effect)已经在医学领域被发现,其范围包括从外科手术到背部疼痛治疗,再到药物疗法,这表明心理因素在疾病中发挥着重要作用,而这是无法通过病人图表上的数据所能体现的。医学不纯粹是一门靠统计学、数学和计算机算法来支撑的科学,在需要人类同情、人类接触或人类解释数据情境的情况下,过度依赖人工智能可能会造成伤害。例如,当一个机器人向病人及其家属传达病人将很快死于癌症的消息时,新闻媒体、病人家属和专家都惊呆了。让我们设想如下情形:在医院,一个有轮子的高大机器,带着一个屏幕进入病人的房间,屏幕上播放一名戴着耳机的医生的实时视频。医生告知了CT扫描结果不佳的消息,并建议给病人注射吗啡以保持舒适,而机器人则站在病人一侧,似乎什么也不明白。病人在48小时

---

① See Bob Kocher & Zeke Emanuel, *Will Robots Replace Drs.?*, The Brookings Inst. (5 March 2019), https://www.brookings.edu/blog/usc-brookings-schaeffer-on-health-policy/2019/03/05/will-robots-replace-doctors/.

内死亡。病人的女儿说,“应该是人才对……应该是医生来到病人的床边”[①],在评论这一事件时,美国医学会会长认为,我们都应该记住,触摸的力量,也就是简单的人际接触,比语言更能传达关怀。一位医学伦理学家也指出,技术可能不够敏感,无法在情绪激动的时刻捕捉到细微的社交线索,如肢体语言和语音语调。

然而,对于很多人工智能系统来说,如下论点注定会失败:人类单独作为合理的替代设计会更好,因为即使人工智能系统存在明显的问题,它们通常仍然比人类的单独表现更好。例如,在全髋关节置换术中,外科医生放置髋假体有一个明显的学习曲线,并在前50例手术之后,医生获得了更好的位置定位。然而,无法否认的是,即使是前50个位置也比非人工智能引导的情况下做得更好。

其次,就选择合理的替代设计而言,在大多数情况下,选择不同的数据集、经修改的软件设计、不同的临床实践指南,或者其他一些基于专家作证的技术变革都可能比建议完全消除人工智能对原告更有成效。例如,手术机器人的合理替代设计可能包括对房间中的传感器使用不同的传感技术(如光学还是电磁)。被简化的引导程序也可能是合理替代选择的一项建议,其中机器人电脑引导与外科医生的重要学习曲线密切相关。[②]

最后,修改用户界面以使人类与人工智能的交互作用变得更好将是合理替代设计考虑的一个明显着力点。美国医学会的政策强调“以用户为中心的设计的最佳实践”的重要性,以及公司需要“将执业医生的观点融入医疗人工智能的开发、设计、验证和实施之中”。如果公司做不到这一点,它们就会陷入合理替代设计的争论。根据美国医学会提到

① Julia Jacobs, *Doctor on a Video Screen Told a Man He Was Near Death, Leaving Relatives Aghast*, New York Times (9 March 2019), https://www.nytimes.com/2019/03/09/science/telemedicine-ethical-issues.html.

② See Frank Griffin, *The Trouble with the Curve: Manufacturer and Surgeon Liability for "Learning Curves" Associated with Unreliably-Screened Implantable Medical Devices*, Arkansas Law Review, Vol. 69, p. 755 – 757 (2016).

的医生对电子健康记录的不满，尤其是可用性问题，作为医生不满的主要来源，这种设计领域可能是一种非常特别的成熟点（ripe point），可以在设计缺陷索赔中针对有缺陷的人工智能。合理替代设计可以包含某种用户界面更改的例证。例如，由于电子病历系统不允许医生和护士及时获取关键的医疗信息或从药房获得药物，一位重症监护病人几乎丧命。[①] 在此，合理替代设计可能只是一个更加用户友好型的界面。对人工智能而言，合理替代设计的可能性是无限的，并且随着时间推移会不断发展。

（3）不合理的安全

在《美国侵权责任法重述》（第 3 版）的管辖范围内，陪审团必须发现审判中所涉争议设备的安全性不太合理。美国一些州对《美国侵权责任法重述》（第 3 版）的语言措辞进行了修改，使用了"不合理危险"等短语。如果州使用"消费者期望测试"，通常而言，所售设备"必须危险到超出普通消费者预期的程度"[②]。正如勒尼德·汉德（Learned Hand）大法官在美国诉卡罗尔拖船公司一案中描述的那样，合理性经常使用风险效用平衡来分析。[③] 其他的合理性因素也被一些司法管辖权用于风险效用评估。[④]

人工智能可能会改变"合理性"的定义。例如，在人工智能系统中，我们关注的重点在于，人工智能系统是否表现得像它应该表现得那样好，而不是它是否表现得和一个合理的纯人类系统一样安全。具有讽刺意味的是，早在 1966 年就有法院在讨论责任标准时认识到这个问题，当时，人工智能还没有被普遍应用："无论一个人多么有效率，他都不会是

---

① See Sharona Hoffman & Andy Podgurski, *E-Health Hazards: Provider Liability and Electronic Health Records Systems*, Berkeley Technology Law Journal, Vol. 24, p. 1526 – 1527 (2019).

② David Vladeck, *Machines Without Principals: Liability Rules and Artificial Intelligence*, Washington Law Review, Vol. 89:117, p. 134 – 135 (2014).

③ See United States v. Carroll Towing Co., 159 F. 2d 169, 173 (2d Cir. 1947).

④ See John W. Wade, *On The nature of Strict Tort Liability for Products*, Mississippi Law Journal, Vol. 44, p. 837 – 838 (1973).

一个机械机器人,也不具备雷达机器在危险显现之前发现危险的能力。对于人的弱点和反应,我们必须给予一些体谅,不管这些体谅的程度是多么微小,因为人的反应必须需要几分之一秒的时间,而且不能像现代机械装置那样以机械的速度与精度作出反应……"①

美国路易斯安那州法院作出的论述成为如下争论的前兆:机械机器人可能会被冠以更高的标准。如今,法院不会问人工智能的表现是否和一个理性人一样好,相反,法院会问的问题是,基于其他人工智能系统的性能以及制造商的性能规格,人工智能的表现是否达到了预期水平。②

当人类用户界面过于困难或者系统没有考虑其用户的人性时,人工智能系统也可能具有不合理危险。电子病历可能特别容易受到这种论点的影响。例如,一家电子病历供应商正在面临一场涉及软件缺陷的集体诉讼,该缺陷不仅威胁到患者安全,而且使采用电子病历的医院陷入困境。这起集体诉讼是由一名死于癌症的患者的遗产管理人发起的,据称,诉讼的原因在于,患者无法可靠地确定他的第一次癌症症状是何时出现的,因为他的医疗记录未能准确地在病程记录上显示他的病史。③该诉讼还声称,软件未能可靠地记录诊断成像顺序,提供审计日志不充分,存在数据可移植性问题,而且不符合认证所需要的标准。

不友好的电子病历用户界面可能为不合理危险创造一个很好的理由。一位观察人士指出,大多数电子病历对一线用户的服务都很差。④记录的冗余、预警的负担以及满溢的收件箱已经导致"每天 4000 次按键"问题,而且可能造成甚至或许加速了医生报告的倦怠症状。如果医

① David Vladeck, *Machines Without Principals: Liability Rules and Artificial Intelligence*, Washington Law Review, Vol. 89:117, p. 131(2014).

② See David Vladeck, *Machines Without Principals: Liability Rules and Artificial Intelligence*, Washington Law Review, Vol. 89:117, p. 132(2014).

③ See *Lawsuit Claims EHR Dangerous to Patients, Could Affect Hospitals*, Relias Media (1 April 2018), https://www.reliasmedia.com/articles/142432 - lawsuit-claims-ehr-dangerous-to-patients-could-affect-hospitals.

④ See Abraham Verghese et al., *What This Computer Needs is a Physician: Humanism and Artificial Intelligence*, Journal of the American Medical Association, Vol. 319, p. 19(2018).

生将所有时间都花在电脑上,病人的照护就会受到影响。

电子病历可能为不合理危险的论点提供重要的机会。例如,在一起医疗事故案例中,据称医生没有足够的空间来记录病人的症状,结果导致对病人的病情管理不善,并引发心脏问题。在另一个案例中,一位癌症患者的诊断和治疗据说被推迟了好几年,原因是医疗机构使用的电子健康记录系统给医生提供的参考资料是过时的影像。[①] 所有这些问题都可能为原告在设计缺陷索赔中辩称电子病历具有不合理危险提供基础。

与电子健康记录相关的风险源于系统技术与设计问题或者源于与用户相关的问题。一项研究结果显示,在 2010 ~ 2018 年,与电子健康记录相关的索赔中,系统技术与设计问题具体包括:(1)12% 涉及电子系统或技术失败;(2)7% 涉及电子健康记录预警或警报系统的缺失或失灵;(3)6% 涉及记录分散;(4)5% 涉及数据电子路由的失败或缺失;(5)4% 涉及电子健康记录中文档的范围或领域不充分;(6)2% 涉及缺乏集成或不兼容系统;(7)其他问题占比 14%。在这项研究中,只有一项索赔涉及未能确保信息安全。[②]

大多数不合理危险的人工智能论点都需要有专家作证。人工智能行业将在获得人工智能专家方面具有压倒性优势,就像骨科设备所描述的那样。[③] 根据《美国联邦证据规则》第 702 条的规定,初审法院充当"看门人"的角色,它防止不可靠和不相关的科学证词进入法庭。[④] 初审法院会使用四个非排他性因素来确定专家证词的可靠性,它们是:(1)科学知识是否可以(或者已经)被检验;(2)理论或技术是否已经经

① See Vera Lücia Raposo, *Electronic Health Records: Is it a Risk Worth Taking in Healthcare Delivery?*, GMS Health Innovation and Technologies, Vol. 11, p. 2(2015).

② See Darrell Ranum, *Electronic Health Records Continue to Lead to Medical Malpractice Suits*, THE DOCTORS COMPANY (Aug. 2019), https://www.thedoctors.com/articles/electronic-health-records-continue-to-lead-to-medical-malpractice-suits.

③ See Frank Griffin, *Prejudicial Interpretation of Expert Reliability on the "Cutting Edge" Enables the Orthopedic Implant Industry's Bodily Eminent Domain Claim*, Minnesota Journal of Law Science & Technology, Vol. 18, p. 237 – 238(2017).

④ See Kumho Tire Co. v. Carmichael, 526 U. S. 137, 145 – 47 (1999).

过同行评议或发表;(3)已知或潜在的错误率;(4)普遍接受度。[①] 重要的是,人工智能制造商将在所有四个因素中具有决定性优势。首先,人工智能公司很可能进行科学测试,这对研究结果可能会形成偏见。其次,同行评议和发表很可能由为企业工作的人工智能科学家完成,这会再次引入偏见。再次,任何已知或潜在的错误率很可能被人工智能公司发现,这会对信息披露形成限制。最后,普遍接受度将取决于为人工智能公司工作的人工智能科学家,这可能会限制有关证人愿意代表受伤原告出庭作证。

2. 生产缺陷

根据《美国侵权责任法重述》(第3版)的规定,如果产品偏离了预期设计,即使在产品的准备与销售过程中尽了一切可能的注意义务,产品也将被归类为具有生产缺陷。此时,通常适用的是严格责任。[②] 一般而言,如果基于严格责任提出索赔,原告必须证明,除其他情形之外,产品是有缺陷的,这种缺陷导致原告的伤害,而且,在产品离开生产者的控制时,缺陷就已经存在。[③]《美国侵权责任法重述》(第2版)规定,尽管(1)卖方在准备和销售其产品时尽了一切可能的注意义务,以及(2)用户或消费者未从卖方购买产品或与卖方建立任何合同关系,责任仍然适用。[④]

所谓人工智能生产缺陷的一个例证涉及达芬奇机器人,原告宣称,该机器人存在"微裂纹",从而允许"电流以火花的形式从被称为'热剪刀'的单极弯曲剪刀中逸出",进而导致在机器人辅助前列腺切除术期间造成原告直肠内部烧伤。[⑤] 在基于严格产品责任提出索赔时几乎总

① See Martinez v. United States, No. 1:16 – cv – 01556 – LJO-SKO, 2019 WL 266213, at *7 (E. D. Cal. Jan. 18, 2019).

② See Restatement (Third) of Torts: Prod. LIAB. § 2 (AM. L. INST. 1998).

③ See Mracek v. Bryn Mawr Hosp., 363 F. App'x 925, 926 (3d Cir. 2010) (citation omitted).

④ See Restatement (Seond) of Torts § 402A (AM. L. INST. 1965).

⑤ See Pohly v. Intuitive Surgical, Inc., No. 15 – CV – 04113 – MEJ, 2017 WL 900760, at *1 (N. D. Cal. Mar. 7, 2017).

是要求提供专家证词。[①] 在先前的一个案例中,法院发现,达芬奇机器人是一种复杂的机器人,即陪审员需要专家证词的帮助才能合理地确定机器人是否有缺陷。[②] 因此,法院判定,外科医生的手术报告中描述的“机器人无法正常工作的叙述”是不充分的,因为外科医生并不认为机器人有缺陷。[③] 法院还指出,外科医生可能在之前的几十次手术中使用了同一款达芬奇机器人,但没有遇到任何麻烦,这似乎意在表明它不是一款有缺陷的机器人。在没有专家证词的情况下,法院对被告作出了即决判决。[④]

3. 未能警告

根据《美国侵权责任法重述》(第 3 版)的规定,当卖方提供合理的说明或警告可以减少或避免产品造成的可预见危害风险时,如果卖方的说明或警告不充分,那么,产品就是有缺陷的,而缺少说明或警告则使得产品不太安全。[⑤] 有人争辩道,根据《美国侵权责任法重述》(第 2 版)的规定,有些人工智能产品“不可避免地不安全”。例如,华盛顿州最高法院认为达芬奇机器人就是“不可避免地不安全”的,并判定达芬奇系统的生产者未能履行其警告医院和外科医生有关机器人的责任。[⑥] 不可避免的不安全产品是指无法保证其预期和普通用途之安全的产品,因此,它有责任向产品的用户发出警告。生产者只有在向终端用户提供适当的警告和营销时,才有资格适用严格责任的例外情形。

在发生在华盛顿州的达芬奇机器人案中,患者的术中并发症是手术机器人造成的直肠壁撕裂,这需要医生将手术转为开放手术,并邀请另一位外科医生来修复直肠撕裂。在经历了一系列据称与直肠撕裂有关的并发症后,其中包括大小便失禁、需要结肠造口袋、需要呼吸机的

---

① See Mracek v. Bryn Mawr Hosp. ,610 F. Supp. 2d at 404.

② See Mracek v. Bryn Mawr Hosp. ,610 F. Supp. 2d at 405.

③ See Mracek v. Bryn Mawr Hosp. ,610 F. Supp. 2d at 405 –406.

④ See Mracek v. Bryn Mawr Hosp. ,610 F. Supp. 2d at 406 –407.

⑤ See Restatement (Third) of Torts: Prod. LIAB. § 2 (AM. L. INST. 1998).

⑥ See Taylor v. Intuitive Surgical, Inc. ,187 Wash. 2d 743,769 (2017).

呼吸衰竭、肾衰竭、感染、神经肌肉损伤导致行走困难等,患者最终于四年后死亡。[①]

华盛顿州最高法院在判定设备制造商确实有责任确保其产品被用户安全使用时,法律在适用医疗设备制造商警告义务的标准方面发生了意想不到的转变。[②] 这一判决对医院、外科医生和医疗管理机构具有重大影响,它似乎摧毁了习得的居间人原则。[③] 华盛顿州成为第一个规定医疗设备制造商有义务向医院就手术机器人发出警告的州。

人工智能与学习曲线相关联。例如,在全髋关节置换术中,机器人辅助引导的学习曲线在50例手术后显著改善了髋假体的位置。降低学习曲线,以及为医院和外科医生做好安全使用人工智能设备的准备至少在某种程度上由生产者负责。目前至少有些公司正在使用虚拟现实技术培训外科医生。骨科设备制造商施乐辉公司最近与外科手术培训公司 Osso VR 进行合作,以期为 NAVIO 机器人手术系统创建一个模块。[④] NAVIO 机器人系统的训练模块旨在供正在学习机器人辅助手术的执业医生和住院医生使用,该模块还涉及临床支持的虚拟现实(VR)模拟手术。随着公司开展此类培训,在产品责任案例中,某种类似的虚拟现实培训可能会成为一种“合理的”期望,从而有效提高公司和外科医生的护理标准,因此,当外科医生为患者进行首次机器人手术时,大量的虚拟现实培训可能会成为常态。通过要求正在使用新人工智能的医生在临床使用前参与学习活动,这些公司可能有助于履行产品责任法规定的警告义务。

---

① See Taylor v. Intuitive Surgical, Inc., 187 Wash. 2d 743, 750 (2017).

② See Jason Pradarelli et al., *Who is Responsible for the Safe Introduction of New Surgical Technology? An Important Legal Precedent from the Da Vinci Surgical System Trials*, Journal of the American Medical Association, Vol. 152, p. 717(2017).

③ See Catherine Mullaley, *Washington Supreme Court Holds That Medical Device Manufacturers Have A Duty to Warn Hospitals—Taylor v. Intuitive Surgical, Inc.*, American Journal of Law & Medicne, Vol. 43, p. 165 – 168(2017).

④ See Jack Carfagno, *Top 5 Robotic Surgery Systems*, docwire news(15 May 2019), https://www.docwirenews.com/future-of-medicine/top-5-robotic-surgery-systems.

（二）医疗事故

人工智能为医疗事故案例增加了一层额外的复杂性。例如，增加替代原因和减少损害，但目前有助于评估的现行法律却很少。① 一般来说，医生必须在考虑可用资源的情况下，在同一专业范围内提供合格医生水准的护理。在医疗护理领域应用人工智能时，关键的步骤是将预测与行动和建议相分离，即机器进行预测，人类决定建议和行动。有观察人士指出，对计算机化数据的正确解释和使用在很大程度上取决于明智的医生，这就像以往任何其他数据来源依赖医生一样。② 医疗事故的要素包括责任、违约、因果关系和损害赔偿。人工智能可能对所有这些要素产生独特的影响。

1. 责任与违约

医生有责任为人工智能提供人机界面，以便正确解释数据，并使建议具有临床意义。电子病历及其临床决策支持工具正在增加一大批新的责任风险，医生现在必须要应对这些风险，因为电子病历几乎已经被所有医疗保健实体普遍采用。在所谓的医疗事故案例中，由于电子病历增加了临床决策凭证的数量，“可发现的证据”比以往任何时候要多得多。医生有责任确保临床决策所依赖的电子病历数据是正确的，而且是经过评估的。电子病历诱使医生复制和粘贴病人的信息和数据，而不是增加新的信息，这可能使先前的不准确永久存在，并导致丢失新的信息或已经改变的信息。与病人的电子邮件和在线交流使病人接触的数量成倍增加，并可能导致医疗事故索赔随之成倍增加。如果在没有体检记录、没有对病人投诉进行全面调查的情况下提供医疗建议，那么，这些接触也可能会增加风险。医生的职责不会仅仅因为是在线交流而改变。

此外，人工智能具有传递“信息超载”的能力，它可能导致医生在噪

① See W. Nicholson Price et al., *Potential Liability for Physicians Using Artificial Intelligence*, Journal of the American Medical Association, Vol. 322, p. 1765 (2019).

② See Abraham Verghese et al., *What This Computer Needs is a Physician: Humanism and Artificial Intelligence*, Journal of the American Medical Association, Vol. 319, p. 19 (2018).

音和混乱中错过重要的临床信息。医生有责任用专业知识来引导这种信息超载。通过电子病历改善对患者临床信息的访问可能会产生额外的法律责任,进而对这些信息采取行动。随着电子病历系统的互联程度越来越高,医生还有责任利用健康信息交换来搜索医疗护理提供者提供的大量数据。而且,随着健康信息交换的不断发展,医生可能要承担某种法律义务来审查外部记录,而以前他们没有责任这样做,这再次改变了护理标准。考虑到大多数医生通常只有 15 ~ 20 分钟时间来记录病史、检查病人和审阅电子病历,同时考虑到如今的电子健康记录中包含了大量的无关信息,而且记录的内容通常有几百页甚至几千页,在这种情况下,要求审查所有这些信息并将其视为护理标准的一部分通常而言是不合理的。[①]

因此,毫不奇怪的是,电子病历在医疗事故诉讼中发挥的作用越来越大,在 2010 ~ 2018 年,涉及电子病历的索赔增加了两倍。然而,总体言之,一项研究显示,自 2010 年以来,与电子病历相关的案件仅占索赔案件的 1.1% 。但是,随着电子病历几乎被普遍采用,这些案例的频率可能会增加。有这样一个例子,一位医生给病人的吗啡剂量超过了预期剂量的 10 倍,因为他在电子病历的下拉菜单上点击了错误的选择,而菜单上只提供了 15 毫克或 200 毫克的剂量。[②]

电子病历通常被认为是医疗事故索赔的促成因素,而不是主要原因。有研究表明,造成病人伤害且与电子病历相关的因素包括:用户出现错误(17%),记录中出现不正确的信息(16%),复制/粘贴错误(14%),转换问题(纸质记录与电子记录混合)(13%),以及系统/软件设计问题(12%)。[③] 与用户相关的错误包括复制与粘贴错误,即用户复

---

① See Zachary Paterick et al., *Medical Liability in the Electronic Medical Records Era*, Bayor Univesity Medical Center Proceedings, Vol. 31, p. 558 – 560(2018).

② See Darrell Ranum, *Electronic Health Records Continue to Lead to Medical Malpractice Suits*, DOCTORS COMPANY (Aug. 2019), https://www.thedoctors.com/articles/electronic-health-records-continue-to-lead-to-medical-malpractice-suits.

③ See Penny Greenberg & Gretchen Ruoff, *Malpractice Risks Associated with Electronic Health Records*, CRICO (13 June 2017), https://www.rmf.harvard.edu/Clinician-Resources/Article/2017/Malpractice-Risks-Associated-with-Electronic-Health-Records.

制与粘贴冗余、过时或错误的信息,并将其传播到患者的整个记录中,通常而言,这会使医生和护士难以对记录进行分类,进而作出正确决定,与此同时,它还可能导致患者受伤。

在医疗事故案例中,如果医生未能达到护理标准,他们就违反了自己的法定义务,这意味着,医生通常被要求达到同一或类似地区在类似情况下此类专家应该拥有的学习和技能标准,或者取决于各州法律的某些类似标准。[①] 护理的法律标准不是固定不变的,而是在不断地发展变化。护理标准涉及的问题几乎总是"专家所特有的知识",因此,通常需要专家证词来建立相关的护理标准。正如一位医生评论员指出的那样,随着人工智能进入医疗实践,医生需要知道法律将如何为算法和医生之间的互动所造成的伤害分配责任,这是宜早不宜迟的事情。[②]

人工智能会迅速影响护理标准。如前所述,人工智能目前可以:(1)查看那些失忆患者的脑部扫描,并判断哪些人会、哪些人不会发展成为全面的阿尔茨海默病患者;(2)在70%的情况下能允许医院在事件发生前五分钟预测心脏骤停的可能性;(3)通过改善一种致命的血液感染(败血症)的治疗方法来拯救生命并加快出院速度。[③] 在某种程度上说,随着每一种技术变得更加广泛可用,它们就可能成为治疗患者各自相关问题之"护理标准"的一部分。当其他医生不愿意接受新的人工智能技术时,早期适应者会面临超越"护理标准"之风险,而后期适应者如果未能采用大多数其他医生已经接受且有帮助的人工智能,他们也可能面临违反护理标准的风险。一位医生观察人士指出,目前的医疗事故法律"鼓励医生尽量将人工智能的潜在价值降至最低",在他看来,医生使

---

① See Martinez v. United States, No. 1:16 – cv – 01556 – LJO-SKO, 2019 WL 266213, at *5 (E. D. Cal. Jan. 18, 2019).

② See W. Nicholson Price et al., *Potential Liability for Physicians Using Artificial Intelligence*, Journal of the American Medical Association, Vol. 322, p. 1765 – 1766 (2019).

③ See Sony Salzman, *How hospitals are using AI to save their sickest patients and curb alarm fatigue*, NBC NEWS (27 July 2019), https://www.nbcnews.com/mach/science/how-hospitals-are-using-ai-save-their-sickest-patients-curb-ncna1032861.

用人工智能规避责任的最安全方式是“作为支持现有决策过程的验证工具,而不是作为改善护理的方法来源”[①]。尽管如此,当人工智能的使用成为主流时,不情愿的医生最终可能会站在被广泛采用且明显具有帮助的人工智能护理标准的错误对立面,因为未能采纳和使用电子技术可能会偏离护理标准。

电子病历和其他人工智能临床决策支持系统可能会通过改变护理标准来重塑医疗责任。如果医生决定采用与人工智能驱动的临床决策支持指南不同的治疗方法,他们可能会因违反新的护理标准而面临医疗事故责任的风险。偏离电子病历或其他临床决策支持系统的建议可以作为偏离护理标准之医疗事故的证据。同样,医生可以通过遵循人工智能的建议而免于承担责任,即使这些建议是不正确的。如果医生取代或推翻电子病历的默认,那么,医生可能需要准备在法庭上为该决定辩护。如果陪审团过于依赖这些电子病历的默认,则可能会出现错误的责任分配。

手术机器人也在改变护理标准。如果无机器人手术明显优于机器人辅助手术,那么,早期采用机器人技术的外科医生就会面临违反护理标准的风险。同样,一旦机器人系统被广泛接受,并且效果优于非机器人技术,那么,未能采用机器人技术的外科医生有可能违反护理标准。

减少机器人造成的损害以及熟练使用人工智能都是护理标准的一部分。在机器人手术过程中,外科医生确实会放弃一些控制权,但仍保留对机器人的控制权,并负责减少机器人在手术过程中可能造成的任何损害。例如,在涉及达芬奇系统的一个案例中,专家认为,普遍接受的标准要求手术医生在完成手术之前识别机器人造成的穿刺并纠正这个问题。[②]

外科医生还必须保持他们在传统技术上的手术技能,以减轻机器人

① W. Nicholson Price et al., *Potential Liability for Physicians Using Artificial Intelligence*, Journal of the American Medical Association, Vol. 322, p. 1765(2019).

② See Martinez v. United States, No. 1:16 – cv – 01556 – LJO-SKO, 2019 WL 266213, at * 3 (E. D. Cal. Jan. 18, 2019).

和计算机化选择不可避免的或可预见的失败造成的损害。如果外科医生被训练成只会使用机器人辅助技术进行手术,这就会产生问题。例如,在一个相关案例中,达芬奇机器人显示了多个"错误"信息,手术团队和公司代表都无法使机器人正常工作,因此,外科医生不得不在剩下的手术中使用腹腔镜设备而不是机器人。[①] 在机器人发生故障后,患者出现了并发症并声称,这是由于机器人故障和外科医生的失误造成的。当机器人出现故障时,外科医生必须保持在没有机器人的情况下完成手术所必需的技能。如果外科医生很少(如果有的话)在没有机器人的情况下进行手术,这可能会成为问题。在某种程度上说,护理标准可能会中止手术,直到机器人被修复,而不是冒着并发症的风险,以一种他们熟悉却模糊的方式执行手术。

2. 因果关系

由于人类和人工智能的互动是交织在一起的,原告很难证明因果关系。在医疗事故案例中,因果关系必须在合理的概率范围内,根据胜任的专家证词或类似的法律标准予以证明。在产品责任案例中也必须要证明因果关系。具体言之,在一个手术机器人案例中,原告被要求证明生产者直接导致出现了故障,而故障又造成了伤害,因此,原告要证明是机器而不是医生造成了伤害。如果原告不能证明生产者的直接因果关系,这会导致案件被驳回。在医疗事故案例中,情况正好相反。例如,原告必须证明,是医生而不是机器导致了损害。在人工智能案例中,人类与机器之间错综复杂的关系加剧了证明因果关系的难度,尤其是当人工智能与人类监督相互交织时更是如此。人机责任的纠缠可能会使陪审团难以从技术上、事实上确定谁(医生还是人工智能设备)应该负责,而且,它们需要专家证词。[②]

---

① See Mracek v. Bryn Mawr Hosp., 363 F. App'x 925, 926 (3d Cir. 2010).

② See Madeline Roe, *Who's Driving That Car?: An Analysis of Regulatory and Potential Liability Frameworks for Driverless Cars*, Boston College Law Review, Vol. 60:1, p. 317, 337 – 339 (2019).

3. 损害

人工智能为医学领域的新型损害开辟了可能性。例如,人工智能支持的电子病历可以为患者和医生提供"早期预先护理规划对话"的机会,结果,未能进行这些对话可能会使医生对患者在没有规划情况下的死亡后果负责。从传统上看,医生和患者都在应对预后的不确定性和乐观主义偏见,这往往导致患者和临床医生高估预期寿命,从而推迟了重要的对话。在癌症治疗中,这种缺陷的关键原因之一是,肿瘤临床医生不能使用现有工具准确识别有短期死亡风险的患者。因此,大多数癌症患者是在没有涉及其治疗目标和临终偏好的书面对话情况下死亡,也没有临终关怀的支持。然而,如今,人工智能支持的电子病历可以用来准确识别普通医学环境中短期死亡高风险的患者,这使患者有机会安排生命末期规划,这在以前几乎是不可能的。如今,肿瘤特异性机器学习算法可以准确地预测开始化疗患者的短期死亡率。一项研究结果表明,基于结构化电子病历数据的机器学习模型准确地预测了肿瘤救治系统中癌症患者短期死亡风险。这些工具在帮助临床医生对癌症患者进行风险评估方面可能非常有用,同时也可以作为一个即时提示,让医生考虑有关目标和临终偏好的讨论。临床医生们一致认为,大多数被标记的患者都适合及时讨论目标和临终偏好,这表明,机器学习工具有望融入临床工作的流程之中,以确保癌症患者对其目标和价值展开及时对话。①

在某种程度上说,未能提供这些临终讨论可能会导致损害,对此,医生可能要承担相应的责任。随着人工智能在整个医学领域的不断发展,更多的新型责任理论可能会出现。

(三)其他的责任理论

其他的责任理论可能包括普通过失和违反保证。然而,与人工智能

---

① See Ravi B. Parikh et al., *Machine Learning Approaches to Predict 6 – Month Mortality Among Patients with Cancer*, JAMA Network Open, Vol. 10:1, p. 2 – 9(2019).

相关的问题可能与其他领域的法律在很大程度上相似,因此,我们在此仅作简要介绍。

1.人工智能所有人的过失

医院或人工智能系统的其他所有人对与人工智能设备的适当注意和维护相关的普通过失承担责任。[①] 例如,在一起涉及Mako全膝关节机器人的案件中,原告声称,医院作为所有人和管理者没有履行对原告的义务,它有责任确保Mako系统的适当注意、维护和运行。[②]

医院也可能因采用不切实际和过于烦琐的人工智能电子病历系统而承担过失责任。电子病历因一种被一位作者称为"千次点击致死"的东西而危及病人安全,从而产生责任问题。医生们在创建和解释电子病历的任务上负担过重,很多医生说,他们要花半天或更多时间点击下拉菜单和打字,而不是与病人互动。[③] 当医院没有足够的医生投入和培训的情况下采用新的电子病历系统时,可能会发生可预见的伤害,根据普通过失理论,医院要对此承担责任。此外,即使医生是独立的合同当事人,根据替代责任理论,医院也需要对其使用人工智能系统犯下的错误负责。

有时,人工智能可能会危及医院员工。例如,一名护士曾经提起诉讼,要求被告承担过失赔偿和配偶权利丧失赔偿,据说,她在医院工作期间遭受了创伤性脑损伤,当时,她正在协助进行手术,由于达芬奇机器人手术系统的机械臂迅速且不可预测地向她移动,她因避免与其接触而后退时摔倒在凳子上。[④]

---

① See Moll v. Intuitive Surgical, Inc., No. 13-6086, 2014 WL 1389652, at ∗1 (E.D. La. Apr. 1, 2014).

② See Porter v. Stryker Corp., No. CV 6:19-0265, 2019 WL 3801635, at ∗1 (W.D. La. Aug. 12, 2019).

③ See Fred Schulte & Erika Frye, *Death by a Thousand Clicks: Where Electronic Health Records Went Wrong*, HEALTH LEADERS (18 March 2019), https://www.healthleadersmedia.com/innovation/death-thousand-clicks-where-electronic-health-records-went-wrong.

④ See Patrico v. BJC Health Sys., No. 4:19-CV-01665-SNLJ, 2019 WL 3947781, at ∗1 (E.D. Mo. Aug. 21, 2019).

2. 违反保证

原告可以指控违反明示和默示的保证义务。[①] 在一起机器人案件中,原告采取的方法之一是声称,生产者的广告和宣传材料没有准确反映人工智能存在的严重且具有潜在致命性的副作用。[②] 在另一起案件中,医生告知病人,他们将使用达芬奇机器人,以降低根治性前列腺切除术后出现勃起功能障碍的可能性。[③] 据说,患者已经对潜在的并发症表示担忧,否则可能不会同意在没有机器人的情况下进行手术,这可能有助于为本案奠定基础。适用于《美国侵权责任法重述》(第 2 版)第 §402A 条款的相同标准也适用基于严格责任的违反保证。

(四)结语

人工智能正在彻底改变医疗护理,与此同时,也给供应商和生产商带来了新的责任问题。通过使用可以从大量数据中学习的计算机算法来模仿人类智能,人工智能有可能超越人类医生。诸如电子病历等虚拟系统以及其他由人工智能增强的临床决策支持系统已经在医疗护理系统中无处不在。像人工智能机器人这样的物理系统在外科手术中越来越普遍,其范围包括从全膝关节置换术到根治性前列腺切除术。人工智能有望改善许多不同类型疾病患者的护理,从阿尔茨海默病到心脏病发作,再到败血症,等等。

人工智能等新技术是责任风险的重要驱动因素。为了最大限度地发挥人工智能的潜力,责任风险需要被界定,以便所有各方当事人都能了解他们自己的责任以及当技术不可避免地造成伤害时的法律影响。目前有关产品责任、医疗事故和普通过失的法律框架可能会为人工智能系统的责任分析奠定基础,但可能会出现一些专属于人工智能的复杂情

---

① See Reece v. Intuitive Surgical, Inc. ,63 F. Supp. 3d 1337 (N. D. Ala. 2014).

② See Darringer v. Intuitive Surgical, Inc. , No. 5:15 – CV – 00300 – RMW, 2015 WL 4623935, at *1 (N. D. Cal. Aug. 3, 2015).

③ See Mracek v. Bryn Mawr Hosp. ,610 F. Supp. 2d 401, 402 (E. D. Pa. 2009), aff'd, 363 F. App'x 925 (3d Cir. 2010).

形。在产品责任法中,设计缺陷的常见风险与其他医疗产品相类似。唯一可预见的人工智能特定设计风险包括数据缺陷、歧视与偏见、腐败与行业影响、用户界面问题、隐私妥协与安全问题,以及随着人工智能使用的增加而衍生出来的其他问题。

人情味、同情心、临床直觉和同理心是医疗护理的重要组成部分,这使得很多人不仅将医学描述为一门科学,而且将其描述为一门艺术,因此,在很多情况下,以人类为主的医疗护理很可能会超过人工智能占主导地位的护理。尽管如此,人工智能很可能会在未来的医疗决策中发挥越来越大的作用。

对于很多类型的医疗问题而言,人工智能产品何时"具有不合理的安全性"这样的新问题将会出现,人工智能可能会被要求比人类有更高的标准,因为医疗人工智能系统会与其他人工智能系统和生产者的性能标准进行比较。专家证词在人工智能案件中尤为重要,对于很多原告而言,这可能是一个相当大的障碍,因为专家可能很少或不愿意作证来反对他们潜在的雇主。人工智能的生产缺陷责任可能会与其他医疗设备的责任相类似。在人工智能案件中,"未能警告"之缺陷很可能是基于未能培训终端用户、过于乐观的结果和过于急剧的学习曲线。至少有一家法院已经得出结论,人工智能系统具有"不可避免的不安全性"。因果关系问题会在结果中发挥作用,因为法院必须决定是医生还是人工智能生产者对原告的伤害负责。

人工智能还会通过增加诸如替代理由和减轻损害等复杂问题来影响医疗事故责任。明智的医生会一如既往地将人工智能应用于医疗领域,从而最大限度地为患者带来好处。随着新技术日益成为普遍的护理标准,人工智能将为医生采用并适当使用人工智能创造新的责任。人工智能会提高医疗事故案件的护理标准,早期和晚期的适应者都可能面临责任问题。

人工智能会给医生带来新的责任风险,因为它会导致更多可发现的证据、与大量数据相关的信息错误之可能性,以及医疗记录中错误/旧的数据与正确/当下信息（如复制与粘贴错误）之间的混合。在过去的十年里，涉及电子病历的医疗事故案件增加了两倍，而且，随着电子病历的普及，这一数据可能会继续攀升。

医生遵循或违背人工智能预测的决定会产生法律后果。如果电脑出现故障，接受过人工智能训练且在没有人工智能的情况下永远不会行医的医生们可能会遇到困难，此时，如果医生未能准备好在没有机器人的情况下完成手术，这就会导致责任问题。因果关系问题可能会发挥很大的作用，因为当医生的责任与人工智能系统如此紧密地联系在一起时，法院将很难分配责任。同样，专家证词将成为关键。人工智能还可能产生新的责任领域，如人工智能可能允许医生在不良事件发生之前对患者提出警告，以便患者能够更好地为疾病或生命终结做好准备，而未能提供这些信息可能导致出现新的损害领域，如与机会丧失理论相类似的领域。

其他责任框架也将在与人工智能相关的索赔中发挥更为传统的作用，如人工智能维护与修理的普通过失索赔或违反保证的索赔。目前的责任框架可能足以满足医疗领域的人工智能系统，因此，人工智能系统不太可能上升到责任法中的人格层面。在应对人工智能时，所有相关当事人都承担独特的责任。生产者不仅要确保数据是优良的，算法是有效的，系统是非歧视性的，而且要确保在生产过程中履行经常注意义务，以避免出现缺陷。除此之外，生产者还要确保人工智能不是一个“黑箱”，终端用户要意识到它的局限性和潜在缺陷，同时确保用户接受适当的培训来使用它们的人工智能。医院必须妥善维护它们的人工智能，并确保医院员工在使用人工智能方面接受适当的培训。医生必须通过分析人工智能的输出情境，并继续提供良好医疗实践的人类元素（如同情心、同理心、临床直觉等）而成为技术与患者之间的人机界面。正如前文所述，现有的法律框架应该为人工智能扩散的相关方提供合理能力来预测责任问题，以便使人工智能继续快速改变医疗护理领域。

余论

医学正处于关键时期，
有必要跟上
真实世界的发现速度。
——Charlotte Summers

尽管人工智能在改善医疗保健方面的潜力毋庸置疑，而且，可操作性软件的数量正在呈现指数级增长，但将人工智能技术成功融入我们的医疗保健系统还远非必然。为此，我们必须克服技术和医疗限制以及监管障碍，缓解伦理担忧，并减少过度推销人工智能技术的倾向。就医疗保健领域而言，人工智能有能力改变全球范围内的社会生活。如今，人们的需求比以往任何时候都高，医疗保健有望进入一个黄金创新年代。随着医疗保健领域人工智能意识的增强，公众的如下期望也在不断提升：人工智能将被用来改善日常体验。毫无疑问，新的医疗进步以及曾经是科幻小说中的未来主题正在逐步成为现实。基因疗法、人体器官的3D打印、液体活检、机器人辅助手术、语音辅助个人助理等都已成为现实，而且，随着时间推移，它们将变得更为复杂。科技进步影响的不仅是实践医学，而且包括公众对健康、生活方式以及何为健康的认知和态度。

医疗保健行业必须明智地鼓励创新,让尽可能多的患者参与其中。数字健康技术正以闪电般速度发展。数据科学、人工智能、机器学习以及互联医疗保健技术的影响是巨大的,它要求具备尽可能多的知识并以一种不偏不倚的意愿和智慧融入不断发展的环境之中。

一、从量到质的转变

医疗保健正在经历从病人数量向以病人为中心的价值转型。医学的一个重要转变在于,药理学不是第一个,也不是唯一的治疗方式,人们更加强调作为医学的生活方式在预防和治疗方面的作用。

传统的医疗保健支付方式是基于对供方因转诊和治疗病人的数量而实施的奖励。以数量为基础的护理关注的是规模经济。供方在特定期限内因为病人提供的所有服务而获得一定数量的金钱。性价比、患者体验和医疗保健质量是随后评估的次要考虑因素。鼓励供方的理由是病人数量以及提供给病人全面护理所支出的费用。医疗保健资源和成本压力以及受到激励的临床医师都在不知不觉中促成一种"尽可能多地治疗病人"的方法,这种方法基于"药物第一、病人第二"的视角推动疾病管理。医院和临床医生都被鼓励尽可能地治疗病人,尽可能多地进行测试,并从药物优先的角度看待疾病。

因此,基于数量的护理模式通常以财务指标为模型,如优化利润或者使病人的人均成本最小化,而不是考虑病人的健康结果。基于数量的护理支付系统通常因供方维持人们的健康、减少错误或减少并发症而对他们实施惩罚,因为他们推动实现的不是一种关键绩效指标(KPI)。例如,如果你被诊断患有2型糖尿病,你的医疗团队很可能会做以下工作:根据目前状况获得有关如何控制血糖水平的信息,治疗方案的进展,获得有关饮食选择的信息。

在英国,如果医生的手术或临床能使病人的2型糖尿病实现缓解,那么,对于那些不再给病人开具处方的药物,手术或临床将无法获得任何资金支持。个人偏见也可能使事情变得更为复杂。据报道,参与评估英国国家医疗服务系统内的病人可以开处哪些药物的医生被发现每年可以从制药公司获得10万英镑的收益。[①]

基于数量的护理关注特定人口有限的经费。随着人口的不断增长和资源的日益紧张,迈向以价值为基础的护理正在加速推进。医疗保健正在转向以病人为基础的护理,也就是以价值,而不是数量为基础的护理。

医疗保健中的价值可以被界定为护理质量,这种质量通过医疗保健结果予以衡量。同样需要考虑的价值衡量是病人体验或以病人为中心。就以价值为基础的医疗保健而言,以病人为中心是一种重要但并不必然具有支配地位的质量衡量措施。以病人为中心的护理采取的是一种多重方法,并围绕病人、病人目标和更广泛的大家庭进行决策与评估。

如上所述,以病人为中心的护理是一种协作的多重方法,它包括提供以病人体验和病人结果为重点的健康和社会护理;它侧重赋予病人管理和优化其健康的知识、经验、技巧和信心。护理需要富有同情心、具有个性化、以病人为中心进行协调,同时需要尊重病人的世界观。医疗保健实践者可能会对这些目标达成共识。然而,它们并不能总是作为标准行为来执行。医疗保健在方法上通常是简化论者,解决的是总量而不是整体,为病人采取行动、而不是和病人一道采取行动。

有些组织强调以病人为中心的护理,如荷兰的"博组客社区护理组织"(Buurtzorg Neighbourhood Care)。该组织每年为8万名病人提供护理服务,它有1万名护士,21位教练和2位管理者。[②] 这种合作方式的重点是通过与护理人员建立良好关系来增强患者能力。随着时间推移,病人的健康状况得到显著改善,同时,外部护理需要的时间总量大幅度下降。病人和家人都能够具有照顾好自己的技能和信心。

---

① See *Individual NHS Doctors Receiving* 100,000 *Per Year From Drugs Firms*, The Telegraph (30 June 2016), https://www.telegraph.co.uk/news/2016/06/30/individual-nhs-doctors-receiving-100000-per-year-from-drugs-firm/.

② See Buurtzorg at the Curse of Plenty Conference at SwissRe, Zurich, May 2018. http://institute.swissre.com/events/14th_CRO_Assembly_Risk_Focus.html#tab_3.

尽管是两种不同的哲学,但以病人为中心的护理和以价值为中心的护理正在成为同义词。将以病人为中心的结果、观点、经验、偏好等融合在一起的成功定义正在对护理的质量与供给产生积极影响。以价值为中心的护理并不意味着是便宜的或经济的护理。实际上,护理是通过病人体验的质量和结果进行评价的。而且,这种模式重新塑造了病人接受护理的方式。

以价值为中心的护理强调健康和预防。生活方式、行为和环境因素占据90%的疾病风险。[①] 世界范围内2型糖尿病患病率的增长证明了这一点。随着医疗保健资源压力不断增长,生活方式医学(lifestyle medicine)已在悄然重新关注生活方式作为医学的作用。有证据表明,活动、营养、睡眠和压力都会影响身体和情绪方面的健康指标。[②] 生活方式医学对生活方式和行为的关注使医疗保健专业人士能够治疗诸如2型糖尿病和高血压这样可逆的非传染性疾病。此时,为病人提供的是富有同情心的整体性护理,而不是用简化的方式为病人实施治疗。生活方式医学的处方已经出现在医疗保健领域,它通过数字应用来治疗疾病。例如,2型糖尿病患者可以通过糖尿病数字媒体中的"低碳水化合物计划"应用程序获得治疗,该应用程序可使25%的2型糖尿病患者实现缓解。[③] 生活方式干预措施通常是安全的、易于实施且具有可扩展性。慢性疾病的增长水平可以通过在一种参与且有效的环境中使用简单的方法予以缓解。

在以价值为基础的护理中,对健康采取的是一种预防性的、生活方式优先的方法,而不是对事件作出反应。这种方法的关注点是病人健

---

① See P. Anand et al., *Cancer is a Preventable Disease that Requires Major Lifestyle Changes*, Pharmaceutical Research, Vol. 25:9, p. 2097 - 2116(2008).

② See M. A. Stnlts - Kolehmainen & R. Sinha, *The Effects of Stress on Physical Activity and Exercise*, Sports Medicine, Vol. 44:1, p. 81 - 121(2014).

③ See Saslow LR et al., *Outcomes of a Digitally Delivered Low-Carbohydrate Type 2 Diabetes Self-Management Program: 1 - Year Results of a Single-Arm Longitudinal Study*, JMIR Diabetes, DOI:10.2196/diabetes.9333.

康、医疗保健质量和效率。这是病人数据、数字健康和人工智能的“希望之泉”。强调效率确保这种方法具有可扩展性和有效性,使供方能够降低医疗保健成本并改善病人的临床健康结果。通过戒烟、改变营养、活动、睡眠和识别遗传风险因素来预防疾病可以减轻医疗保健资源的负担。健康正在变得具有激励性。更加密切地监控病人的健康状况已成为保险公司和医疗服务供应商的最大利益所在。一些新兴公司和数字技术公司正在研发数字保健工具,这些工具正在打破传统的医患关系,使供应商成为促进持续健康的第三方行动者。以价值为基础的护理旨在通过最佳实践使医疗保健程序标准化,并使护理的可及性和质量大众化。数据挖掘和历史证据可以确定哪些方法有效或哪些方法无效。

保持人们身体健康可以降低医疗保健服务成本并优化资源使用。例如,在管理诸如2型糖尿病等慢性疾病时,以价值为基础的护理使用协作和多学科方法来管理疾病,从而预防2型糖尿病等慢性疾病引起的并发症。与病人合作的医疗团队要了解病人的医疗健康状况与进展。医疗团队可以包括2型糖尿病患者的护士、营养师、行为健康教练和其他专业人士,以支持患者的康复进展。该医疗团队将设定以病人为中心的目标并帮助病人做以下工作:维持血糖控制,建立一个支持2型糖尿病患者的数字社区,提供健康指导与支持习惯维持,推动活动计划,利用最新的证据基础提供营养指导,处理2型糖尿病引发的心理问题等。

激励机制已经改变。以医院为例,医院获得支付或补偿不再以病人的数量为基础,相反,它以多少病人的健康状况良好以及可以提供多少张床位为基础。此时,关注的重点已从住院转移到预测未来风险的可能性及其预防性解决方案。除了面对面服务,还可以通过数字化方式为病人提供持续支持,如通过健康指导、提供锻炼方案或者通过应用程序、可穿戴技术或远程医疗来帮助病人解决心理健康问题。人工智能和预测分析使得医疗保健提供方能够优化医疗健康服务,关注疾病的预防与治疗。以价值为基础的护理可以利用低成本的数字技术来加强和普及护理,同时收集行为、人口、健康和参与数据为机器学习和新型人工智能的发展提供了契机,进而可以快速改进用户行为和结果并从中学习。

医疗保健运行的管理以及随后实施的医疗保健质量评估是复杂的。为了评估以价值为基础的护理模式,医疗保健组织必须收集和分析数据,通过护理质量、病人的健康结果以及成本效益等因素实施客观的绩效评价。医疗保健提供方可以报告并建立预防护理指标模型,如再次住院率、错误率、疾病进展、人口健康改善和参与战略。医疗保健的质量通过相关指标予以界定。病人体验和满意度评分通常是评估的第一个指标。每个病人花费的时间、病人参与度、药物节省和依从性等指标都是与生产力相关的医疗保健质量的例证。

人工智能在医疗保健领域的很多运用都出现在医院。医院管理平台通过使组织提前做好准备来实现投资回报。预测病患交通高峰时间、重新入院时间以及使用实时数据应对真实世界医疗需求的系统被视为对医疗保健提供方有价值的长期系统。这些应用在改善临床护理方面显示了巨大潜力。我们需要长期的研究来评估它们对疾病管理和人口健康的影响。

二、循证医学

循证医学作出的决定是基于最新、最可靠的科学证据。正如图 7 所示,它是一种解决临床问题的方法,这种方法将最好的研究与临床证据和真实世界的临床专业知识与病人价值融合在一起。就医疗保健而言,这被认为是随机对照试验(RCTs)和不断增加的真实世界证据。数据化和物联网正在为证据基础作出重大贡献。循证医学的先驱者大卫·萨基特(David Sackett)将其界定为:“认真、明确且明智地使用当前最好的证据作出有关患者个人护理的决定。”①

① D. L. Sackett et al., *Evidence Based Medicine: What It is and What It isn't*, British Medrcal Journal, Vol. 312:7023, p. 71 – 72(1996).

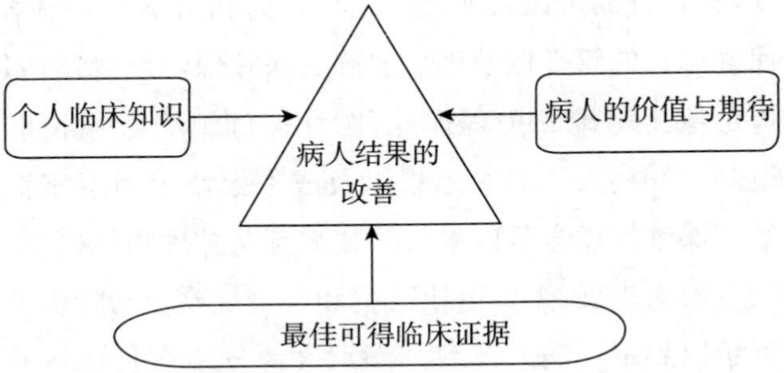

图 7　循证医学作出决定的过程

非常有趣的是,传统的药理学证据基础被证明具有偏见,从而导致有效性问题的出现。随机对照试验被认为是评估治疗疗效最有力和最可靠的证据形式。有证据表明,很多因素可能影响随机对照试验的可靠性,其中包括方法的有效性、报告质量和资金来源等。制药公司为大多数药物方面的临床研究提供资金支持,但也面临利益冲突。研究表明,由企业赞助的研究存在支持企业的偏见,这削弱了人们对医学知识的信心。

就循证医学而言,真实世界证据来到了重要的拐点。真实世界证据正在改变传统证据的层次结构与方法。人类体验通过移动电话、社交媒体、数字社区、健康应用程序、营养追踪、可穿戴设备和健康物联网实现数据化,这使得病人可以成为自己的证据基础,并影响医疗保健的学术研究和理解。例如,病人可以比较不同医院甚至是个别医生的结论,从而选择最佳的治疗者。

在药理学中进行的大多数随机对照试验都具有内在的有效性,从而确保确切的人群参与特定药物的测试。例如,2 型糖尿病药物实验可能关注那些只患有 2 型糖尿病且没有任何其他合并症的人群;与之相反,在真实世界中,2 型糖尿病患者通常伴有高血压和高胆固醇的合并症。这种方法意味着,在随机对照试验的报告与病人的报告之间经常存在某种鸿沟。数字技术在这方面有助于弥合药物干预和真实世界患者体验之间的鸿沟。例如,数字社区可以提供有关药物副作用的真实世界证据。健康社区通过移动应用程序,并以分析患者讨论和被报告的副作用形式向制药公司提供药物副作用数据。例如,世界上第二大最常用的 2 型糖尿病处方药二甲双胍就具有腹泻的副作用,据说 10% 的服用者都会受之影响。来自数字社区成员的真实世界证据表明,这是常见数据的四倍之多,超过 48% 的 2 型糖尿病患者有过报告。[①]

真实世界证据历史上一直被医学界视为奇闻。尽管如此,如今病人生活的数据化意味着,数据的获取直接来自器械、可穿戴设备和传感器,从而确保数据不会被误报。真实世界证据正在以医疗保健难以跟进的速度增长。数字健康平台和数据聚合也对以前的医学范式质疑。例如,来自 2 型糖尿病数字媒体的"低碳水化合物计划"能够聚合 1 万人的数据来证明,一种低碳水化合物饮食可以用来缓解 2 型糖尿病。以前,2 型糖尿病被认为是一种慢性进行性疾病。真实世界的大数据正在证明情形并非如此。

循证医学有必要跟上真实世界证据的发展。正如萨基特所言:"你在医学院所学的知识在毕业后 5 年内有一半将会过时,问题在于,没有人告诉你是哪一半。学习的重中之重是学会如何自学。"如今,病人利用互联网、自己和他们的同伴作为证据基础。医疗保健中的真实世界证据和人工智能的普遍性意味着,医疗保健专业人士不能再无视证据基础的变化,不能再一味偏重旧的范式。

这些数据为人工智能和机器学习提供了丰富的机会。医疗保健可以采取数据驱动的方法,利用各种数据源来改善患者体验并降低成本。在接下来的几十年,对这些数据的探究将极大促进医疗保健和精准医学的发展。

三、个性化医学

大约 10% 的疾病风险来自遗传因素。[②] 每个人都有一个独特的人

① See *Data on file*, Diabetes. co. uk, MyHealth, 2018.

② See Stephen M. Rappaport, *Genetic Factors Are Not the Major Causes of Chronic Diseases*, PLOS ONE, Vol. 11:4, p. e0154387 (2016).

类基因组。特定的患者群体可能具有共同的基因组特征,因而他们具有同样的患病风险。例如,有研究表明,南亚后裔的 2 型糖尿病患病率要高于英国的高加索人。[①] 个性化医学,也被称为分层医学或精准医学,是这样一种方法:它将患者按层次分为不同组别,并根据患者的预期反应作出有关治疗和干预的知情临床决定。疾病管理的个性化医学方法是为病人量身定制的。个人健康的管理是在个人层面上进行的,其旨在尽可能达到最佳健康状态。例如,我们的基因变异决定了我们的身体如何对特定药物作出反应。一种药物不可能满足每个人的要求。两个人对同一种药物服用相同剂量也可能会有不同反应。可以为每个人选择利用个性化医学,一种药物和剂量的正确组合。这种医学方法不是新生事物,希波克拉底时代以来,医疗保健专业人士一直在使用这种方法。然而,利用患者基因组和成本下降(以及来自医疗记录、可穿戴技术和健康物联网的医疗数据)可实现的超个性化再次引起公众的关注。以前,人们绝不可能预测疾病的风险、人体对特定药物的反应,或者用墨水以外的材料打印治疗方案。这些技术的结合将推动个性化医疗和医疗创新时代的来临。

预测工具可以被用来评估健康风险和发展个性化医疗保健计划,进而减轻病人的健康风险,预防疾病,控制疾病,并在疾病出现时实施精准治疗。随着医疗保健在治疗和服务方面对病人的个性化程度越来越高,此时,扩大获取渠道来确保所有社会群体的参与显得至关重要。

诊断性检测(如血液检测)通常用于根据病人的生理分析来确定适当的治疗方法。最佳治疗方案的选择越来越个性化,并在确定病人基因组的基础上量身定制。医疗保健的提供者将能够诊断当前的疾病,预测疾病的未来风险,并在瞬间确定对治疗的预测反应和微妙变化。基因检测已经开始对个性化医学产生影响。DNA 检测结果只能被用于为病人

---

① See *Diabetes in South Asians*, Diabetes. co. uk, https://www. diabetes. co. uk/south-asian/.

提供个性化治疗方案、饮食计划或教育。如今,DNA 检测结果需要等待数个星期,但一个即时基因检测结果来临的时代将使得病人能够对治疗、服务、产品、药物和结果作出知情选择。

尽管存在严重的伦理问题,但作出基因测试的决定并充分考虑其结果仍值得准备与思考。对提供者而言,它提供了一种机会来充分参与个性化并以价值为基础的护理,此时,患者体验的质量是至关重要的;对病人而言,它可以精准定位使人容易患病的基因突变。这些知识对身体和心理的影响可能是深远的,并引发医疗机构和普通公众的广泛争议。就具体问题而言,人们之间的自然划分是或者支持,或者反对所讨论的话题。进步并非没有道德后果,立法也必须忍受新型问题首次出现的速度。人们对拥有大量有关自己的信息存在冲突。

四、互联医学

可穿戴设备与物联网是互联医学的关键。这些装置中的传感器捕获的数据在医疗保健中发挥着越来越强大的作用,进而促进以病人为中心的医疗保健系统的发展。很多因素正在加速人们接受可穿戴医疗保健解决方案,尤其是将其用于临床试验和学术研究,以期监测病人的健康和生活方式因素。例如,研究人员可以利用安卓智能手表、苹果智能手表、佳明智能手表或其他智能手表设备记录参与者的健康状况。参与者使用应用程序记录他们的生活习惯、营养、活动和药物依从性,并监测药物的副作用等。保险公司开始利用可穿戴设备和病人数据来鼓励健康。保险公司历史上一直将这些保险产品瞄准精通数字的买家,并提供最新的电子产品激励人们改善健康。然而,激励性保险产品将在更广泛的人群中普及,并证明其在防治非传染性疾病方面特别有效。提供互联数字医疗保健为监测、管理和治愈疾病创造了机会,同时优化了风险组合,使人们的寿命更长、发病率更低。

随着传感器变得更快、更小、更强,病人健康记录档案将最终由详细的睡眠分析、连续的血糖监测、心率、血压和近似的卡路里燃烧等细节组成。智能手表在结合多种诊断工具的基础上能够监测血压、心率变异性、血糖水平和酮类等。健康传感器将变得可嵌入、可生物降解并具有持续的互联性,这在诸如病人护理等任务中发挥着关键作用。值得注意的是,有证据表明,健身追踪器的使用寿命有限,并不能达到改善病人的减肥效果。

互联医学提供了大量机会来解决新型健康问题,尤其是疾病管理和老年人护理。在2015年,联合国粗略估计,有12%的人口超过65岁。这一比例预计到2050年将增长到22%。① 老年人的医疗保健支出越来越令人担忧,因为与其他年龄组相比,老年人在医疗保健支出中所占的比例更高。同样令人担忧的是,诸如2型糖尿病和肥胖症等非传染性疾病都是流行病,据世界卫生组织的预计,到2050年大约有6亿人口将患有2型糖尿病。② 大约有25%的人口患有两种或更多的慢性疾病。③ 随着政府、支付者和制造商降低医疗保健成本的压力越来越大,老年人护理和长期护理的解决办法需要为即将到来的人口增长做好准备。医疗物联网将在这方面大有作为。

五、虚拟助手

虚拟助手不只是娱乐性的,它们可以陪伴那些独自生活的人,并为老年人提供支持。虚拟助手可以通过回答问题、传授新技能、设置口头提醒来执行诸如服药提醒这样的任务,它甚至还可以通过执行接电话或打电话等任务来管理家庭,从而增强人们的能力。随着家庭变得越来越网络化,虚拟助手将在人们生活的方方面面提供帮助,并与家庭的各个方面相连接。虚拟助手可以代表病人呼叫救急服务,并援引确切的细节和位置。

---

① See *World Aging Populations*, *United Nations*, in Arjun Panesar, Machine learning and AI for healthcare, Apress, 2019, p. 274.

② See *Chronic Disease*: *A Vital Investment*, *WHO*, in Arjun Panesar, Machine learning and AI for healthcare, Apress, 2019, p. 274.

③ See *Chronic Disease Prevention and Health Promotion*, *CDC*, in Arjun Panesar, Machine learning and AI for healthcare, Apress, 2019, p. 274.

联网摄像头可以跟踪人们的移动来检测摔倒情况,从而触发虚拟助手伸出援手。以机器人形式出现的虚拟助手并不局限于语言领域,它们还可以在特殊情况下帮助老年人护理,扮演诸如帮助人们起床、洗澡或坐进轮椅等角色。例如,这些虚拟助手中的人工智能甚至可以学习人们想要去洗手间时会采取何种不同模式。通过语音和触摸屏的交互作用可以实现交流,并不断地赋予老年患者更大的自主权,从而减轻老年人护理的负担。

随着虚拟助手能力的提升,它们确定主人情绪的能力也将得到提高,不管主人是高兴还是悲伤,是兴奋还是沮丧。虚拟助手将解释对话的语法、语义和语气,进而洞察心理或情感健康问题的迹象。

同样,虚拟助手广泛应用于帮助残疾人的产品中。应用程序不仅被用来控制灯光、音乐和暖气,而且被用来管理生活方式。例如,英国一家互联网组织诺米特(Nominet)研发了一种名为 PIPs 的开源原型系统来迎合那些具有感官或认知障碍的人。[①] 人们可以通过音频和视觉提示、说服和提醒来完成自己的日常生活,并培养驾驭各自环境的技能和信心。开源原型系统使用的是一种低能蓝牙控制器,该控制器在不同的设备之间发送和接收通知,而这些设备可以被用来指导人们完成诸如洗脸、洗澡或服药等任务。

六、展望未来

在未来十年,胚胎的 DNA 分型将在母亲的子宫内进行,这将形成一个人的健康状况和疾病风险的即时档案,并能够从生命之初就制订健康和生活方式治疗计划。此时,生育伦理问题将转向解决基于胚胎基因地位作出的决定。基因识别还可以更快地发现潜在的问题,改变或删除潜在的基因缺陷或不受欢迎的特征。疾病易感性将得到评估,并为患者制订日常健康生活护理计划。患者将持续受到监测,他们的数据将被反馈以便更新

---

① See https://www. nominet. uk/emerging-technology/harnessingpower-iot/digital-future/ accessed 23 May,2023.

他们的健康记录，同时通过可穿戴技术创新、医学创新、医疗保健服务、物联网以及智慧家居、智慧城市和智慧社区等驱动来关注健康优化。

病人数据聚合有助于促进对基线健康状况的理解，并使健康者实现算法可视化。如果出现偏离正常的情况，数据监测和预测分析会及时提醒医疗专业人士和病人，具体包括提醒用户健康状况不佳、可能患病或者提醒他们不要采取不健康的生活方式。人们可以下载一个经过临床检验过的应用程序，该程序可以在接受医生手术前帮助人们检测、诊断和治疗多种疾病。传感器的侵入性大大降低，皮肤下的芯片和智能纹身都可以保持持续的连接性。

看医生的过程将会截然不同。数字私人助理（Siri 或 Alexa）可能会基于人们的声音听上去像是生病了或者至少不太一样而建议其去看医生。社交媒体平台、健康社区和手机都会根据人们输入的内容提醒其注意心理健康问题。无论是在美国加利福尼亚州马里布（Malibu）的一家医院，还是在英国曼彻斯特的一家医院，人们的健康记录都可以在手机上查看，并通过分布式账本（如区块链）进行验证，而且，随着时间推移，医疗保健提供者将会持续增加账本内容。

机器人、自动化和数字医疗的发展与进步使医疗保健提供者能够将时间集中在最需要的地方，那就是，和病人在一起。从病人的日常生活、手机、可穿戴设备、健康传感器、智能联网衣服中收集组合数据，并将之与临床试验、扫描和检查相结合，这将有助于分析和监测的改进并专注于健康优化。这对预防2型糖尿病等非传染性疾病以及跟踪痴呆症等进行性疾病的进展尤为有效。医疗保健提供者和账单支付者都会激励病人跟踪症状和健康指标，以期帮助选择最佳治疗方案。

从患者数据中识别出的潜在健康问题将触发警报，以便让患者的医生在进行人工智能初步排查和确定优先顺序后予以确认。病人的治疗将基于健康记录、基因分析和患者数据的人工智能分析实现个性化。医学还包括通过移动应用程序提供的3D打印治疗和数字干预。以参与度和健康结果予以衡量的数字干预措施将基于人口统计、行为、健康、目标和偏好等因素实现高度个性化。精密的无线传感器会即时告知健康状况的变化,而算法和人工智能模式则被用来诊断疾病和治疗患者。在早期的健康问题变得更为严重之前通过持续监测可以及时诊断,这一点在未来将会非常普遍。

护理可以通过数字和面对面参与的混合方式予以进行。虚拟和增强沉浸式体验会加强和维持行为变化。无人机可以将病人的药物送到其所在的任何地方。当数据源报告病人的药物引发不良反应时,其会立即收到警报,同时得到一个最合适的、量身定制的替代品。各种综合医疗保健学科将参与病人治疗,从而确保以一种全面和人性化的方式提供医疗保健。创新将允许医生、护士和更广泛的医疗保健专业人士解放出来,去做更人性化的工作。人工智能机器人将被用来执行更多的体力任务,如移动病人、创建无菌环境、进行血液测试、放射评估等。

病人的担忧会得到及时处理。例如,如果病人出现心房颤动的症状,医生可以将病人的心跳记录在电脑上,并将其上传到某个系统,而该系统又可以确认或拒绝医生的担忧。如果出现异常,相关视频会被立即发送给心脏病专家,他们可以提供诊断,并开始为病人制订个性化治疗计划。预约和跟踪需要几个小时或几天,而不是几周或几个月。一个互联护理网络意味着,几位专家可以同时关注病人的状况,并给出不同意见。

精准医学是另一种新兴方法,它指的是考虑个体差异而修改治疗方案。为此,在现有的传统病人医疗记录中将增加三个额外的数据集:有关病人环境照射量的数据、生活方式的数据和基因组数据。① 这些信息有助于医生确定哪些方法、治疗和预防对哪些病人有效。

---

① See Mcgrath, Scott, *The Influence of "Omics" in Shaping Precision Medicine*, EMJ Innovations, Vol. 2, p. 50 – 55 (2018).

图书在版编目（CIP）数据

智能医疗的法律问题研究 / 吕建高著. -- 北京 ：法律出版社，2024. -- ISBN 978 – 7 – 5197 – 9568 – 9

Ⅰ. R197.1;D922.164

中国国家版本馆 CIP 数据核字第 2024QF1205 号

智能医疗的法律问题研究
ZHINENG YILIAO DE FALÜ WENTI YANJIU

吕建高 著

责任编辑 孙东育 王雅楠
装帧设计 臧晓飞

出版发行 法律出版社
编辑统筹 学术·对外出版分社
责任校对 王 丰 郭艳萍
责任印制 胡晓雅 宋万春
经 销 新华书店

开本 710 毫米×1000 毫米 1/16
印张 21 **字数** 275 千
版本 2024 年 10 月第 1 版
印次 2024 年 10 月第 1 次印刷
印刷 唐山玺诚印务有限公司

地址：北京市丰台区莲花池西里 7 号（100073）
网址：www.lawpress.com.cn
投稿邮箱：info@lawpress.com.cn
举报盗版邮箱：jbwq@lawpress.com.cn

销售电话：010 – 83938349
客服电话：010 – 83938350
咨询电话：010 – 63939796

书号：ISBN 978 – 7 – 5197 – 9568 – 9
定价：88.00 元

凡购买本社图书，如有印装错误，我社负责退换。电话：010 – 83938349